クイント・ブックレットシリーズ

初期う蝕のマネージメント

う蝕を進行させないために

監修　小松久憲

クインテッセンス出版株式会社
Tokyo, Berlin, Chicago, London, Paris, Barcelona, Copenhargen, Milano, São Paulo, Istanbul, Moscow, Prague, Warsaw, and New Delhi

刊行にあたって

　切削治療からの脱却は歯科界の夢であった．

　現在，う蝕は脱灰と再石灰化を繰り返し，このバランスが脱灰側に傾くと，う蝕は進行することがわかってきた．この脱灰の抑制と再石灰化を促進すれば，う蝕の進行を抑制したり停止させることができ，歯を切削する必要はなくなる．このようにう蝕治療のコンセプトは早期発見・早期治療（切削治療）から，早期発見・早期管理に変わってきた．また修復物の限界と寿命を考えると，切削治療の開始時期はできるだけ遅らせたい．

　切削治療は，う窩が認められ象牙質までう蝕の進行が認められたときにはじまるが，基準とすべきう窩の大きさや象牙質への進行程度は明確とはいえない．またう蝕の進行速度は個人差が大きく，管理がうまくいかず切削時に歯髄処置が必要になったり，実質欠損が大きくなって予後を悪くすることが危惧され，臨床家を悩ませることが多いように思われる．

　う蝕の管理法は，再石灰化に対する十分な理解が必要になる．歯を切削治療する前に試みる処置として，脱灰の抑制と再石灰化の促進を意図したセルフケアが重要になるが，う蝕の進行は生活習慣が大きく影響し，生活習慣を変えるには大変な努力が必要になってくる．このような理解のうえにたって，セルフケアが難しい場合には，プロフェショナルケアを積極的に考慮すべきである．

　本書では，研究者の立場から再石灰化の機序と初期う蝕の治癒のメカニズムを解説していただくとともに，長期的視野に立ったう蝕の予防対策を示した．多くの患者の治療をすすめている臨床家の立場から，初期う蝕の診断と治療方針を提示していただいた．また地域住民を対象に歯科活動を実践されている立場から，患者としてではない一般市民への対応を紹介していただいた．そして今後発展が期待されるプロフェショナルケアを紹介した．

　本書の診断基準と治療方針が日々の臨床の一助になれば幸いである．

2004年夏

監修者　小松　久憲

初期う蝕のマネージメント

CONTENTS

CONTENTS

1 初期う蝕の進行と治癒

1-1 初期う蝕の進行と治癒 稲葉大輔

- 臨床の最優先課題 ———————————————————————— 12
- 脱灰・再石灰化のメカニズム ————————————————— 12
- 唾液環境の評価と最適化 ——————————————————— 14
  - 唾液の質／15　フッ化物配合歯磨剤と洗口／16
- 初期う蝕治癒の支援 —————————————————————— 16
  - う蝕リスクの評価／17　保健教育／18
- セルフケアによる再石灰化の促進 ——————————————— 19
  - 脱灰抑制／19　唾液分泌の維持・増進／19　フッ化物の自己応用／19　う蝕予防に効果のある食品の利用／20
- プロフェッショナルケア ———————————————————— 20
- 個人を対象としたう蝕予防管理 ———————————————— 21
- 関連トピックス ———————————————————————— 21
  - ステップワイズ・エキスカベーション／21　歯髄腔内液による脱灰抑制および再石灰化／22　フッ化物徐放性材料による二次う蝕の予防効果／22　う窩の検出手段／22
- 今後の課題　リスクと初期兆候の見逃しへの対応 ———————— 23

2 初期う蝕の診断と治療方針

2-1 初期う蝕の診断と治療
咬合面を中心に　　柘植紳平

- 初期う蝕を診断してみよう ——————————————————— 26
- COとは ———————————————————————————— 26
- う蝕進行の実際 ———————————————————————— 28
  - プラークの付着や白濁・着色の変化とう蝕の進行／29
- う蝕に関する新しい知見 ——————————————————— 29
  - ミュータンス菌の2つの特徴／29　MS菌とう蝕の進行／30　母子垂直感染／30

刺激唾液中のMS菌数／30　キシリトールの効果／31　特定保健用食品／31
　COの経時的推移の実際 ────────────────────────────── 33
　処置決定のための診断基準 ─────────────────────────── 33
　　　処置決定のためのデシジョンツリー／34　図1の鑑別診断／34
　シーラントの適応条件 ──────────────────────────── 34
　細菌検査について ───────────────────────────── 35
　診断補助器具としてのDIAGNOdent® ─────────────────── 35
　インフォームドコンセント ─────────────────────────── 37
　再石灰化促進療法　A.R.M.:Acceleration Remineralization Methods ── 38
　診療室での実際 ───────────────────────────── 38
　　　再石灰化促進療法／38　フッ化物歯面塗布／39　フッ化物の使用限界量／39　フッ化物の致死量／40　経過観察の間隔／40
　カリエスリスクの変化に注意 ──────────────────────── 40
　ハイカリエスリスクの場合の対処法 ─────────────────────── 41
　　　3 DS（Dental Drug Delivery System）／41
　歯科医自身が変わらなければ ───────────────────────── 41

2-2　う蝕を進行させないために
隣接面を中心に
松井みどり

　隣接面う蝕の診断と問題点 ──────────────────────── 42
　早期発見　隣接面う蝕はX線にどう写るか ─────────────── 42
　　　X線写真に写りやすいう蝕／43　X線写真に写りにくいう蝕／44
　早期発見　その後どうするか ───────────────────── 44
　早期管理 ───────────────────────────── 45
　　　フロス指導は必要，でも難しい／45　コンタクトが緩いと隣接面う蝕予防が容易（8番の影響）／48　防げなかった隣接面う蝕／50　定期診査／55　予防法／56
　治療方針 ────────────────────────────── 57

2-3　修復物の予後を考慮した初期う蝕の予防と管理
日野浦光

　これまでの初期う蝕治療 ─────────────────────── 60
　　　う蝕の発生＝切削治療？（問題提起）／60　Repeated Restoration Cycle（繰り返し治療）／60

CONTENTS

- 修復物の寿命 ——— 61
- Repeated Restoration Cycleを遅く回転させることの重要性 ——— 62
- ミニマルインターベンション(MI) ——— 62
  - ミニマルインターベンションの治療ステップ／62　う蝕治療コンセプトをMIへ移行するには／63
- 初期う蝕からの介入 ——— 63
  - Eldertonの研究／64　初期う蝕からの管理（オブザベーション）／65
- 初期う蝕とは何か ——— 67
  - 従来の初期う蝕の定義／67　初期う蝕の定義と可逆性疾患／67
- 要観察歯(CO)とその介入 ——— 67
- 初期う蝕の診断方法 ——— 68
  - う蝕診断器／68
- 初期う蝕の治療 ——— 69
  - 非切削的対応／69　切削による生物学的対応／72
- 初期う蝕の部位別対応 ——— 72
  - 歯冠部う蝕／72　歯根面う蝕／73
- 管理法(オブザベーション) ——— 74
  - 3DSとPMTC／75　来院間隔／75
- 外科処置と経過管理 ——— 75
- これからの歯科医院 ——— 76

3 初期う蝕の予防と管理

3-1 フッ化物洗口を併用した地域歯科保健活動
石川県田鶴浜町での試み　　　　守友靖子

- 地域歯科保健 ——— 78
- 「8020」を目指すむし歯ゼロの町づくり事業 ——— 78
  - 実施の経緯／78　計画概要／79　実施事業／81　事業成果／90　継続している事業／90
- フッ化物洗口 ——— 91
  - 導入まで／91　フッ化物洗口の実施／93　フッ化物洗口関係事業実施状況／94　成績／94

| これからの課題 | 95 |

3-2 グラスアイオノマー系シーラントを併用した地域歯科保健
歌登町での試み　　　　　　　　　　　　　　　　　小松久憲

| グラスアイオノマー系シーラント塗布と独自の地域歯科保健活動 | 97 |
| 永久歯う蝕予防対策 | 97 |

活動の原点／97　経過／98　現在の活動／104　歌登町における新たな試み「児童ブラッシング教室」／110　新たな活動を開始するために／111　アイオノマー系シーラントの特性／112

| う蝕管理には萌出時期に合った適切なう蝕予防対策が必要 | 116 |

3-3 う蝕の微生物学的リスク低減治療
Dental Drug DeliverySystem(3DS)による病原口腔細菌の制御

武内博朗／阿部井寿人／泉福英信／花田信弘

| Dental Drug Delivery Systemの概要 | 117 |
| 3DSの臨床細菌学 | 117 |

3DSの作用機序／119

3DSの適応診査	122
細菌検査の実際	123
検査結果の判定	124
検査値の読み方	125

MS菌CFU/ml／125　総レンサ球菌数／125　検査例／125

3DSの実施プロトコール	125
3DSの使用薬剤	126
3DSに先立つ機械的バイオフィルム破壊	129

バイオフィルム検出の実際／129

| ドラッグ・リテーナー | 133 |

ドラッグ・リテーナーの装着（除菌処置）／133

3DS術後の細菌学的評価　終了・継続・再開をどうするか	134
3DSの臨床成績	135
メインテナンスにおける除菌療法の位置	138
口腔微生物叢のコントロール技術の進歩	138

CONTENTS

3-4 プラークや汚れの付着を抑制する表面改質法　　寺中敏夫

- 歯と修復物の表面改質 ——————————————————————— 139
- フッ化炭素鎖の分子を表面に配列する ———————————————— 139
- フッ化炭素鎖を有するシランカップリング剤 ————————————— 140
- フッ化炭素鎖を有するシランカップリング剤の基礎的改質効果 ———— 141
  - 耐酸化性／141　表面自由エネルギー／141　改質層の厚さ／142
- コンポジットレジンへの細菌の付着量と付着細菌の脱離率 —————— 142
- エナメル質の改質効果 ——————————————————————— 144
  - ハイドロキシアパタイトおよびエナメル質に対するタンパク質吸着抑制／144
  - 改質歯面の耐酸性／144　口腔内装置を用いたプラーク付着抑制試験／145
- その他の汚染防止 ————————————————————————— 146
  - コンポジットレジンの着色防止／147　コンポジットタイプ人工歯の着色防止／147
- 水溶性界面活性剤の開発 —————————————————————— 147

- 索引 ————————————————————————————————— 150

1 初期う蝕の進行と治癒

1-1 初期う蝕の進行と治癒
稲葉大輔

初期う蝕のマネージメント／う蝕を進行させないために

1 初期う蝕の進行と治癒

岩手医科大学歯学部予防歯科学講座

稲葉大輔

臨床の最優先課題

　健康支援を目指す医療の第一義的な使命は，疾患の兆候を見逃さないこと，ならびに個々人の自発的治癒を最大限に発揮させるよう援助することにある．

　う蝕も例外ではない．う蝕に関する臨床の最優先課題は，リスクとう蝕前兆の早期検出と病巣の自発治癒，つまり再石灰化の促進である．この原則は，う窩の有無を問わないが，本項では主としてう窩に至らない初期う蝕への対処について，病巣の治癒という観点から解説する．

　なお，不幸にしてう窩が生じた場合でも，う窩内壁が再石灰化できる環境を整え，う蝕の進行を停止させることが，健康支援の視点では最優先課題である．

脱灰・再石灰化のメカニズム

　歯質のミネラル成分は，主としてハイドロキシアパタイト$Ca_{10}(PO_4)_6(OH)_2$の結晶からなる（図1）．この結晶が酸によって溶解するプロセスが脱灰である．

　図1の化学式では，上方向矢印の反応が進む．最初の段階では，表層の連続性が維持されており，う窩をともなわないう蝕病巣，すなわち初期う蝕が形成される．こうして形成される初期う蝕は，臨床的にはエナメル質の光沢の消失や脱灰性白斑として観察される（図2a）．また，口腔内で形成された初期う蝕の顕微X線写真（マイクロラジオグラフ）を撮影すると，表層よりも内部で脱灰が進行した，いわゆる表層下脱灰の状態を呈する（図2b,c）．

　臨床例では，このように脱灰深度が1,000μm以上に及ぶ深い病巣も形成される．このことは，エナメル質の表層から1,000μm以上の深さにまで水素イオンが到達していることを意味している．一見ガ

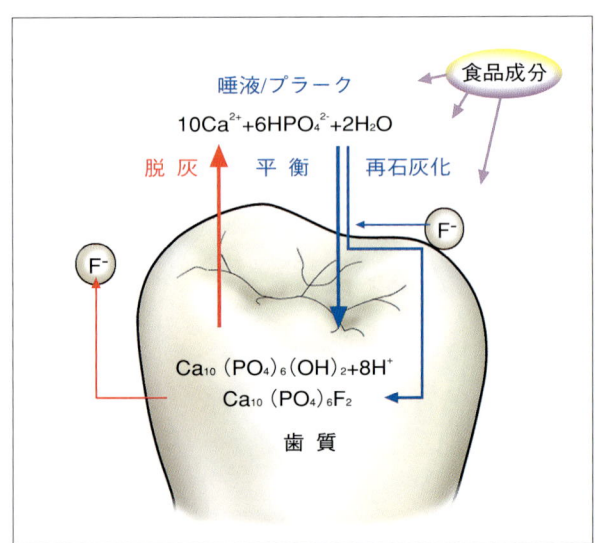

図1　脱灰・再石灰化は可逆性反応

[表層下脱灰を呈する初期う蝕病巣]

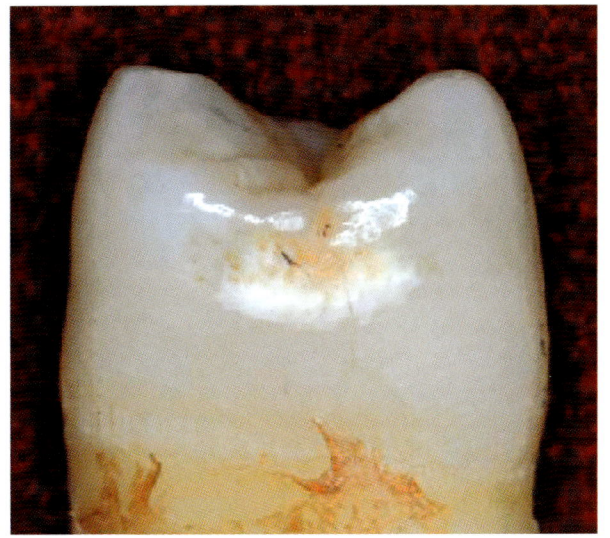

図2a 小臼歯隣接面の初期う蝕病巣.

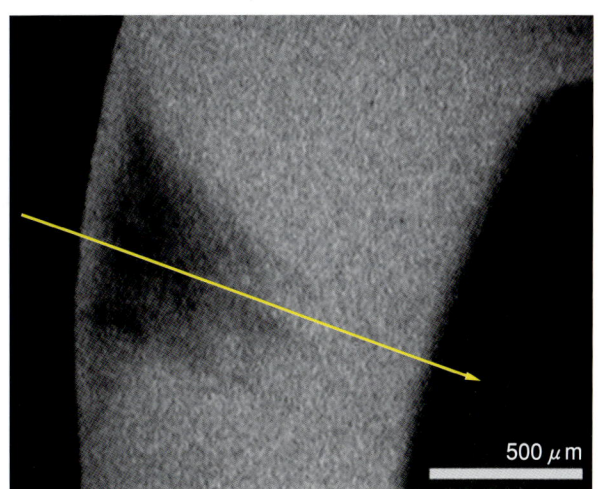

図2b 同部の顕微X線写真（マイクロラジオグラフ；Bar = 1,000 μm）.

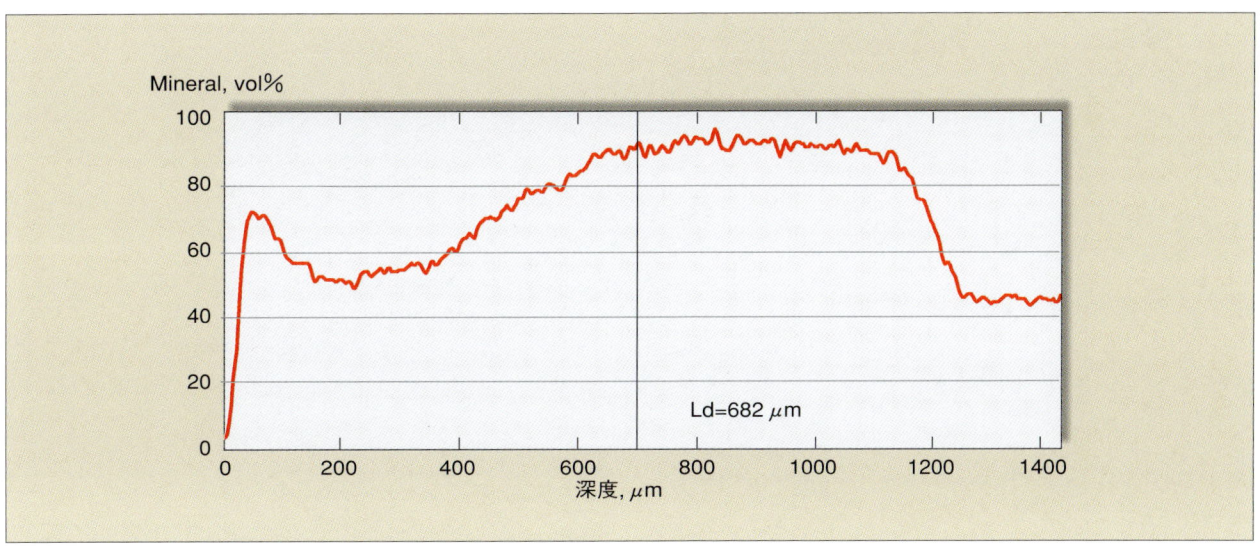

図2c 病巣部のミネラル濃度曲線（脱灰深度Ld = 682 μm）.

ラスのように緻密なエナメル質も，サイズが小さい水素イオンが通過できる小柱間ならびに結晶間スペースが，表層から象牙質まで連続している．イオンレベルでみると，エナメル質はきわめて反応性に富む組織といえる．

図3に歯質と周囲環境（口腔環境）で起きる変化を模式的に示した．脱灰をもたらす酸，すなわち水素イオンはプラーク中細菌の糖代謝により産生される．しかし，やがて食物の摂取が済み，糖の供給が終わると細菌の代謝が低下し，また水素イオンが口腔内の緩衝作用や希釈・洗浄作用で減少するため，歯の周囲および病巣内部のpHが中性に復帰する．

その過程で臨界pH以上に達すると脱灰が停止する．

このpH条件で歯質成分であるカルシウムイオン（Ca^{2+}）やリン酸イオン（主にHPO_4^{2-}）が歯の周囲で過飽和に存在すると，逆方向の反応に転じ，再びハイドロキシアパタイトなどの結晶が初期う蝕病巣に形成され，自発的な治癒（自然修復）がはじまる．この脱灰で喪失したミネラルが回復する過程が再石灰化である（図1で下方向の反応）．

このようなミネラルが過飽和な中性域pHの環境を提供するのが唾液である．また，プラークもミネラルが過飽和なバイオフィルムであり，中性状態に復帰すれば，その直下のエナメル質で再石灰化が発

初期う蝕のマネージメント／う蝕を進行させないために

[脱灰・再石灰化のメカニズム]

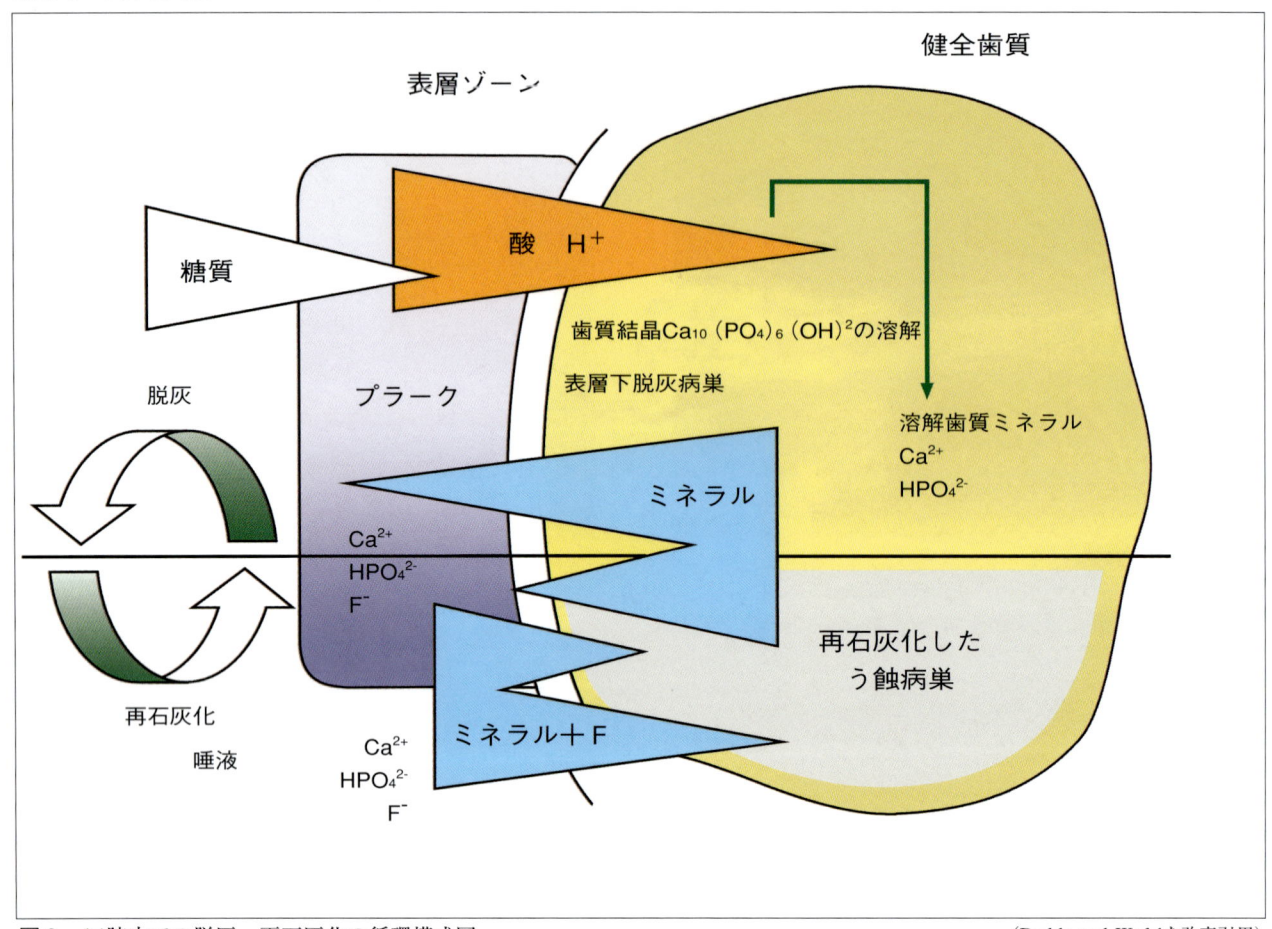

図3　口腔内での脱灰・再石灰化の循環模式図.　　　　　　　　　　　　　　　　　　　　（Dodds and Wefelを改変引用）

現する．このとき，環境中に0.5〜2ppm程度の微量なフッ化物があれば，ハイドロキシアパタイトよりも耐酸性が高いフルオロアパタイトの結晶が形成される．

　こうした脱灰・再石灰化のプロセスは，日常的に口の中で繰り返されている．過剰な糖分の摂取がなければ，人体には最初からう蝕を修復する機構が準備されているのである．その基本が唾液の存在であることを強調しておきたい．

　ただし，この脱灰・再石灰化サイクルの時間バランスや唾液の分泌量，成分，緩衝能，プラークの菌叢などが個人で異なるため，う蝕の感受性，あるいは治りやすさに差が生じることになる．したがって臨床的には，これらの口腔環境を個別に評価し，再石灰化に向けて最適化することが，健康支援の基本課題となる．

唾液環境の評価と最適化

　再石灰化は，基本的には，脱灰した歯質が新鮮な唾液に一定以上の時間，接触できれば発現する．したがって最も本質的な環境は，唾液分泌が十分に確保され，かつ歯質が唾液に接触できることに尽きる．

　つまり，う蝕予防管理の基本は唾液分泌の評価である．もし5分間の咀嚼刺激唾液量が1.5ml未満であれば，何らかの障害を疑うべきである．唾液腺の機能低下のほか，近年増加している日常の咀嚼習慣不足による唾液分泌反射の低下，口呼吸による乾燥にも留意すべきである．ドライマウスが疑われる場合は，服薬状況を含め全身状態の把握が必要である．

　咀嚼回数の低下と口輪筋の筋力低下に対しては，ガムによる咀嚼訓練が有効である．なお，20名の成

[ガム咀嚼による唾液分泌量とpHの変化]

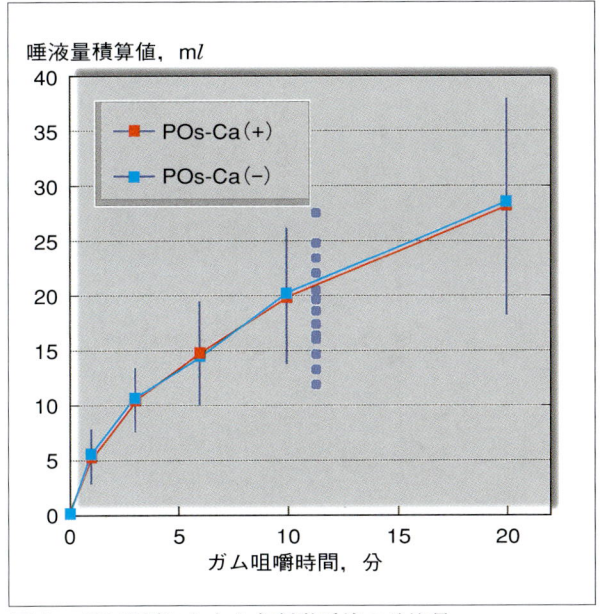

図4　ガム咀嚼にともなう刺激唾液の分泌量.

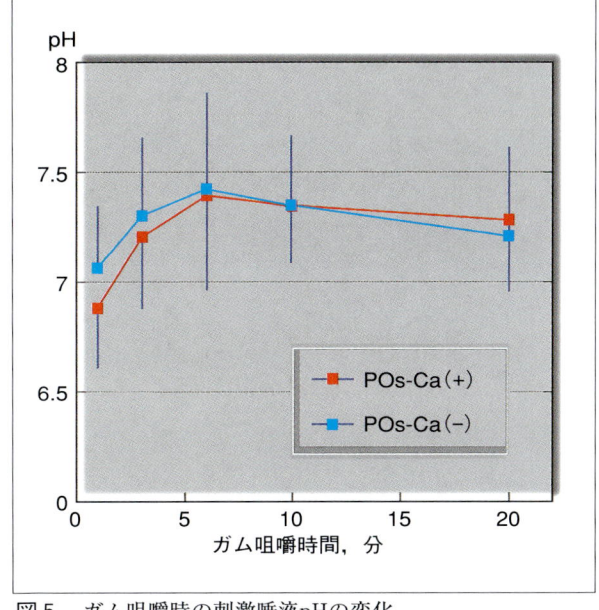

図5　ガム咀嚼時の刺激唾液pHの変化.

人被験者で試験した結果，20分間のガム咀嚼で分泌される刺激唾液量は，平均で28mlであった（図4）．なお，後述するリン酸化オリゴ糖カルシウム（POs-Ca）のガムへの添加の有無は唾液の分泌量に影響しなかった．

唾液の質

次に，唾液の質が重要である．とくにう蝕と関連する因子は，重炭酸イオンHCO_3^-に由来する緩衝能である．重炭酸イオンは次式のように水素イオンを消費して，水と二酸化炭素に分解する．

$$H^+ + HCO_3^- \rightarrow H_2CO_3 \rightarrow H_2O + CO_2$$

この作用は，酸性環境の改善とともに，結晶形成が発現しやすい中性付近pHの維持に必須である．臨床での評価には，各種試験紙のほか，最近開発された唾液酸緩衝能測定器（チェックバフ，モリタ／堀場製作所）が利用できる．関連して，ガム咀嚼には，いまひとつ重要な効用がある．それは唾液pHをアルカリ側にシフトさせることである（図5）．結晶成長は中性よりも弱アルカリ環境で発現しやすいため，その意味でもガム咀嚼は好都合である．

[唾液のミネラル成分構成と再石灰化]

また，唾液のミネラル成分構成に関連して，周囲環境中のカルシウムCaとリンPのモル比が，ハイドロキシアパタイトと同じ1.67（=10/6）付近の場合に，再石灰化のプロセスで最も効率よくハイドロキシアパタイト結晶が析出することが知られている．ところが唾液はリン酸が豊富だが，カルシウムイオンは一般に少なく，刺激唾液のCa/P比は0.31程度でしかない（図6）．このため，唾液のみでは再石灰化に数か月から数年の時間が必要になる．

筆者らは，馬鈴薯デンプン由来のリン酸化オリゴ糖カルシウム（POs-Ca）を配合したガムにより，低い唾液のCa/P比を改善できることを見出した．POs-Caは可溶性の高いカルシウム供給素材である．このPOs-Ca配合ガムを噛むことによりCa/P比を1.1付近まで上昇させ，その結果，口腔内において1～2週間程度の短期間に，フッ化物なしでエナメル質の再石灰化を発現させることに成功した．また，この物質はリン酸基に由来する高い緩衝能を持つため，ガム咀嚼により唾液の緩衝能が改善されるほか，プラークのpH低下も抑制できることが口腔内試験で確かめられている．

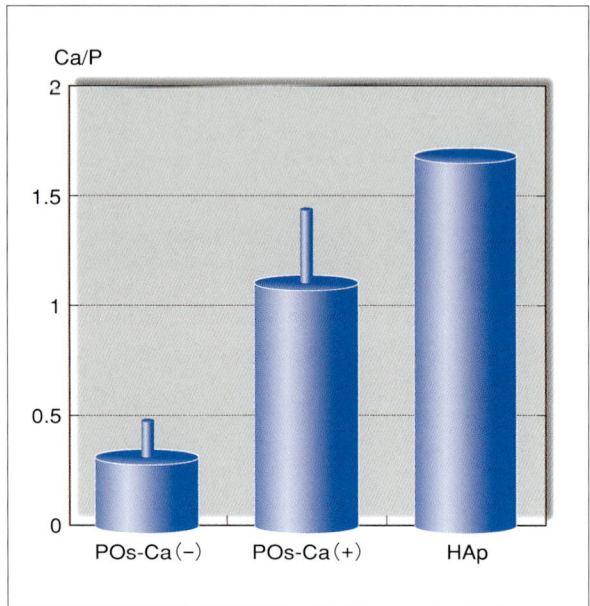

図6　POs-Ca配合ガムによる唾液Ca/P比の改善.

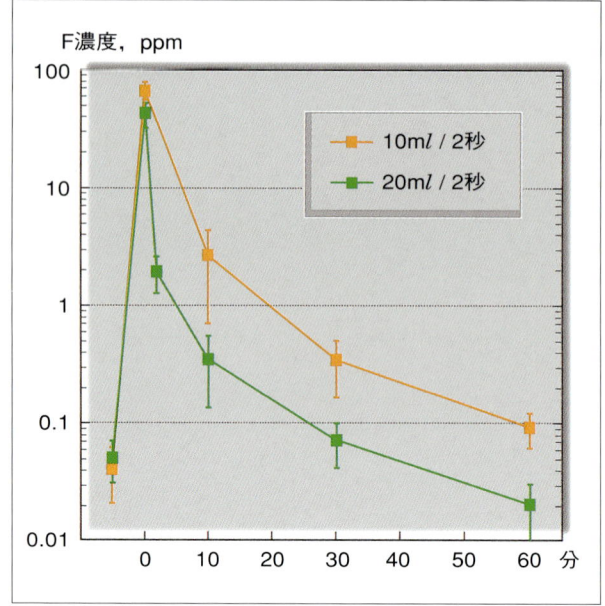

図7　歯磨剤使用後の唾液中フッ化物イオン濃度の推移.

フッ化物配合歯磨剤と洗口

　周知のように，唾液中にフッ化物イオンを微量補給するだけで再石灰化が強く促進される．またこれまでの研究から，再石灰化はフッ化物歯面塗布などのように高濃度のフッ化物を年に数回作用させるよりも，むしろ低濃度のフッ化物イオンを頻回作用させることによって最も高度に促進されることが知られている．

　低濃度・頻回応用では，う蝕病巣にフルオロアパタイト$Ca_{10}(PO_4)_6F_2$が効率よく形成され，歯質はより耐酸性となる．その方法として，フッ化物洗口法やスプレー，ならびにフッ化物配合歯磨剤が推奨される．なお，フッ化物配合歯磨剤使用後の唾液中のフッ化物イオンの維持は，ブラッシング後のうがいの方法により左右されるので注意を要する．

　成人15名を対象に，1gのフッ化ナトリウム配合歯磨剤で1分間，通常のブラッシング行わせ，10mlの脱イオン水で2秒間軽く洗口した場合と，ブラッシング後に20mlの水による各10秒間の十分な洗口を2回行った場合の唾液中フッ化物イオンの濃度変化を比較した．結果を図7に示した．

　1分間ブラッシング直後の唾液中フッ化物イオン濃度は50ppm付近であった．この濃度は洗口2回目で2ppm付近へと急激に低下した．一方，10mlの水で2秒間，1回洗口した場合は，10分後でも唾液中フッ化物イオン濃度が2.5ppmを維持していた．60分後，2回洗口では0.02ppmと，ベースライン値に復帰していたのに対し，2秒間1回洗口では0.08ppmとベースラインの2倍程度を維持していた．

　NaF配合ペーストタイプ歯磨剤では1回分0.8〜1gで1〜2分間ブラッシングし，10〜12.5mlの水による2秒間の洗口を2，3回にとどめるのが歯磨剤使用後の口腔内フッ化物維持に適切と考えられた．フッ化物歯磨剤の使用を勧める場合は，留意すべき事項である．

初期う蝕治癒の支援

　「治癒」とは，生命体が自ら治ってゆくプロセスであり，健康の中核をなすシステムである．「治癒」が最も働きやすいのは病変のごく初期である．したがって治癒支援では，症状が顕在化した段階での疾病の診断よりも，病的な初期変化がどの程度起きやすいのか，そしてどの程度直りやすいのかを知るリ

表1　市販のう蝕リスク検査キット．

う蝕リスク判定キット				
商品名	会社名	評価項目	検体	判定器材，時間
ミューカウント	昭和薬品化工	ミュータンスレンサ球菌菌数	唾液	培養器，1日
RD test	昭和薬品化工	レサズリン還元性細菌（主としてグラム陽性菌）の活性	唾液	必要なし，15分
カリオスタット	三金工業	ミュータンスレンサ球菌の醸酸性	歯垢	培養器，1 or 2日
Dentocult-SM	オーラルケア	ミュータンスレンサ球菌菌数測定	歯垢・唾液	培養器，2日
Dentocult-LB	オーラルケア	乳酸桿菌数	唾液	培養器，4日／室温，7日
Dentobuff-STRIP	オーラルケア	唾液緩衝能	唾液	必要なし，5分間
Oricult-N	オーラルケア	カンジダ菌数	唾液・粘膜	培養器，2日／室温，5日
CRT bacteria	白水貿易	ミュータンスレンサ球菌および乳酸桿菌の菌数	唾液	培養器，2日
CRT buffer	白水貿易	唾液緩衝能	唾液	必要なし，5分
サリバチェックSM	ジーシー	ミュータンスレンサ球菌菌数（モノクローナル抗体応用）	唾液	必要なし，30分
サリバチェックバッファ	ジーシー	唾液緩衝能	唾液	必要なし，5分

歯周疾患リスク判定キット				
商品名	会社名	評価項目	検体	判定器材，時間
サリバスター	昭和薬品化工	唾液潜血濃度（ヘモグロビン量）	唾液	必要なし，30秒
ペリオチェック	サンスター	歯周疾患関連細菌*のペプチダーゼ活性	歯肉溝滲出液	培養器，15分

*Porphyromonas gingivalis, Bacteroides forsythus, Treponema denticola

スク判定が重要となる．

また治癒とは，外から供給するものではなく，本人の内部に属するものであるから，本人が自分の治りやすさを管理し，高めることが基本となる．ゆえに，保健教育と継続のためのモチベーションが不可欠である．

う蝕リスクの評価

う蝕のリスク因子は多岐にわたるが，基本的には感染症であるとの病因論が確立されている．そこで，まずう蝕原因菌（ミュータンスレンサ球菌と乳酸桿菌）のレベルを確認する．そのために国内で利用できる歯科用の検体検査は，診療室で使う簡易キット（表1）と検査を外注する委託型臨床検査に大別される．

簡易キットはこれまで培養法が主体であったが，最近，モノクローナル抗体を応用しミュータンスレンサ球菌を高い精度で特異的に半定量できるキット（サリバチェック，GC）も開発されている．一方，医科領域での臨床検査と同様に，歯科クリニックから検体を検査会社に送って依頼する歯科専用の臨床検査が，ビー・エム・エル社により2000年から実用化された[6,7]．

現在，提供されている検査は，
①培養法によるう蝕関連菌の検出
②PCR法によるう蝕・歯周病関連菌の検出
③培養法による口腔内日和見感染菌の検出
の3種類である．

う蝕キットでは，関連菌レベルのほか，う蝕のトータルリスクの判定報告書が検査センターから送付される．

初期う蝕のマネージメント／う蝕を進行させないために

[う蝕リスクの評価]

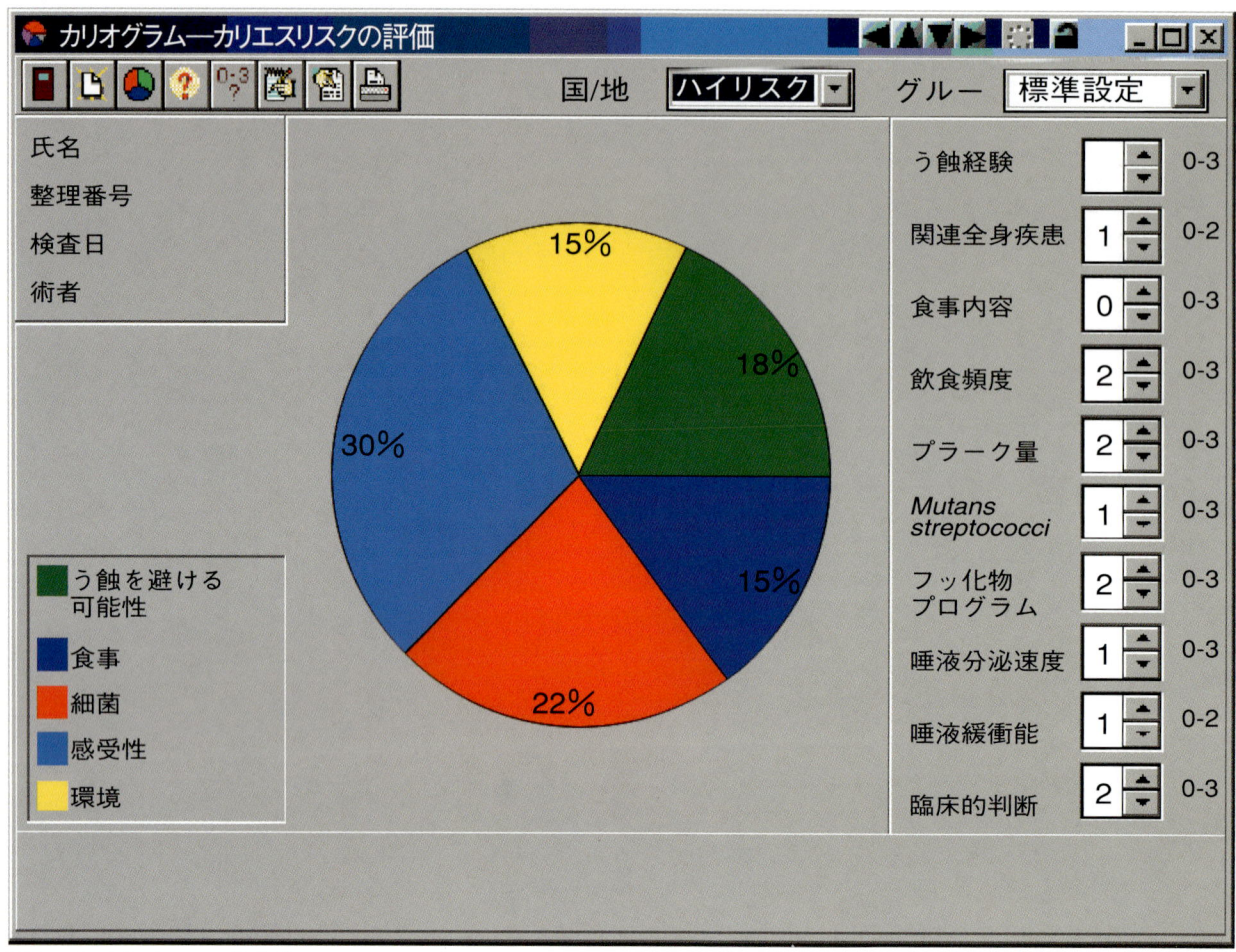

図8　カリオグラムの表示例.

　う蝕リスクは，原因菌レベル以外に，う蝕経験，全身疾患や全身状態，食事内容（砂糖の摂取量），飲食頻度，プラーク量，フッ化物応用の状況，唾液分泌速度，唾液緩衝能，臨床的判断などが関与する．これらを総合的に評価してう蝕を回避できる確率，またはう蝕になる可能性を視覚的に表示するカリオグラム（オーラルケア；図8）やDental X（プラネット）などの利用が有効である．カリオグラムにおける項目別の判定区分は表2のとおりである．その評価は健康支援の視点にたち，危険性ではなく「う蝕を回避できる確率」として表されることに特徴がある．

保健教育

　リスク検査の結果説明がそのまま保健教育となるよう，ていねいな説明と工夫を心がける．その際に，検査結果をそのまま保健教育の教材として意図的に活用することが重要である．これは，自分がまさに経験した検査の結果が教材であるため説得性が高く，それは後述するセルフケアを開始し長く継続する強いモチベーションとなるからである．

　また，この検査結果の解説は，そのままインフォームドコンセントの前提となる説明責任を果たすことにもつながる．なお根面う蝕に関する保健教育は，当然であるが成人が対象となるので，自己決定と本人の経験や価値観，思いとニーズを尊重した成人教育理論（Andoragogy）に則したものでなければならない．それは医療を従来の病気中心disease-centeredから，患者中心patient-centeredとするためにも不可欠となる．

表2 カリオグラムのスコア基準.

	カリオグラム　スコア基準			
	0	1	2	3
う蝕経験	なし	標準より良好	標準	標準よりも多い
全身疾患	なし	あるが軽症		重症で長期
食事内容	砂糖摂取 ほぼなし	砂糖少なくう蝕原性が少ない	中等度の砂糖摂取	砂糖摂取が多く不適切な食事
食事頻度	3回まで／日	多くて5回／日	多くて7回／日	7回以上／日
プラーク量	PlI0	PlI1	PlI2	PlI3
MS Dentocult-MS	クラス0 〈10^5cfu/ml〉 コロニーなし	クラス1 〈10^5cfu/ml〉	クラス2 〈10^5-10^6cfu/ml〉	クラス3 〉10^6cfu/ml
刺激唾液 分泌速度	正常 〉1.1ml/1min	低い 0.9-1.1ml/min	低い 0.5-0.9ml/min	非常に低い 〈0.5ml/1min
唾液緩衝能	適正 Dentobuff＝青	減少 Dentobuff＝緑	低い Dentobuff＝黄色	
臨床判断	上記データ よりも良好	データと一致	データよりも リスクが高い	非常に高リスクう蝕発生を確信

セルフケアによる再石灰化の促進

セルフケアの要点は，日常生活における脱灰の抑制と唾液分泌の維持・増進，ならびに低濃度フッ化物の自己応用である．

脱灰抑制

脱灰抑制の基本は，プラークコントロールによるう蝕原因菌レベルの低下と砂糖摂取量および頻度の低下である．プラークコントロールはトレーニングを経て熟練したバス法などを主体としたブラッシングに加え，歯間ブラシやフロスなどの併用と殺菌効果のあるオーラルケア製品（クロルヘキシジン配合洗口剤や歯磨剤，など）が有効となる．

砂糖摂取の管理では，簡単な食事調査で食事と間食の回数や食品の種類を確認することが重要な参考になる．その個人が日々何を食べているのかは，咀嚼や嚥下など口腔機能の状況にも関連し，また個人の生活習慣改善を支援する重要な資料ともなる．もし甘いものをほぼ毎日飲食していれば，明らかに摂りすぎである．全身疾患との関連がなければ，少なくとも毎日の摂取は避ける制限を工夫するべきである．

なお，フッ化物応用により唾液に供給されたフッ化物イオンの存在も，歯質の脱灰を強く抑制する重要な因子である．

唾液分泌の維持・増進

前述したように，咀嚼刺激唾液の分泌量が5分間で1.5ml以下であれば，ハイリスクである．原因疾患に対応するとともに，日常できることから改善して，さらに専門的に分泌促進を支援しなければならない．

舌や口腔周囲の刺激が重要なので，食事では1口30回は噛むといった咀嚼回数の増加，さらに口を閉じた状態で20分以上，再石灰化促進機能のあるデンタルガムを噛むなどの習慣が有効となる．

フッ化物の自己応用

再石灰化促進のための微量フッ化物イオンの供給には，低濃度フッ化物の高頻度応用が原則である．

表3 リスク要因別の基本対応.

リスク要因	セルフケア	プロフェッショナルケア
細菌	● ブラッシングのスキルアップ ● PMTC ● 親・家族による歯口清掃補助	● プラーク付着状況の評価 ● ミュータンス連鎖球菌および乳酸菌レベルの評価 ● PMTCによる機械的プラークコントロール ● 抗菌剤を使った化学的プラークコントロールによるう蝕原性細菌数の低減，除去 ● 抗菌剤の使用 ● ホームケア技術の指導
感受性 抵抗性	● 歯磨剤などのフッ化物応用 ● 咀嚼と唾液分泌を促進する食品の利用	● 唾液検査（性状，唾液分泌量，唾液緩衝能，う蝕原因菌レベル） ● 異常の原因究明（薬物服用，ストレス，口呼吸，など） ● 可能な改善支援 ● 専門医の紹介 ● 人工唾液使用の検討，判断 ● 最適なフッ化物の適用
食事	● 砂糖摂取の制限 ● 代用甘味食品	● 食生活習慣および食事内容（品目，量）の調査 ● 摂取すべきでない食物の判断 ● 甘味料についての情報提供
環境因子	● 食生活の改善 ● ライフスタイルの改善	● う蝕経験の評価 ● 全身健康状態の把握 ● ライフスタイルの判断

具体的には，フッ化物配合歯磨剤やフッ化物洗口剤，スプレーなどを毎日使用することが有効である．なお，フッ化物はフッ化カルシウムのような化合物ではなく，F⁻イオンとして唾液に存在することが重要である．そこで筆者はイオン化しやすいフッ化ナトリウムNaFを配合した歯磨剤を勧めている．

う蝕予防に効果のある食品の利用

WHOテクニカルレポートによると，う蝕リスクと食品の関連性の根拠レベルが，表4のようにランキングされている．リスク軽減効果が確実な物質はフッ化物である．ついで，効果がほぼ確かな食品がハードチーズで，シュガーレスガムの上に位置づけられている．

チーズは脱灰を抑制するとともに，再石灰化を促進するという優れた特性をもつ食品である．筆者らも国産プロセスチーズが低濃度フッ化物に匹敵する再石灰化効果を発揮することを，$in\ vitro$で確認している．チーズのう蝕予防効果は，世界の常識であるが，残念ながら日本ではあまり知られておらず，応用も進んでいない．

逆に，キシリトールは，国内では再石灰化を促進する物質として有名である．しかし，その再石灰化効果に関しては科学的根拠が十分となりえず，WHOでも「もしかしたら効果がある」という評価である．キシリトール自体の再石灰化促進効果については，研究者の間で結論が一致していない．デンプンの摂取や新鮮な果物はう蝕リスクに無関係との評価である．

プロフェッショナルケア

プロフェッショナルケアでは，前述したリスク評価と病巣の経過観察のほか，う蝕原因菌レベルの管理とフッ化物の局所応用が主体となる．う蝕原因菌レベルを低下させる確実な方法は，PMTCと殺菌剤の応用（3DSなど）である．Axelssonは，う蝕原因菌レベルが高いケースでは，PMTC用の研磨ペーストに抗菌剤を追加する方法を推奨している．

強い軟化状態を示す活動性のう蝕病巣では，上述

表4 う蝕リスクに関連した根拠レベルの比較（WHO/FAO）．

根拠のレベル	リスク軽減	無関係	リスク増加
確実[1]	フッ化物	デンプン*の摂取	砂糖の量と頻度
可能性あり[2]	ハードチーズ シュガーレスガム		
多分[3]	キシリトール ミルク 食物繊維	新鮮な果物	低栄養
不十分[4]	新鮮な果物		ドライフルーツ

1 Convincing, 2 Probable, 3 Possible, 4 Insufficient; *米飯，ジャガイモ，パンなどの調理済みおよび生のデンプン食をさす；但し，ケーキ，ビスケット，砂糖入りスナックを除く．

したフッ化物の自己応用に加え，専門的なフッ化物応用を併用し，非活動性う蝕へのシフトを目指す．

具体的には，高濃度のフッ化物としてフッ化物ゲル（フロアーゲル，白水貿易），またはバーニッシュ（Fバーニッシュ）を歯面塗布する．近遠心の露出根面に対しては，ルートキャナルシリンジでフロアーゲル，または暖めて流動性を高めたバーニッシュを歯間部に注入すれば，到達が確実となる．

全顎へのゲル塗布に，筆者はフロアーゲル専用のスポンジとアルギン酸用下顎印象トレーを使用している．3DS用に作製した個別トレーをゲル塗布に利用してもよい．このようなトレーの使用は，防湿の確保と薬剤の最小限使用につながり，塗布中におけるゲルの嚥下防止に有効である．塗布後，フロアーゲルは可及的にすべて除去したのち，念のため，1，2回洗口させ，ゲルの嚥下を防いでおく．とくに，高齢者では小児と同様の急性中毒管理が必要である．

なお筆者らの基礎研究によると，根面う蝕の再石灰化は，フッ化物や唾液が接触する前に一過性にう蝕病巣を乾燥させる，あるいは次亜塩素酸ナトリウムで処理し有機質を除去すると格段に促進される．次亜塩素酸ナトリウム製剤としてはADゲル®（クラレ）またはCarisolv®（Mediteam）が適用できる．

個人を対象としたう蝕予防管理

前述のように，う蝕のリスクは多岐にわたるため，総合評価ではローリスクであっても，検出されたリスクの内容や要因構成比は，個別に異なっている．したがって個別の健康支援では，リスクの高低で個人を分類するのではなく，個人ごとに問題となるリスクに対応することが必要である．表3は，リスク因子分類に基づいて，セルフケアとプロフェッショナルケアの要点を整理したものである．

関連トピックス

う蝕の管理に有用と思われる最近の知見を以下に紹介する．

ステップワイズ・エキスカベーション

う窩の感染壊死象牙質をおおまかにエキスカベーションし，いったん仮封して，数か月後に仮封を除去し，最終充填をレジンで行う手法．最初の仮封は，いわばう窩の包帯であり，口腔環境から歯質創面を保護し，栄養へのアクセスを絶つことにより，う窩に残存した菌叢を低う蝕原性（ミュータンスレンサ球菌レベルの低下）にシフトし，同時にう窩底部にある脱灰層の再石灰化が促進されることが確認されている．

この方法により，歯質削除量をさらに減らすことが可能となるため，理想的な低侵襲性処置として注目されている．

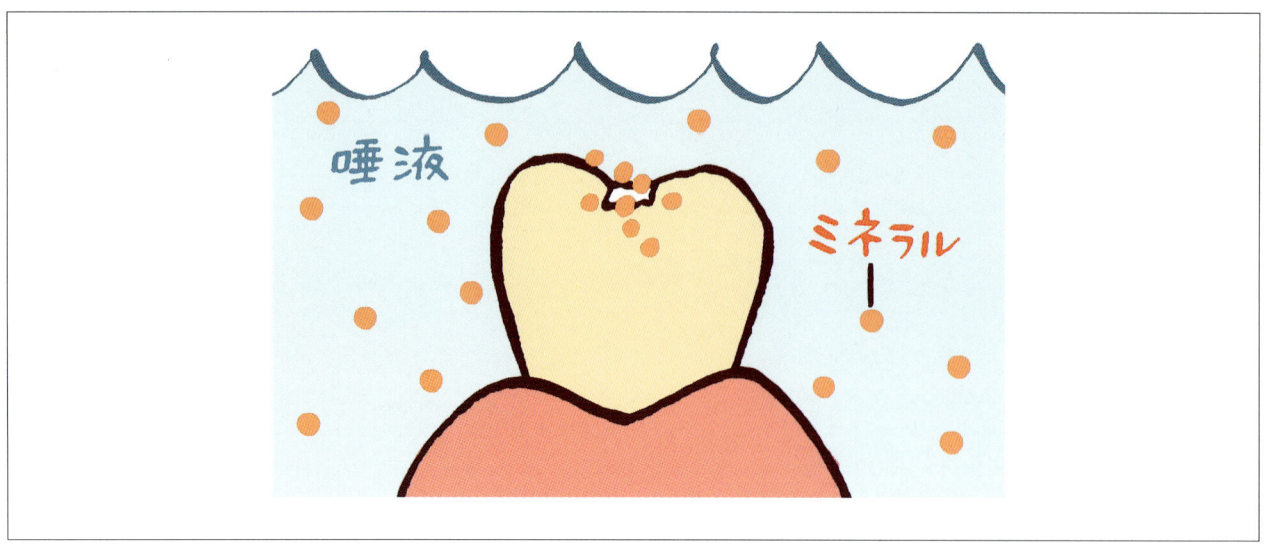

歯髄腔内液による脱灰抑制および再石灰化

筆者らは髄腔内圧に由来する象牙質内液移動に着目し，in vitroのモデルで根面う蝕プロセスへの影響を一連の実験で検討した．その結果，生理的なレベルの髄腔内圧（約20mmHg）で象牙質内液基準のミネラル溶液（0.65mM $CaCl_2$, 0.94mM KH_2PO_4, 20mM HEPES, pH＝7）を歯髄腔から根面方向に移動させると，根面での脱灰が抑制されるとともに，根面に形成した脱灰病巣の再石灰化が促進されることが確認された．

また，脱灰層を人工的に形成した象牙質窩洞にグラスアイオノマーセメントを充填することにより，脱灰層（窩洞底部）の再石灰化が促進されることも確認された．すなわち，象牙質う蝕の治癒には生活歯髄の保護が再石灰化との関連からもきわめて重要であることが示唆される．

フッ化物徐放性材料による二次う蝕の予防効果

フッ化物イオン徐放性の各種材料を象牙質に充填して乳酸ゲルを用いた人工プラークシステムでテストした．その結果，グラスアイオノマーセメント（GC社 フジⅡおよびフジⅡLC）がフッ化物徐放性レジン（GC社 UniiFil-F）やコンポマー（Dentply社 Dyract）よりも格段に修復物周辺歯質の脱灰を抑制することが確認された．

また，修復物辺縁にある初期う蝕の再石灰化も，グラスアイオノマーセメントで最も促進されることが明らかとなり，グラスアイオノマーセメントが二次う蝕の予防に有効であることが示唆された．ただし，そのような効果は材料のごく周辺に限られるので，より効果的なう蝕予防にはフッ化物応用などの併用が必要である．

う窩の検出手段

直視可能な歯面でのう窩検出は容易である一方，隣接面や一部の咬合面では，視診のみでは限界がある．そこで，現在利用できる次のような機器の併用が重要である．
①従来型X線写真法（バイトウイングX線写真など）
②デジタルX線写真法およびコンピュータ支援解析法
③光ファイバー導透過光診断法
④レーザー蛍光法（KaVo社，DIAGNOdent®，Inspektor社 QLF™）

なお，バイトウイングX線写真は最も多様される診断技術であるが，次の例から，実際のう窩の状況はX線写真での診断とほとんど関連していない，という可能性に留意することが必要である．
●X線写真上で象牙質の厚さの1／2にう蝕病巣を

認めたケースのうち，実際にう窩が存在するのは40％に過ぎなかった．
● バイトウイングX線写真の判定で修復処置が予定された158のう蝕病巣のうち，66％は肉眼的なう窩がないことが窩洞形成でわかった．すなわちう窩が存在したのは，エナメル象牙境までX線透過像が拡大していたう蝕病巣のわずか20％，また象牙質にまでX線透過像が及んでいたう蝕病巣の50％であった．そして，すべてのう窩はエナメル質に限局していた．

今後の課題
リスクと初期兆候の見逃しへの対処

リスクと初期兆候を見逃せば，治癒の支援が困難となり，予防管理が失敗する可能性がある．見逃しの主な原因は，日本に関しては，歯科クリニックで定期健診を受ける習慣が定着していないからである．

事実，国内の定期受診率は16％と低い．う蝕が進むスピードは，再石灰化なしで脱灰だけが進むとしても，1日に3～5μm，つまり1年でようやく1mmにしかすぎない．もし，国民のほとんどが年に1回でも主治医のもとで定期健診を受ける習慣があれば，いずれかの段階でリスクと初期兆候は検出されるであろう．ミニマルインターベンションの考えが健康支援に直結するには，初期兆候を見逃さない早期からの専門的支援が不可欠であると思われる．

近年，各種のう蝕診断装置やリスク検査が開発されている．しかし，その装置や検査が予防管理の成功を約束するものではない．う蝕のマネージメントで最も重要なことは，「う蝕は治癒する可逆的疾患であり，すべてのう窩は必ずしも修復が必要ではない」，ということを念頭において，初期兆候を見逃さないために早期からの専門的な支援を行うことである．また，う蝕が疑われる部位については，時間を追って注意深くモニタリングし，最終判断を得ることである．

このような手続きこそが，本来不要な侵襲を回避し，自発的治癒，すなわち「健康」を支援する歯科医療を実現する基本である．

Axelssonがその著書で，侵襲性処置，つまり切削充填を選択する前に，いま一度，臨床医が取り組むよう提唱した7つの質問を以下に引用し，稿を終える．

1．そのう蝕病巣はどのくらい速く進行するのか（してきたのか）．
2．そのう蝕病巣のサイズと深さは，どれくらいか．
3．そのう蝕病巣は，実際にう窩を伴うのか，伴わないのか．
4．その患者の予測されるう蝕リスクとリスクの特性はどうか．
5．専門的な予防手段とセルフケアは，なぜう蝕病巣の進行阻止に失敗したのか．
6．そのう蝕病巣を停止させるために，予防への努力をどのように改善できるのか．
7．予防への努力の結果を評価するのにどのくらい時間を要するか．

謝辞 本稿は多くの方々との共同研究の成果，ならびにご助言に拠った．記して深く感謝申し上げます．

釜阪寛・栗木隆（江崎グリコ株式会社生物化学研究所），小金井恵・小田宗宏（明治乳業株式会社研究本部食品機能研究所），染谷美子・南健太郎（岩手医科大学歯学部予防歯科学講座）
（順不同・敬称略）

参考文献

1. A Weil: Health and Healing, Understanding conventional and alternative medicine, Houghton Mifflin, Boston, USA, 1988.
2. N O Harris, F Garcia-Godoy: Primary Preventative Dentistry, 6th Ed., Prentice Hall, 2003.
3. 北迫勇一，杜塚美千代，野村聡，田上順次：簡便で低コストのう蝕リスク診断法-ハンディ型pHメーターを用いた唾液緩衝能検査，デンタルダイアモンド．2003;28：72-76.
4. Moriya T, Inaba D, Someya Y, Shimura N and Yonemitsu M: Time-course Changes in Remineralization of Bovine Enamel in vitro, Journal of Dental Health. 1998;48(3):335-341.
5. Moriya T: In vitro Remineralization of Bovine Enamel with Various Ca/P Ratios, Journal of Dental Health. 1999;49(1):40-54.
6. 南健太郎，小金井恵，稲葉大輔，小田宗宏，米満正美：食品の再石灰化促進能評価法の検討，口腔衛生会誌.2003;53：320-321.
7. H Kamasaka, D Inaba, K Minami, T Nishimura, T Kuriki, S Imai and M Yonemitsu: Remineralization of Enamel by Phosphoryl-Oligosaccharides (POs) Supplied by Chewing Gum: Part I. Salivary Assessment in vitro. J Dent Hlth.2002;52:105-111.
8. D Inaba, H kamasaka, K Minami, T Nishimura, T Kuriki, S Imai and M Yonemitsu: Remineralizasion of Enamel by Phosphoryl-Oligosaccharides (POs) Supplied by Chewing Gum, Part II. Intraoral Evaluation.J Dent Hlth.2002;52:112-118.
9. K Minami, K Tamura, D Inaba, H Kamasaka, M.Yonemitsu: Effects of phosphoryl-oligosaccharide calcium on remineralization

of plaque-covered enamel in vitro, Caries Res. (Abstract for 51st Annual Congress of the European Organisation for Caries Research). 2004. (in printing)

10. Bratthall, D: Dental Caries - what is that?, http://www.db.od.mah.se/car/data/cariesser.html, 1996.

11. Axelsson P: Developmenmt and diagnosis of carious lesions, In: Diagnosis and Risk Prediction of Dental Caries (Axelsson Serie on Preventive Dentistry, Vol. 2.), Quintessence Pub Co Inc, Illinois, USA, 2000; 179－247.

12. Bratthall D, Hänsel-Petersson G, Stjernswärd JR :Assessment of caries risk in the clinic - a modern approach. In: Advances in Operative Dentistry. Vol 2. Ed: Wilson NHF, Roulet JF, Fuzzi M. Quintessence Publ Co. 2001: 61－72.

13. Hänsel-Petersson G, Twetman S, Bratthall D:Evaluation of a computer program for caries risk assessment in school children. Caries Res .2002;36:327－340.

14. D. Bratthall, G Hänsel Petersson, JR Stjernswärd : Cariogram Internet Version, 2004, Carifram Manual, A new and interactive way of illustrating the interaction of factors contributing to the development of dental caries, Cariogram, Internet Version 2.01. April 2, 2004 .
 (http://www.db.od.mah.se/car/cariogram/cariograminfo.html)

15. WHO/FAO : Diet, nutrition and the prevention of chronic diseases: report of a joint WHO/FAO expert, (WHO technical report series 916), Geneva, 2003.
 (http://www.who.int/mediacentre/releases/2003/pr20/en/, www.who.int/hpr/NPH/docs/who_fao_expert_report.pd f

16. Per Axelsson ： 高江洲義矩（監訳）：リスクに応じた予防歯科学；入門編（An Introduction to Risk Prediction and Preventive Dentistry, Vol. 1)，クインテッセンス出版，2002.

17. Per Axelsson ： 高江洲義矩（監訳）：う蝕の診断とリスク予測；実践編（Diagnosis and Risk Prediction of Dental Caries, Vol. 2)，クインテッセンス出版，2003.

18. Ericson D, Zimmerman M, Raber H, Gotrick B, Bornstein R, Thorell J : Clinical evaluation of efficacy and safety of a new method for chemo-mechanical removal of caries: A multi-centre study. Caries Res ,1999;33 (3) :171－177.

19. Fure S, Lingstrom P, Birkhed D： Evaluation of Carisolv for the chemo-mechanical removal of primary root caries in vivo. Caries Res. 2000;34 (3) :275－280.

20. Maragakis GM, Hahn P, Hellwig E: Clinical evaluation of chemomechanical caries removal in primary molars and its acceptance by patients. Caries Res. 2001;35 (3) :205－210.

21. Munshi AK, Hedge AM, Shetty PK: Clinical evaluation of Carisolv in the chemico-mechanical removal of carious dentin. J Clin Pediatr Dent .2001;26 (1) :49－54.

22. Nadanovsky P, Cohen Carneiro F, Souza de Mello F: Removal of caries using only hand instruments: A comparison of mechanical and chemo-mechanical methods. Caries Res. 2001;35 (5) :384－389.

23. Inaba D, Nagai Y, Minami K, Yonemitsu M, Matsuda K : Combined effects of APF and Carisolv application on acid resistance of dentine lesions in vitro. Caries Res .2000;34:334.

24. M L A Massaraa, J B Alvesb,d, P R G Brandaoc: Atraumatic Restorative Treatment: Clinical, Ultrastructural and Chemical Analysis, Caries Research. 2002;36:430－436

25. Bjorndal L, Larsen T:Changes in the cultivable flora in deep carious lesions following a stepwise excavation procedure, Caries Res. 2000 Nov-Dec;34 (6) :502－8.

26. Bjorndal L, Larsen T, Thylstrup A: A clinical and microbiological study of deep carious lesions during stepwise excavation using long treatment intervals. Caries Res. 1997;31 (6) :411－7.

27. Bjorndal L, Thylstrup A: A practice-based study on stepwise excavation of deep carious lesions in permanent teeth: a 1-year follow-up study,Community Dent Oral Epidemiol. 1998 Apr;26 (2) :122－8.

28. Leksell E, Ridell K, Cvek M, Mejare I: Pulp exposure after stepwise versus direct complete excavation of deep carious lesions in young posterior permanent teeth. Endod Dent Traumatol. 1996 Aug;12 (4) :192－6.

29. ten Cate JM, Buijs MJ, Damen JJM: The effects of GIC restorations on enamel and dentin demineralization and remineralization. Adv Dent Res 1995;9:384－388.

30. Kitasako Y, Nakajima M, Foxton RM, Aoki K, Pereira PN, Tagami J: Physiological remineralization of artificially demineralized dentin beneath glass ionomer cements with and without bacterial contamination in vivo, Oper Dent. 2003 May-Jun;28 (3) :274－80.

31. Massara ML, Alves JB, Brandao PR: Atraumatic restorative treatment: clinical, ultrastructural and chemical analysis, Caries Res. 2002 Nov-Dec;36 (6) :430－6.

32. van Duinen RN, van Strijp AJ, ten Cate JM: Dentin remineralization induced by glass ionomers [in Dutch], Ned Tijdschr Tandheelkd. 1992 May;99 (5) :187－9.

33. Lager A, Thornqvist E, Ericson D: Cultivatable bacteria in dentine after caries excavation using rose-bur or carisolv, Caries Res. 2003 May-Jun;37 (3) :206－11.

34. D Inaba, J Ruben, O Takagi, J Arends : 1996, Effect of sodium hypochlorite treatment on remineralization of human root dentine in vitro, Caries Res.30:218－224.

35. Y.Someya, D Inaba, M Yonemitsu, J Arends:The effect of intrapulpal pressure on caries-like lesion formation in human root surfaces in vitro, J Dent Hlth. 1998;48: 217－221.

36. Y Someya: The effects of dentinal fluid flow on remineralization of early root caries lesions: An in vitro study, J Dent Hlth. 1999;49:1－10.

2 初期う蝕の診断と治療方針

2-1 初期う蝕の診断と治療
咬合面を中心に
柘植紳平

2-2 う蝕を進行させないために
隣接面を中心に
松井みどり

2-3 修復物の予後を考慮した初期う蝕の予防と管理
日野浦光

初期う蝕のマネージメント／う蝕を進行させないために

1 初期う蝕の診断と治療
咬合面を中心に

岐阜県恵那市開業

柘植紳平

初期う蝕を診断してみよう

　今回，白濁，着色といった初期う蝕の徴候が経年的にどのように変化していくのかを踏まえて，主として大臼歯の咬合面を中心に，初期う蝕の臨床における診断と治療法に言及してみたい．

　まず，読者の先生ご自身の診断基準を知っていただき，その後にこの論文をお読みいただくと，最新の臨床的診断基準に対する理解を深めていただけると思う．

　図1の20枚の写真をみて，中央に写っている第一大臼歯を，

　　健全
　　CO
　　C（要切削修復）

に分類してみていただきたい．

　写真のみであるから確定診断ではなく，スクリーニングとして検診時と同様の感じで，1枚につき時間をかけてもせいぜい5秒ぐらいで判断していただければ，2分弱で分類できると思う．

COとは

　私が四方を山に囲まれた当地に開業したのは1983（昭和58）年である．僻地で無歯科医地区であったためか，学校の子どもたちは昭和40～50年代のう蝕洪水といわれた時代を引きずっているかの状況であった（図2）．

　開業当初，う蝕治療の一般的原則「早期発見，早期治療」（当時はう蝕を早く見つけて早く削って詰めることを早期発見，早期治療と思い込んでいた）にしたがって，切削修復を積極的に行う治療を進めたため，学校におけるDMFは増加してしまった．これは考えてみれば当然のことで，う蝕（D）を発見して治療（切削修復）し，Fに変えただけである．発見した分だけDMFが増加することになる．どうしたらよいのか悩んでいたところ，1986年，日本学校歯科医会からCOの考え方が提唱された[1]．

　CO（要観察歯：questionable Caries under Observation）とは，簡単にいえば「初期う蝕の徴候（白濁，着色，粗造面など）があっても，すぐに処置（切削修復，シーラント）しないでカリエスリスクを見極め，経時的に様子を見ていこう」という考え方である．現在は提唱当時とは社会情勢が変化してきているため，探針の使用などについての表記が「主として視診にて……」と変更になっている．しかし，これは探針の使用が禁止になったのではなく，必要な場合は使用するが主として視診で，という意味である．

　よくこの点が誤解されているが，この改正に尽力した日学歯の常務理事の1人として一言付け加えさ

[診断基準をみるための第一大臼歯20例]

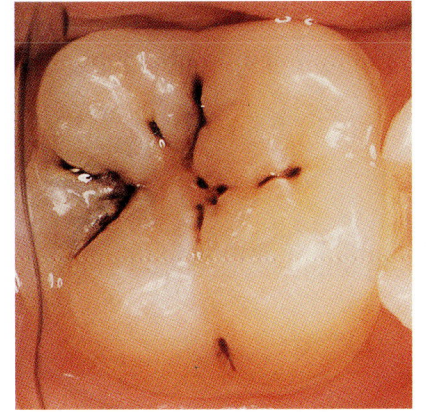
図1-1 症例1．9歳，男子．6̲．

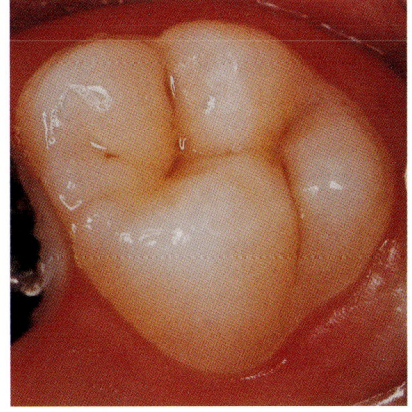
図1-2 症例2．7歳，男子．6̲．

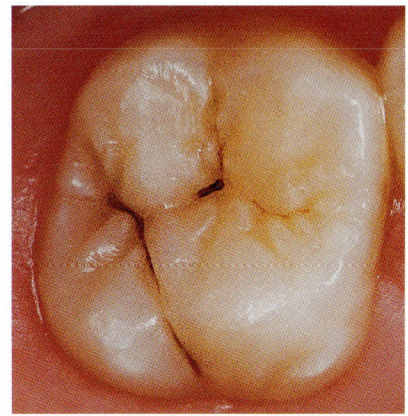
図1-3 症例3．9歳，男子．6̲．

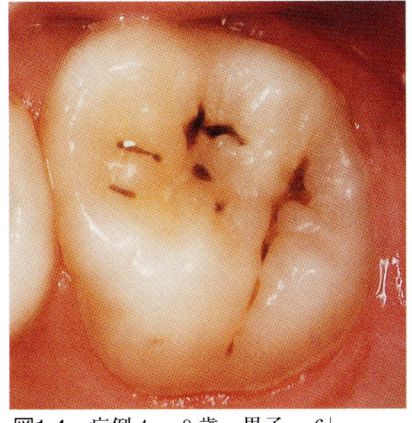
図1-4 症例4．9歳，男子．6̲．

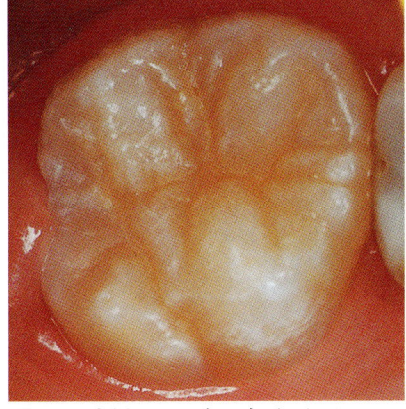
図1-5 症例5．6歳，女子．6̲．

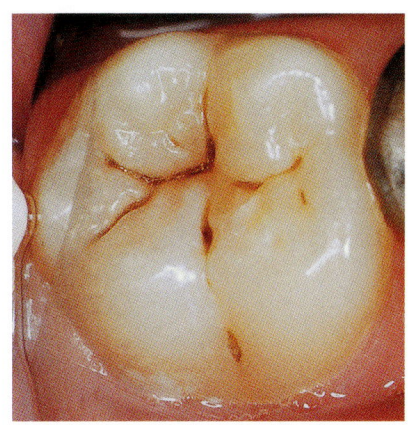
図1-6 症例6．10歳，男子．6̲．

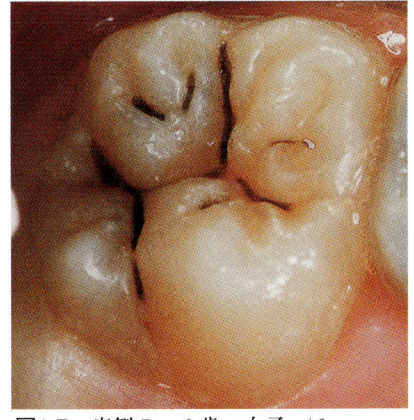
図1-7 症例7．9歳，女子．6̲．

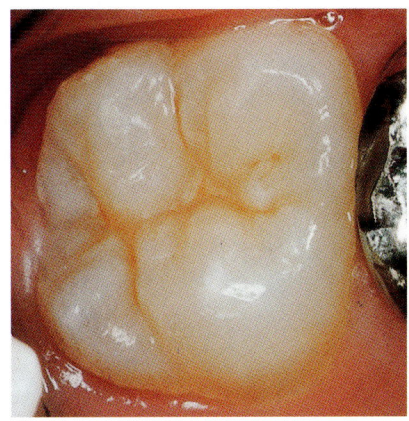
図1-8 症例8．8歳，男子．6̲．

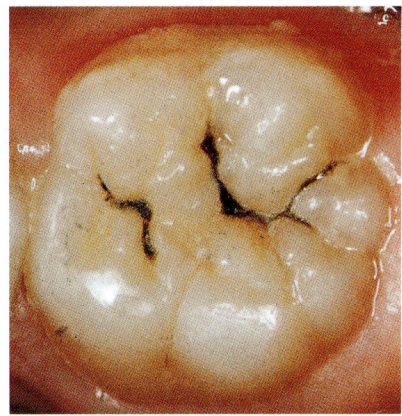
図1-9 症例9．8歳，男子．6̲．

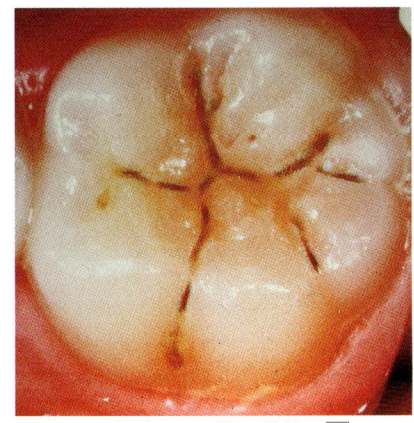
図1-10 症例10．10歳，男子．6̲．

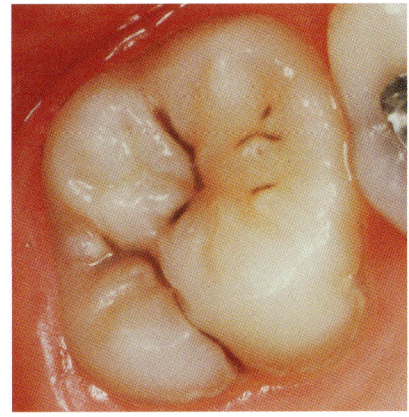
図1-11 症例11．7歳，女子．6̲．

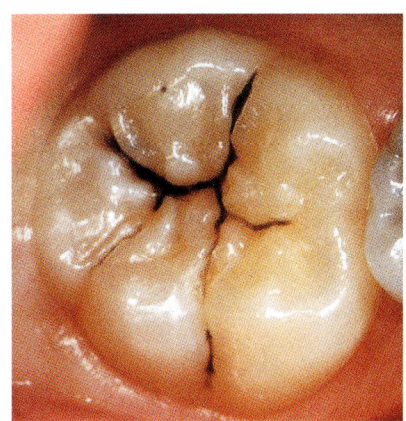
図1-12 症例12．9歳，女子．6̲．

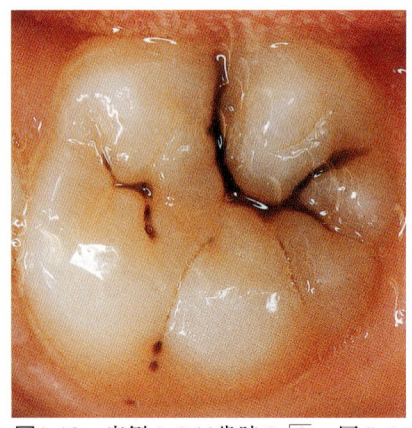
図1-13 症例9の11歳時の「6．図7のDIAGNOdent®測定症例と同一の歯．

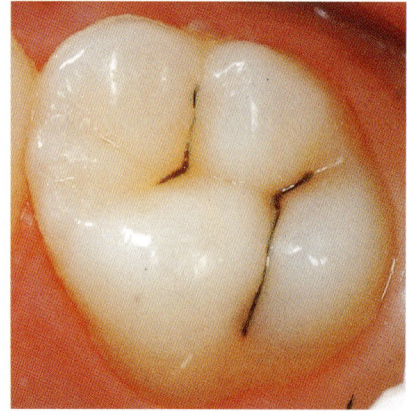
図1-14 症例2の11歳時の 6 ．

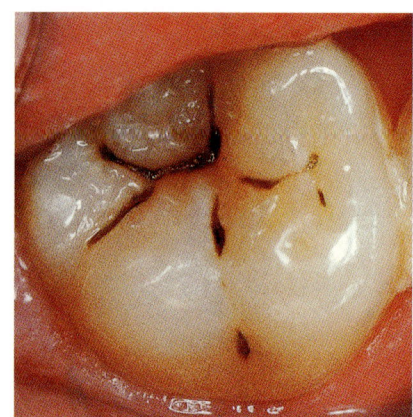
図1-15 症例6の12歳時の「6．

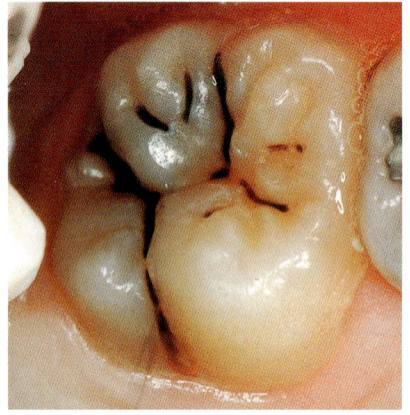
図1-16 症例7の11歳時の｜6．

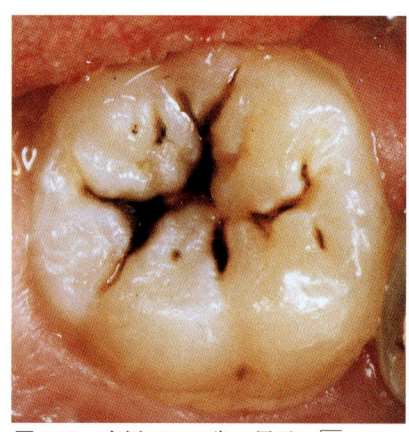
図1-17 症例13．10歳，男子．「6．

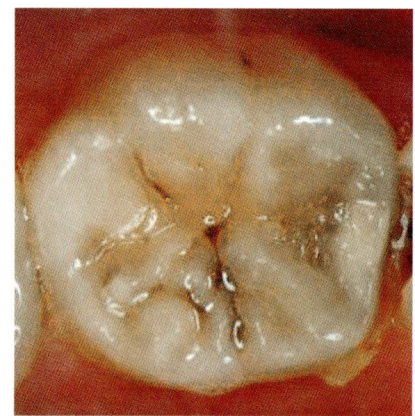
図1-18 症例14．

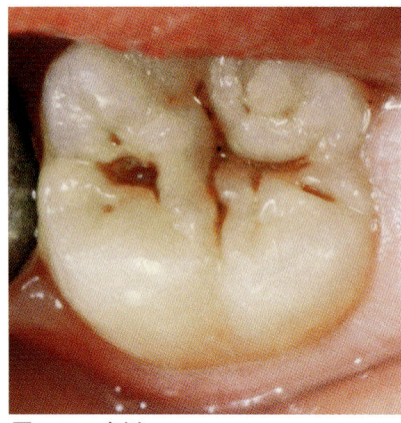
図1-19 症例15．

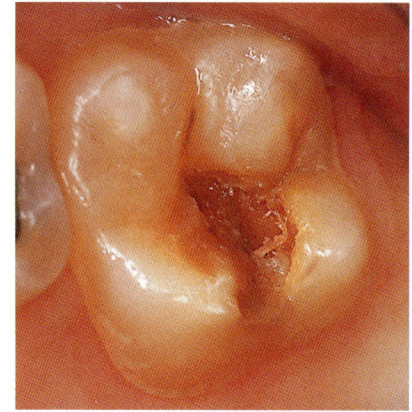
図1-20 症例16．

せていただいた．いずれにせよ，表記は変わっても歯を大切にするという基本的な考え方自体は変わっていない．

　私の臨床における初期う蝕の治療法は，歯を大切にするという考え方に基づいて，様子を観察するだけでなく，カリエスリスクの状況に応じて積極的に再石灰化を促進させ，切削修復しないで維持しようとするものである．

う蝕進行の実際

　実際にう蝕はどのように進行していくのか．当時の私はこんな基本的なことで悩んでいた．しかし実際に一つの症例で健全な状態からう蝕が進行してう窩ができてしまうまでを見たことがない．そこでこ

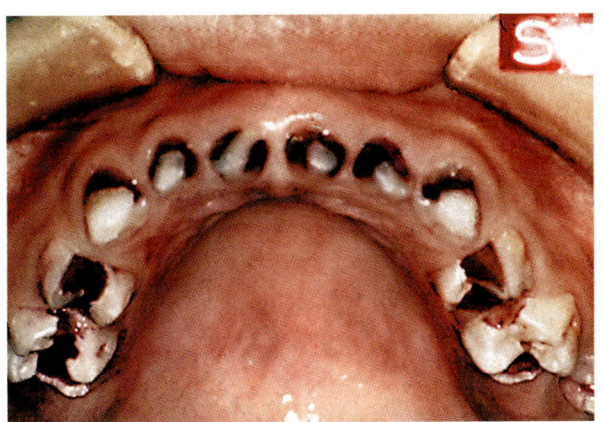

図2 学校歯科医になって初めての健診時の小学校1年生の上顎．こんな状態の子がほとんどだった．

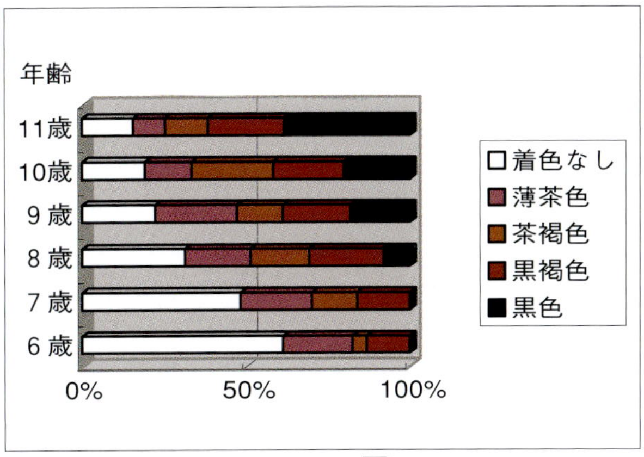

図3 着色の程度の年齢的推移（[6]）．1999,柘植[2]

れについていろいろな文献を調べたところ，驚いたことに臨床的な経過報告を見つけることができなかった．経過観察の前に切削修復処置が施されてしまうからであろうか．

　追跡調査の報告はいくつもあるが，診断基準がはっきりしていないものばかりである．しかも統計調査ばかりで，臨床的に症例の予後を経時的に追跡調査したものは見当たらなかった．そこで，愛知学院大学歯学部の中垣晴男教授（当時助教授）の助言もあり，自分自身で経過観察してう蝕の進行をみることにしたのである．

　一般的に最もう蝕が進行しやすいといわれる萌出直後から追跡調査するためには，診療室を訪れる患者さんでは症例数が少な過ぎるため，学校歯科医を勤める小学校の子どもたちの第一大臼歯を，開始当初は年2回，その後年1回写真撮影を行って経過観察し，それを子どもたちの保健管理にも利用した．

プラークの付着や白濁・着色の変化とう蝕の進行

　こうして私自身が経過観察した第一大臼歯の咬合面約600歯面について分析した[2]．その結果，プラークの付着と，白濁・着色の程度や範囲の変化との間には因果関係が認められないことがわかった．咬合するようになると小窩裂溝周囲の白濁は次第に消失していくし，着色は徐々に色が濃くなって黒色になって安定することが判明した（図3）．プラーク付着，白濁や着色の変化がそのままう蝕の進行を明らかに示唆する主たる因子ではなかったのである．

う蝕に関する新しい知見

　Pittsはう蝕の定義について「う蝕は歯面と唾液との間で起きている脱灰と再石灰化の間を揺れ動くダイナミックなプロセスである」と述べている[3]．また，彼はう蝕の診断について「う蝕の診断は検出と測定を伴う複雑なプロセスで，単にう蝕のあり，なしではない．その臨床家がう蝕のプロセスの管理と予後を十分知ったうえでの決断でなければならない」と述べている．そして，できるだけ初期にその初期症状を検出し，予防的なアプローチを行うことによって，修復処置をしなくてもすむように管理すべきで，安易に切削充填やシーラントを行うことを戒めている．

　原点に返って，う蝕のメカニズムや再石灰化促進などについて最近までにわかってきていることで，基本的に知っておく必要のあることを整理しておく．

ミュータンス菌の2つの特徴

　ミュータンス菌（以下MS菌）が主役として働くう蝕（急性う蝕あるいは小児う蝕型う蝕）と，そうでないう蝕（慢性う蝕あるいは成人う蝕型う蝕／図4）がある（表1）．これはう蝕のメカニズムを理解する上で非常に重要なことである．危険なのは急性う蝕，いわゆる一般的にう蝕といわれている方のう蝕である．

[成人う蝕型う蝕の症例]

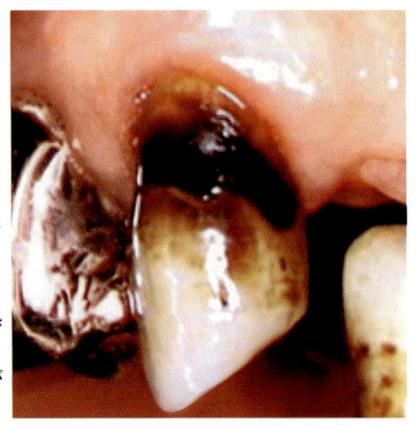
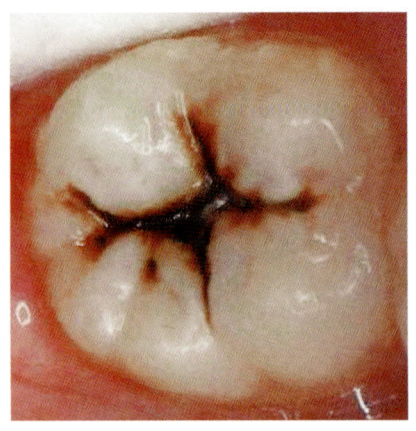

図4a 成人う蝕型う蝕の症例．老人に多く見られるように濃い着色が見られる．裂溝の着色機序も同様と思われる．
図4b 成人う蝕型う蝕のプラークの成熟した症例．黒色のプラークはピンセットで海苔のようにベリベリと剥がすことができる．

表1 小児う蝕型う蝕と成人う蝕型う蝕の対比．

	急性う蝕型	慢性う蝕型
主たる原因菌	MS菌	酸産生菌
好発部位	エナメル質（小窩裂構，隣接面，歯頸部）	セメント質（歯頸部エナメルセメント境界）
プラークの性状	不溶性，ネバネバ	水溶性，サラサラ
う蝕の形態	急激に進行，着色薄い	徐々に進行，濃い着色

　MS菌には2つの特徴がある．1つ目の特徴は砂糖と特異的に反応して菌体外多糖体（不溶性グルカン）を作ることである．これは不溶性プラーク，あるいはバイオフィルムと呼ばれるものであるが，MS菌自身はこれを分解する酵素を持っている．これは外からエネルギー源が供給されなくなったときに，MS菌がグルカンを分解してエネルギー源とすることができることを示している．すなわちバイオフィルムはMS菌を物理的，化学的攻撃から保護するとともに，エネルギー貯蔵庫の働きもしているのである．

　バイオフィルムができると，そのなかに口腔内のさまざまな常在菌が住みつく．その後，潜在脱灰能を持つエネルギー源が供給されると，そのなかの酸産生菌がエネルギー源を分解して酸を産生する．このときにMS菌は2つ目の特徴を発揮する．他の酸産生菌は自分の周囲のpHがある程度低下すると活動ができなくなってしまうが，MS菌だけはどんどん酸を産生し続ける．その結果，その部分の菌層はMS菌だけが異常に多い菌層となる．その部分は非常に強い酸性となり，急激に脱灰が進むことになる．

MS菌とう蝕の進行

　最初に歯面（小窩裂溝）に定着する菌がMS菌である場合とそうでない場合で，う蝕進行の予後が違う[4]．最初に小窩裂溝にMS菌が定着すると，その歯面はう蝕が進行する率が高くなるが，最初にMS菌以外の菌が定着すると後からMS菌が入り込んでもう蝕は進行しにくい．

母子垂直感染

　MS菌の母子垂直感染は生後17か月～31か月の間に感染するとう蝕発生率が高くなる．しかしそれ以降の感染では，う蝕発生率は低い．また17か月以前に感染すると重度のう蝕症になりやすい．

刺激唾液中のMS菌数

　刺激唾液中のMS菌数，刺激唾液中の総レンサ球菌中のMS菌の比率がカリエスリスク判定の有力な指標として利用できそうになった[5]．詳しく述べると，唾液1mℓ中のMS菌数が10,000個以上，総レン

[症例1〜13の経時的推移]

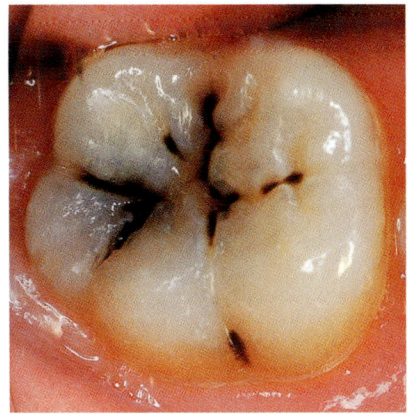
図5-1 症例1の3年後（12歳）の 6̲．着色の範囲が広がり黒色が強くなっている．

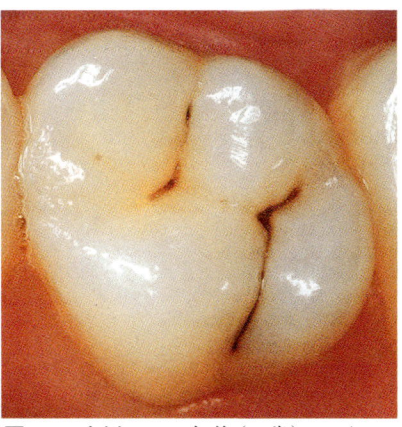
図5-2 症例2の10年後（17歳）の 6̲．図1-2, 14と比較してみていただきたい．

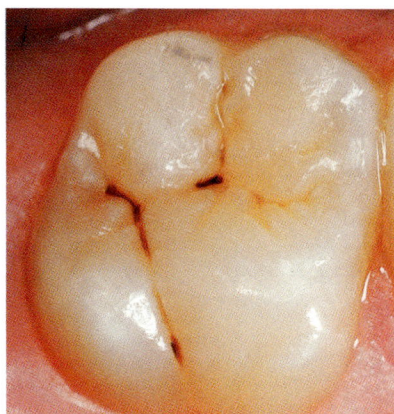
図5-3 症例3の3年後（12歳）の |6̲．着色が濃くなっている．ほとんど変化が認められない．

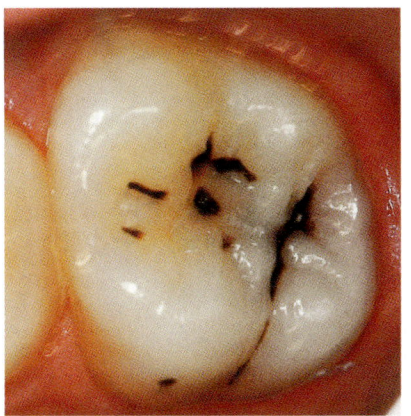
図5-4 症例4の3年後（12歳）の 6̲．着色が濃くなっている．

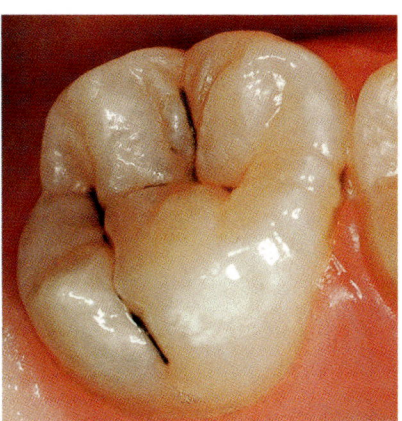
図5-5 症例5の5年後（11歳）の |6̲．白濁部が黒く着色したのがわかる．

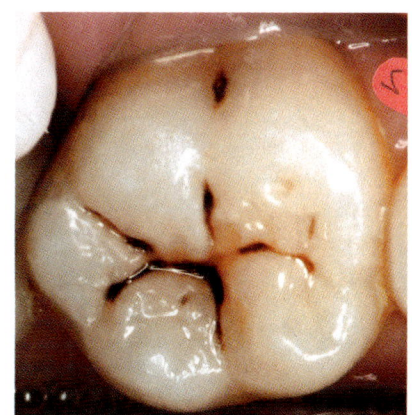
図5-6 症例6の8年後（18歳）の |6̲．図1-6, 15と比較してみていただきたい．

サ球菌中のMS菌の比率が1％以上になるとハイカリエスリスクといえる[6]．MS菌の2つの特徴で述べたメカニズムを裏付ける根拠となる指標である．

キシリトールの効果

キシリトールの働きについても少し知っておく必要がある．キシリトールは天然の甘味料で，ショ糖と同程度の甘さをもち，唾液の分泌促進とMS菌の減少に効果があることがわかっている．MS菌の減少についてもう少し詳しく述べると，キシリトールは化学構造がショ糖と非常に似ているため，MS菌はショ糖と間違えてエネルギーを使って体内に取り込み，分解してエネルギーを得ようとするが，ショ糖と構造が違うため分解することができない．これを無益回路という．そうするとMS菌は疲労して死んでしまう．

キシリトールによるMS菌の減少効果はフィンランドのデータでは85％ともいわれているが，日本では認可されてから日が浅いため，日本の研究データはまだ不明である．キシリトールの効果が認められず，かえってMS菌が増加する症例もあるとの報告もあるので注意が必要である．

特定保健用食品

特定保健用食品は唾液の分泌を促進し，再石灰化を促進することでう蝕予防に効果があると厚生労働省から認められた食品である．現在，ガムでは，XYLITOL+2（ロッテ），Recaldent（キャドバリー），POsCAM（江崎グリコ）の3商品がある．

XYLITOL+2（ロッテ）には，キシリトールの効果

初期う蝕のマネージメント／う蝕を進行させないために

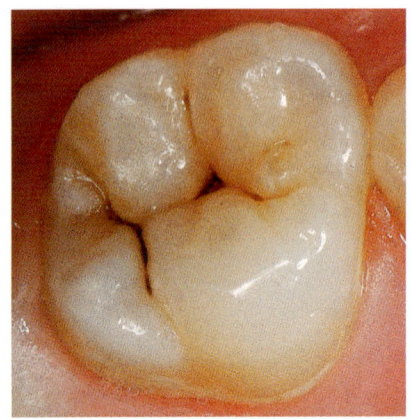
図5-7 症例8の5年後（13歳）の￣6｜．着色がほとんどなかった状態からかなり着色している．

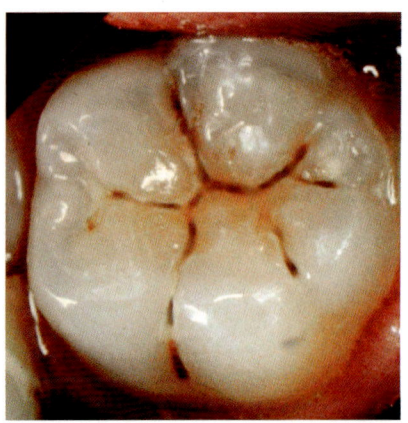
図5-8 症例10の2年後（12歳）の￣6｜．裂溝の着色部に沿って白濁がはっきり認められる貴重な症例．見た感じ非常に危険に見える．

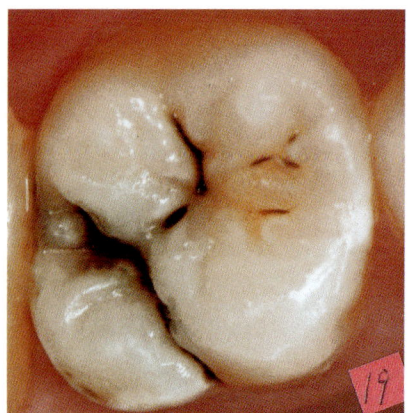
図5-9 症例11の8年後（15歳）の￣6｜．かなり着色が濃くなり，範囲も広がっている．

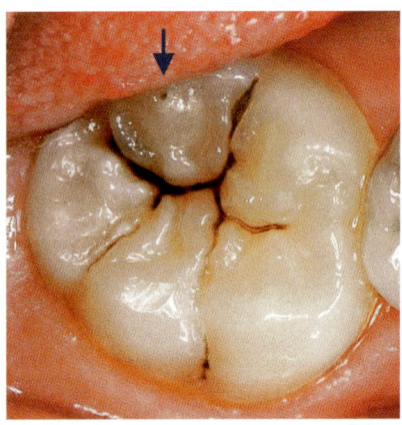
図5-10 症例12の2年後（11歳）の￣6｜．矢印のような小窩はう蝕が進行しやすいので注意（症例19参照）

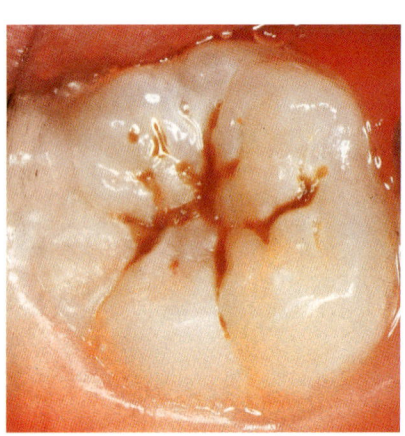
図5-11 症例13の7歳時の￣6｜．

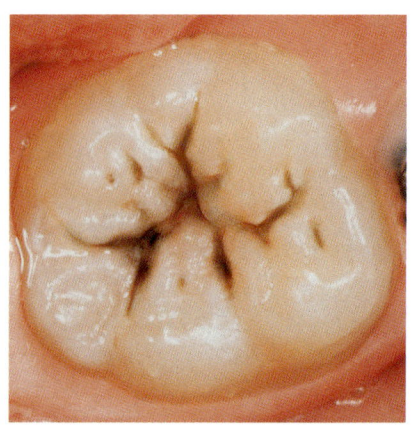
図5-12 症例13の8歳時の￣6｜．

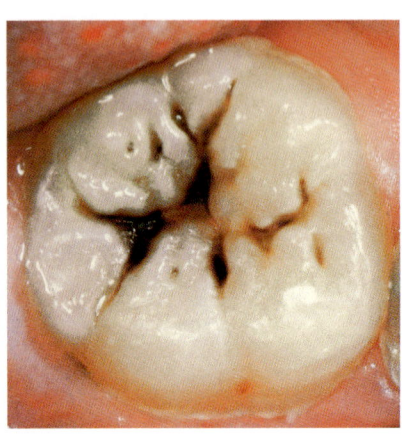
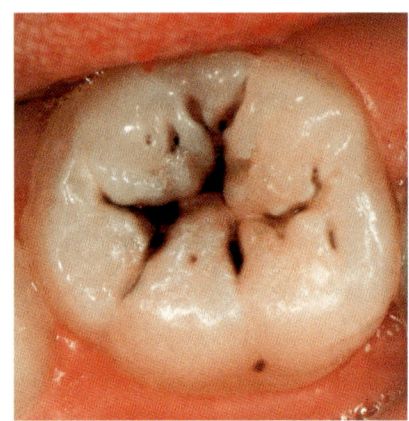

図5-13 ｜ 図5-14

図5-13 症例13の9歳時の￣6｜．
図5-14 症例13の11歳時の￣6｜．

（唾液誘発能，歯垢中のpH低下抑制，MS菌抑制）が認められる他，フノラン，第二リン酸カルシウムが配合されているのが特徴で，従来のキシリトールガムに比較して再石灰化効果が高いといわれている[7]．

Recaldent（キャドバリー）には，キシリトールの他にCCP（カゼインホスホペプチド）が配合されているのが特徴で，溶液内でACP（非結晶性リン酸カルシウム）を過飽和の状態に保ち，再石灰化を促進させる効果がある[8]．

POsCAM（江崎グリコ）には，キシリトールの効果が認められる他にPOs-Ca（リン酸化オリゴ糖カルシウム）が配合されているのが特徴である．キシリ

[処置決定のためのデシジョンツリー]

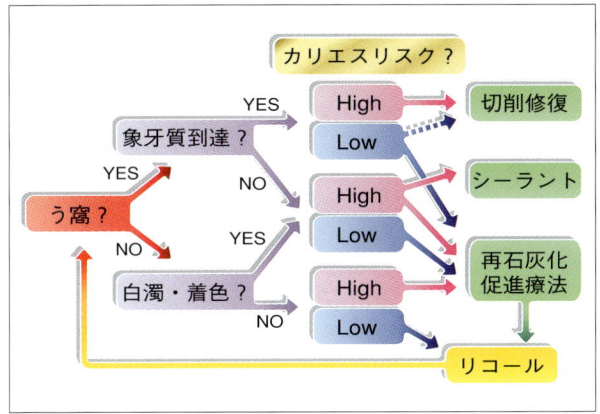

図6　処置決定の診断の流れ図.

表2　カリエスリスク判定.

	High risk	Low risk
歯	歯質が弱い，形態が悪い，十分成熟していない	歯質が強い，形態が良い，十分成熟している
環境	飲食回数多い，砂糖摂取頻度多い，フッ化物使用少ない，唾液流量少ない，緩衝能低い	飲食回数少ない，砂糖摂取頻度少ない，フッ化物使用多い，唾液流量多い，緩衝能高い
菌	プラーク多い，難溶性粘稠性，SM菌10^4/ml，総連鎖球菌の1％以上	プラーク少ない，易溶性，SM菌10^4/ml以下，総連鎖球菌の1％以下

太字はエビデンスの報告がある．

トールの効果のうえ，さらにPOs-Caの効果として，唾液中のCa/P比をエナメル質のCa/P比に近づけることにより，非配合キシリトールガムと比較して再石灰化効果が有意に高い[9, 10].

3商品を同一の条件下で効果比較したデータはないが，当診療室では現在ポスカムを使用している．

COの経時的推移の実際

ここで最初に分類していただいた，症例1から症例13の経時的推移を見ていただきたい．着色の変化などがよくおわかりいただけるであろう（図5）．

こうして観察してみた結果，私のそれまでの知識や予想に反して，咬合面でも，う蝕に対してかなり強い抵抗力を持っていることを思い知らされた．

多くの場合，萌出したての第一大臼歯咬合面の小窩裂溝内はプラークで埋まり，その周囲には白濁が認められる．歯磨きは行き届かない．見るからにう蝕が進行していきそうに思われる．非常に危険な気がしてついシーラントなどで塞いでしまいたくなる．詰めたり削ったりしたくなるのは歯科医師の性であろうか．

それを「グッ」と我慢して興味深く見守った．すると裂溝内のプラークやその周囲の白濁は咬合し始めるとともに次第に減少し，部分的に残るのみとなる．その後，多くの症例は裂溝が薄茶色から次第に真っ黒になる．永久歯列が完成する頃には黒い着色の範囲が拡大し，裂溝の形態も多少変化しているが，処置が必要な状態にはならない．

こうした症例になかなか遭遇できないのは，今まではこうなる前に処置の必要なう蝕と判定されて切削修復されていることがほとんどだからであろう．

実際，私がCOとして経過観察している症例を他の先生方が診断すると，かなりの症例が切削修復の適応症となってしまう．過去にわれわれが学校で学んだ診断基準と，現在の臨床で必要とされているMID（minimal intervention dentistry）の考え方に基づいた診断基準には，かなりのギャップができていることを知っていただきたい．治療法の変化によって診断基準も変化しているのである．

処置決定のための診断基準

う蝕の診断基準といえばすぐに思い浮かぶのがC_1，C_2といったいわゆる島田の分類である．図1の20例の判定でCが多かった先生は，今もこれに強く影響されていると思われる．

しかし，これは病理組織学的な分類であるので，今の時代の初期う蝕の処置決定のためには，より臨床的な基準が必要となる．なぜならばCOは病理組織学的分類では明らかにC_1，あるいはC_2に該当するからである．しかし脱灰の進行を食い止められれば，従来のように切削修復せずに再石灰化促進療法で経過観察していくことができるのである．

表3 再石灰化促進療法.

Target	Professional Care	Home Care
歯質・唾液	フッ化物塗布，食生活指導，chewing cycleの修正指導	食生活，フッ化物洗口，歯磨剤，キシリトール，リカルデント，ポスカム
菌	PMTC，抗菌剤（CHX，ポビドンヨード），3DS，TBI	抗菌剤含嗽（CHX，ポビドンヨード），キシリトールガム，フロス
環境	食生活指導（砂糖代用糖，飲食回数時間）	砂糖摂取制限，代用糖使用，飲食回数，時間ブラッシング

処置決定のためのデシジョンツリー

　初期う蝕の場合，臨床の場ではCOかどうかを診断しようとするのではなく，まず，その歯がいますぐ切削修復処置が必要かどうかを診断するようにした方がわかりやすい．白濁や着色があり，すぐに切削修復処置が必要ではないが，脱灰が停止するのか進行するのか疑わしいと思われたら，それがCOである．

　切削修復処置が必要であると診断する条件は図6に示すように，
①明らかなう窩が存在するか？（視診，X線診査）
②う窩が象牙質に到達しているか？（視診，X線診査）
③カリエスリスクが高いか？
である．

　理想的にはこの3条件がすべてYESの場合，その時点で切削修復処置の適応と考えられているが，日本ではう窩が象牙質に到達していれば切削修復の適応となっているのが現状である（図6破線部分）．この3条件すべてを満たしていない場合や白濁や着色といった初期う蝕の徴候が認められるう窩形成前う蝕の場合がCOに該当し，再石灰化促進療法の適応となる．

　カリエスリスクの判定についてはEBMの確立したものが少ないので現在では総合的に判断することが妥当であろう（表2）．

図1の鑑別診断

　さて，先程みていただいた図1（27，28頁）はどのように分類されたであろうか．診断基準にしたがって分類すると，症例14（図1-18）がCOとCの境界である．症例14は隣の第二小臼歯が明らかなう窩になっているが，第一大臼歯の方を見ていただきたい．視診では近心隣接面にう窩を疑わせる白濁した不透過像が認められる．しかし，これはX線診断などの精密検査をしてみなければう窩なのかどうか確定できない．学校健診においてはこういう場合はCO（要精密検査）として歯科医院への受診を勧告する．

　症例15，症例16に関しては，おそらくほぼ100％の先生方がCと分類されたであろう．現状では正解である．しかし，カリエスリスクが低ければCOとして経過を追ってみることも可能かも知れない．実際に挑戦してみて，もし切削修復せずに維持が可能ならば，う蝕の判定基準はまた変化する可能性がある．症例1～13に関しては，健全，あるいはCOの判定であれば誤差の範囲内であり，Cと判定しなければ正解である．診断基準にしたがって，今後が不安なものをCOとして経過をみていけばよい．

シーラントの適応条件

　シーラントの適応症については今まで議論されてこなかったが，社会状況を考えると，開発された当初はともかく，現在の社会においては小窩裂溝を人工物で塡塞するという医療行為を伴う以上，予防的にすべて行うことは歯科医師の暴挙であるといわれても反論できないであろう．

　たとえば下顎の小臼歯の咬合面がどれほどの率で充塡する必要があるう蝕になるだろうか．やはり適応を考えて利用すべき手法である．私の知る限りでは適応症について記した文献は『クリニカルカリオロジー』[11]のみであった．

　私の考えるシーラントの適応条件は，
①エナメル質に限局したう窩の存在（視診，X線診）
②カリエスリスクが高い
③管理が困難（患者，保護者の理解が得られない）

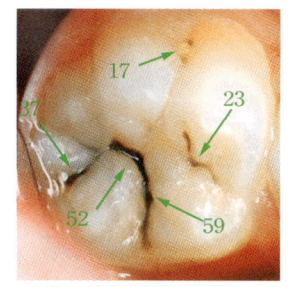

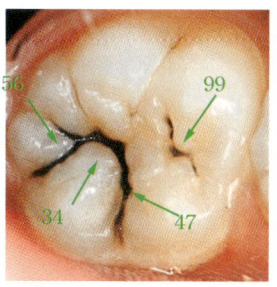

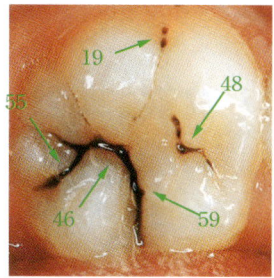

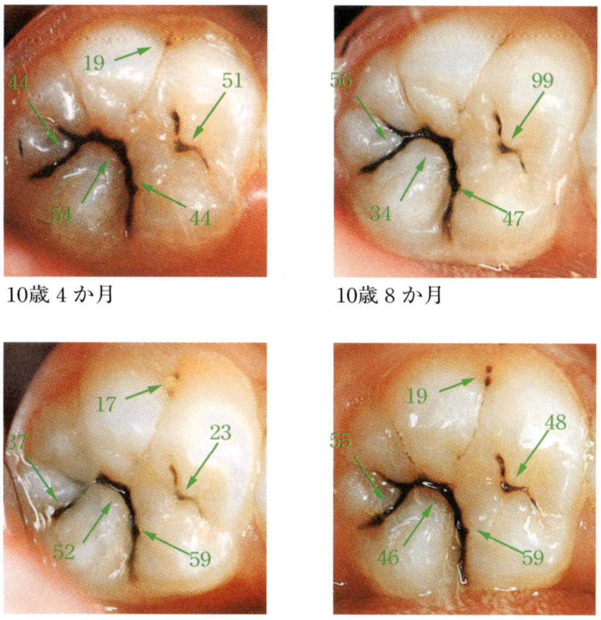

[DIAGNOdent®の使用例]

図7　6歳，男子．「6．6〜11歳時のDIAGNOdent®測定値．かなり大きな数値で推移しているが，注意深く観察を継続している．

10歳4か月　　10歳8か月
11歳0か月　　11歳4か月

ということこの3条件のときと考えられる．

したがって，今までシーラントしか対応策がないと思われていた多くの症例は，管理さえできれば再石灰化促進療法が行える（表3）ので，歯に充填をしないですむ．"シーラントは歯を削らないから問題ない"という考え方もあるが，それは歯科医師側の勝手な理由で，患者さんにとってみれば削っても削らなくても歯に人工的な充填物を施されるのはできるだけ避けたいことなのである．

現在の社会情勢では，むやみなシーラントはその歯科医師だけでなく，歯科医師全体への不信を招く恐れがあるから注意が必要である．

細菌検査について

カリエスリスク判定に科学的な根拠をもたらす判定材料として細菌検査があげられる．細菌検査には，検査会社に依頼する方法と，診療室で簡易的に行う方法と2種類の方法がある．検査会社で現在システム化できているのは（株）ビー・エム・エル1社しかない[12]．細菌の検出精度（1 mlの唾液中に500個程度）は申し分ないがまだ単価が高い．

診療室で行う簡易法には数社からキットがでている．安価ではあるが，検出精度（1 mlの唾液中に10万個程度）が悪く，科学的根拠といえるかどうかは疑わしい．前に述べたように，1 mlの唾液中に1万個のMS菌というのがハイリスクの分岐点とすると少なくともその程度の検出精度が必要だからである．

また，これからの時代に診療室で細菌培養を行うことは院内感染の問題などを考えると勧められない．検査会社に依頼する方が良いと考える．検体数が増えれば参入する検査会社も増え，検査料金も安価になってくると思われる．

診断補助器具としてのDIAGNOdent®

ドイツのKaVo社から発売されているう蝕診断用レーザー機器であるDIAGNOdent®は数年前から日本でも発売が認可されたが，その有用性について述べる．原理はレーザー光を歯質に当てるとある種の蛍光を発する．この蛍光スペクトルが健全歯質とう蝕罹患歯質で異なることを利用してそれを測定し，数値化するのである．

この数値は0〜99であるが，いくつ以上が切削という明確な基準はいまだに示されていない．20以上，あるいは30以上が切削の適応基準点であるともいわれているが，これは正しくない．実際に使用してみ

初期う蝕のマネージメント／う蝕を進行させないために

[症例18] 初診時12歳，女子．6⏌の経過観察．

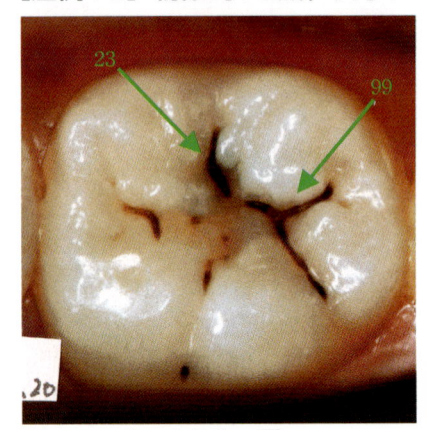

図8-1　12歳8か月時の6⏌．

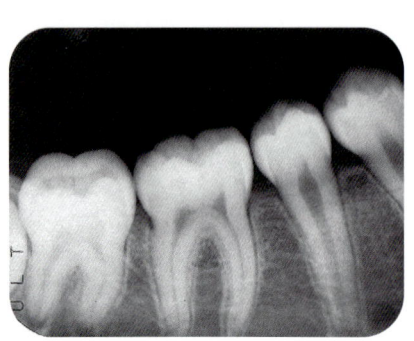

図8-2　同時期のX線写真．

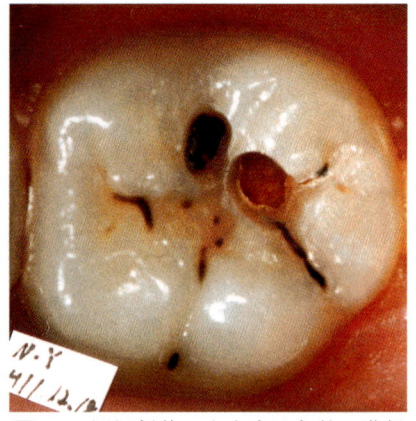

図8-3　同切削後．中心窩はう蝕の進行が停止して黒く着色しているのがわかる．遠心窩には軟化象牙質が認められ，進行中であることがわかる．

るとかなり大きな数値がでても大丈夫である（図7）．それに唾液やプラークの影響を受けるので使用の際注意を要する．また，着色があると大きな数値が出る場合が多い．

　症例の測定値からもわかるように，かなり大きな数値がでても問題なく経過している．初回測定値が低い場合，再測定値はあまり変化しないことが多く，初回測定値が大きい場合，再測定値は減少する傾向にあった．初回測定値が最高値を示した場合でも再測定値はその80％以上が減少した[13]．

　DIAGNOdent®は，とくに潜在性う蝕の発見には威力を発揮する．視診やX線診査で見逃してしまっていた切削修復処置が必要なう蝕がDIAGNOdent®を使用することによって発見できたことが何度もあった．

　DIAGNOdent®はその測定値だけですべてのう蝕の判定ができるわけではない．その時点の測定数値だけでう蝕の判定はできないが，新たにその測定数値の経時的変化が，視診，問診，検査などに加え，う蝕診断の判定基準の一つとなりうる．

　診断のための材料は多ければ多いほど，また経時的な変化を考慮するほど，診断に誤りが少なくなる．経過観察自体が初期う蝕診断の重要な判断材料なのである．なぜならう蝕の診断とは，脱灰と再石灰化の間を揺れ動くプロセスを見るものだからである．歯だけの変化を見るのではなく，口腔内環境や患者さんの社会環境の変化を注意深く見なければならない．

[症例18]

初診時：12歳，女子
観察歯：6⏌

　DIAGNOdent®の測定値が小さい6⏌の中心窩は視診でう窩が確認できる（図8）．しかし測定値が最大値を示す遠心小窩は視診でう窩は確認できず，探針も入らない．X線診査で遠心部に象牙質に達するう窩を確認し，切削を行った．遠心小窩は内部で軟化象牙質が広がっていたが，中心窩は軟化象牙質が着色し，硬化してう蝕の進行が停止しているのがわかる．

[症例19]

初診時：7歳，女子
観察歯：⏌6

　7歳から経過観察していた（図9）．小学校を卒業してから管理できなくなっていたが，14歳時（初診から7年後）第二乳臼歯がぐらぐらになって来院し，X線で第一大臼歯にう窩を発見した．中心部の小窩からう窩が象牙質に達している．

　切削してみると，中心窩は軟化牙質が認められたが，遠心裂溝は黒色に着色しているだけであった．遠心裂溝は切削の適応ではなかったことがわかる．中心窩だけ充填して経過観察を続けるべきであった．

[症例19] 初診時7歳，女子．6̲ の経過観察

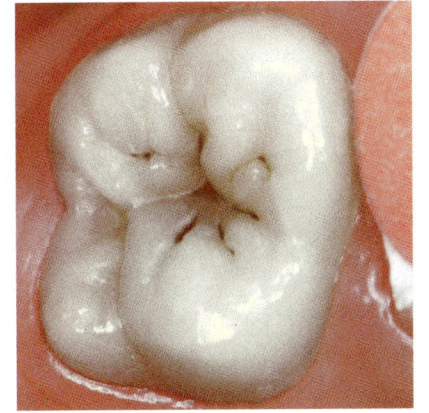

図9-1 初診時の 6̲．

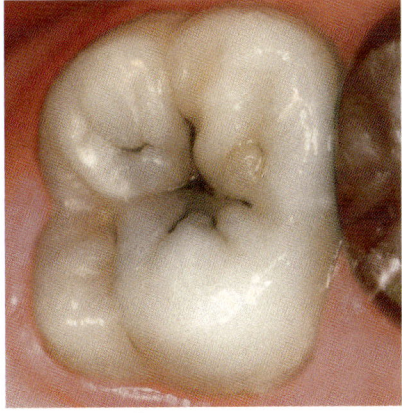

図9-2 半年後の 6̲．

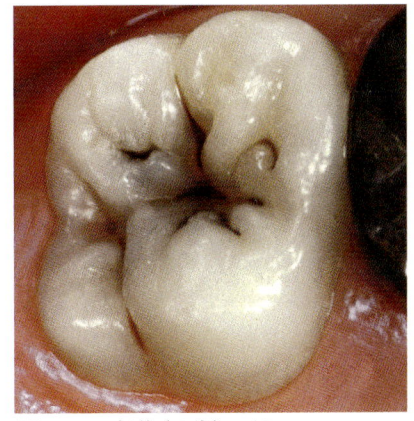

図9-3 1年後（8歳）の 6̲．

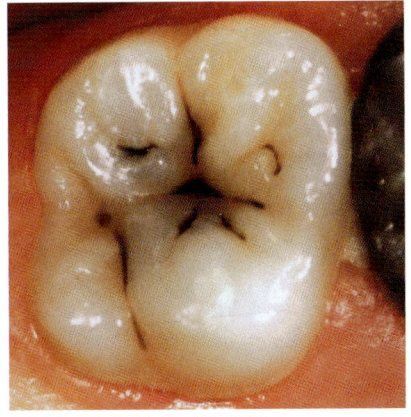

図9-4 2年後（9歳）の 6̲．

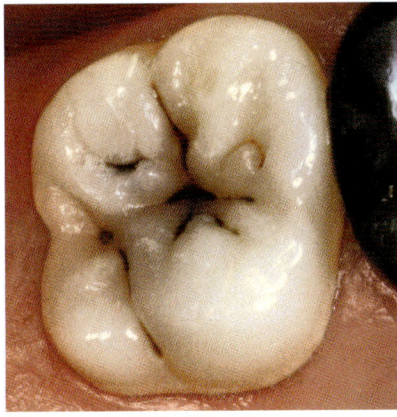

図9-5 3年後（10歳）の 6̲．

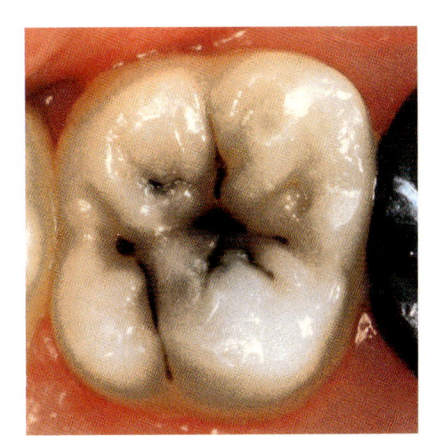

図9-6 4年後（11歳）の 6̲．

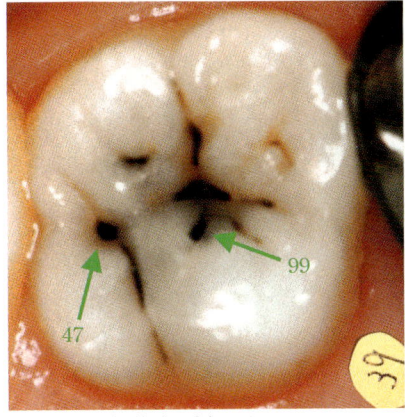

図9-7 7年後（14歳）の 6̲．

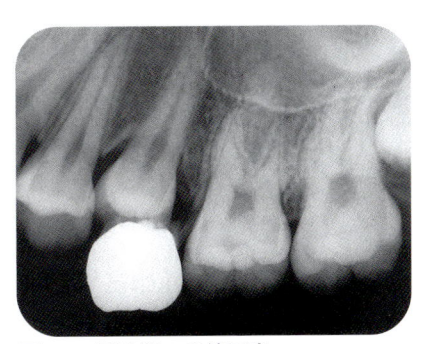

図9-8 同時期のX線写真．

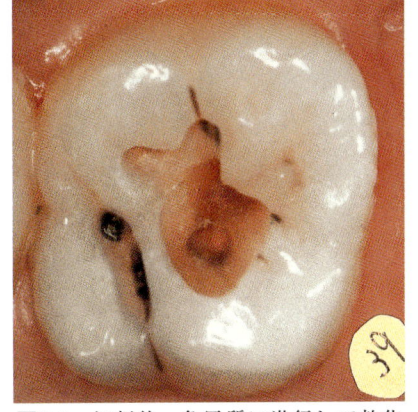

図9-9 切削後．象牙質に進行して軟化牙質が認められる中心窩と，着色のみに留まっている遠心裂溝の違いに注目．

インフォームドコンセント

診療室で実際に治療するにあたり最も重要なことは，患者やその保護者に当該歯の状況を説明し，理解してもらうことである．再石灰化促進療法で手助けするとはいえ，自分の歯を自分で（家庭ぐるみで）守るという意識が大切になる．

そのために必要な知識を伝えることが，患者さん自身の「歯に対する価値観」を高め，歯科医師に対する信頼感を深めることに繋がる．そしてそれが再

表4 カリエスリスク変化の注意時期.

年齢	注意事項
19〜31か月	母子垂直感染
5〜7歳	第一大臼歯萌出
9〜11歳	側方歯群交換期
11〜13歳	第二大臼歯萌出
13〜18歳	隣接面う蝕多発期
その他	受験，進学，就職，結婚，引っ越し，配置転換，出産，病気，怪我

[フッ化物歯面塗布]

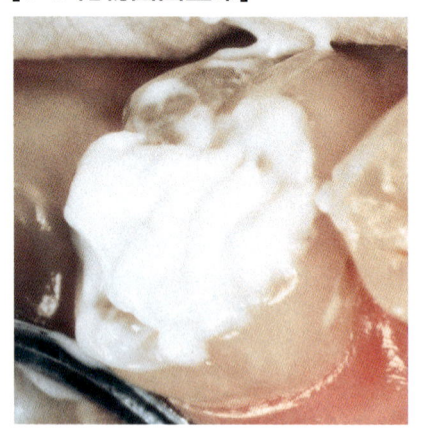

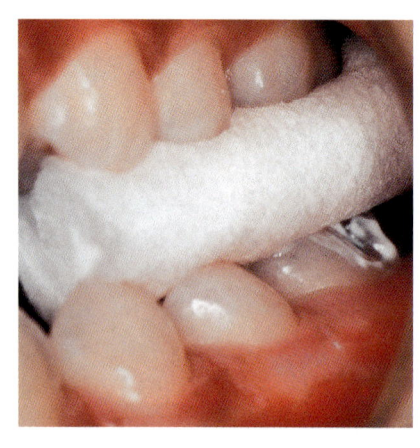

図10-1 フロアーゲル局所歯面塗布の実際.
図10-2 ロールワッテを嚙ませて5分間保持する.

石灰化促進療法の成功率を高めることになると思われる．

何よりも「歯を削ったり詰めたりしないですむ」ということは，患者さんにとってわれわれが思っている以上に大きな喜びとなっている．この再石灰化促進療法で歯に対する意識とリコール受診率は格段に良くなった．

再石灰化促進療法
A.R.M:Accelerating Remineralization Methods

再石灰化促進療法は，歯面表層での脱灰に傾いている状態を食い止め再石灰化の方向へ向かわせるのに有効なすべての療法を総称している．感染症としてのう蝕へのアプローチ，生活習慣病としてのう蝕へのアプローチ，歯質強化に関連するアプローチなどがあげられる．これらは従来から「むし歯予防法」として行われてきた一般的な手法に，従来行われていなかった菌へのアプローチや特定保健用食品を用いた唾液誘発，再石灰化促進などの新しい手法を加えたものである．それらの療法を状況に応じて選択し組み合わせて用いる．

再石灰化促進療法はう窩を形成したう蝕への切削修復という外科的治療法に対して，う窩形成前う蝕に行う内科的治療法といえる．う窩形成前う蝕の段階で脱灰の進行をくい止めるこの手法は，人間が本来持っている自然治癒能力を生かす医療本来の姿である．したがって今後，これは予防ではなく，明らかにう蝕治療法のひとつとして診療室での応用が広がってくると思われる．前述したようにCOの歯は病理組織学的に見れば明らかにC_1かあるいはC_2であるからである．今後，われわれにとって診療室での力強い武器の一つとなるであろう．

診療室での実際

再石灰化促進療法

表4に私の診療室で行っている再石灰化促進療法を示す．写真撮影は絶対必要と考えている．カルテ

[カリエスリスクの変化]

図11 高校卒業時は右上に1本インレーがあるだけだった．就職のため管理を離れ，8か月後の12月に来院したときには24本ものう窩が形成されていた．職場の休憩時間ごとに清涼飲料水を摂取していた．う蝕多発のパノラマX線写真．

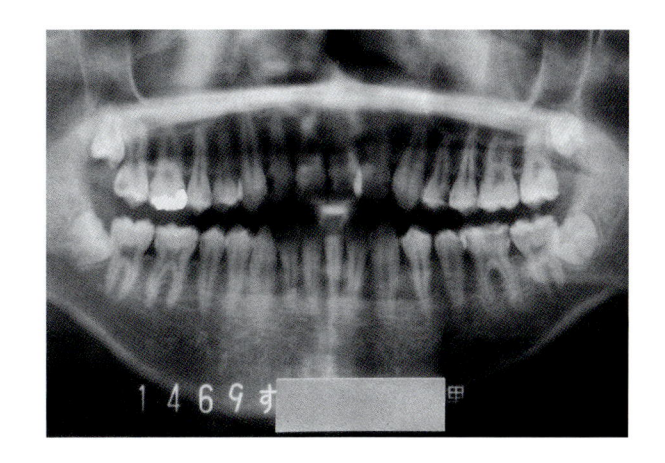

の記録だけでは微妙な変化がわからないし，患者さんや保護者への説明もしやすい．何より自分自身の初期う蝕判定基準は写真で経時的な変化を比較することによって養われる．

食べ物を水と一緒に流し込む習慣によって唾液が出なくなっている場合も少なくない．そういう場合chewing cycleを修正すると唾液がでるようになる．これは簡単なようでなかなか難しい．EBMが確立していないので経験から述べると，指導のこつとしては，食べるときに食べ物の味を味わうことに集中するように気をつけさせる．食べ物を噛んで飲み込もうと思った時からさらに10回噛んでから飲み込むようにトレーニングさせる．一つの目安として，食パンやおにぎりを水なしでそのまま食べられるようになれば大丈夫であろう．

特定保健用食品に認可されているガムを使ってトレーニングするのも一つの方法である．私自身はデータを持っていないので効果は不明であるが，キシリトールは唾液誘発能が優れているので今後有望な方法と思われる．このchewing cycleの修正方法は，私自身まだ試行錯誤しているので，EBMの確立した方法が待たれる．

フッ化物歯面塗布

問診と視診により生活習慣に問題がなく，カリエスリスクも高くないと判断でき，歯牙の状態もDIAGNOdent®の数値も問題なく脱灰が急速に進行するような恐れがないと判断したときには，細菌検査やX線診査は毎回必要ではないと考えている．そう判断できる症例に対しては，私の診療室では写真撮影後，DIAGNOdent®測定を行い，週1回のフッ化物（フロアーゲル）歯面塗布（綿球法／図10）5分間を3回繰り返してワンクールの処置として経過観察に回している．

フロアーゲル（白水貿易）はカルボキシセルロースナトリウムが5％，Fとしては1.23％もしくは0.9％含有されているが，当医院では0.9％（9,000ppm）のものを用いている．

フッ化物の使用限界量

プロフェッショナルケアの基本として，フッ化物の急性中毒症状である悪心嘔吐発現量は知っておかねばならない．簡便な計算法としては，フロアーゲル（9,000ppm）の場合，
悪心嘔吐発現量（ml）＝体重（kg）×0.2
である．

これが安全な使用限界量となる．綿球法で5mmの綿球を使用した場合であれば，1個の綿球には約0.25mlのゲルを含む．たとえば体重20kgの子どもに使用する場合，使用限界量は4ml，綿球にして約16個以内である．これ以下であれば，仮に誤って全部飲み込んだとしても急性中毒発現量以下である．歯ブラシ法やトレー法で使用する場合はとくに注意してその量を超えないようにする．

ホームケアでミラノール（900ppm）の場合，
悪心嘔吐発現量（ml）＝体重（kg）×2
である．

初期う蝕のマネージメント／う蝕を進行させないために

[ハイカリエスリスクへの対処法]

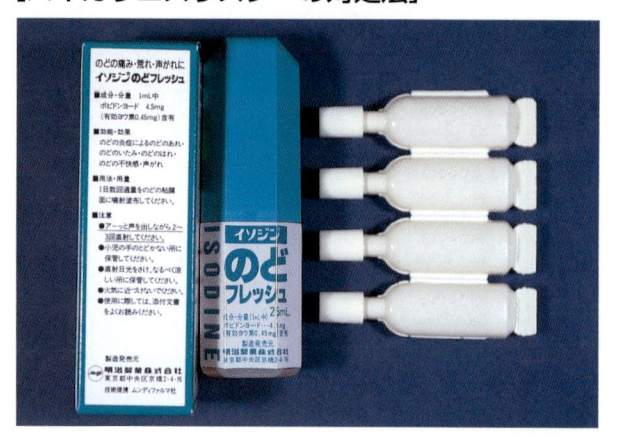

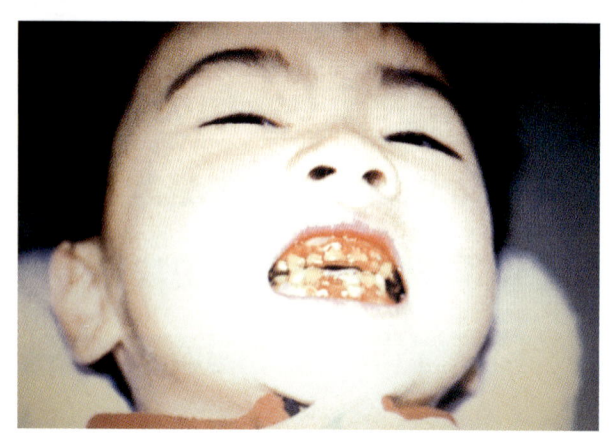

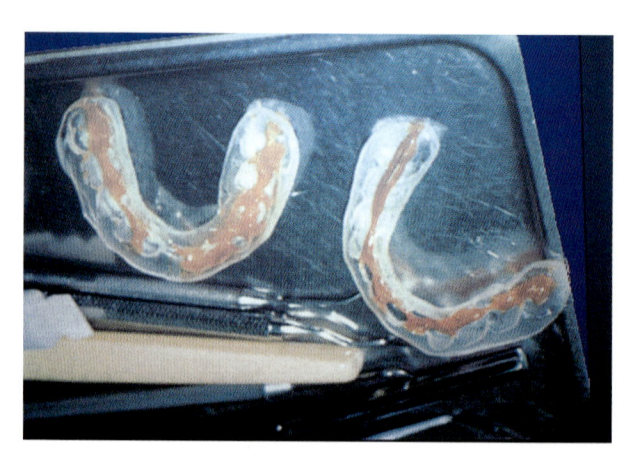

図12-1　ポビドンヨード．右がプロケア用ゲル，左がホームケア用のイソジン®のどフレッシュ．
図12-2　ドラッグリテーナーにイソジン®ゲルを入れたところ．
図12-3　口腔内にセットしたところ．

フッ化物の致死量

誤って大量に飲み込んだ場合は，その量を計算してみる．

致死量＝約45mgF/kg

これ以上であるから通常は生命に危険な量までは飲み込んでいない．飲み込んですぐであれば牛乳を飲ませ，様子をみる．

経過観察の間隔

経過観察の間隔は通常は3か月ごと，安心して経過を追えるものは6か月ごととしている．これは実際自分でやってみて，心配ならば期間を短くすれば良い．最初は切削充塡の3条件を満たさない症例を写真撮影し，削ったり充塡したりしないで我慢して経過観察してみることである．カリエスリスクが低ければ，何もしなくても意外と進行しないことに驚かれるだろう．

カリエスリスクの変化に注意

継続的な管理をしていても，う蝕が進行してしまうこともある．カリエスリスクが急に変化したことに気づかず，対応が遅れた場合である．表4にカリエスリスク変化の注意時期を示す．とくに13～20歳では受験，進学，クラブ活動といった生活習慣の変化によってカリエスリスクが急に変化することが多い．

図11のパノラマX線写真は，高校卒業後，就職した男性の卒業後8か月後のものであるが，卒業時は右上に1本インレーがあるのみだった．ところが管理を離れ，12月に来院した時には実に24本ものう窩が形成されていた．生活を聞いてみると，職場の食堂に自動販売機があり，毎日午前，昼，午後，終業後と，休憩時間ごとに清涼飲料を摂取していた．卒業前に食生活についてもう少しきちんと指導しておくべきだったと反省させられた事例である．

こうした変化の可能性のある時期には注意深く経過観察を行い，生活環境の変化，とくに食生活の変化に気をつける必要がある．スポーツ飲料や健康飲料，喉や鼻のための飴，口臭予防のためのガムなどは，生活の中に入り込んでいても，本人も体のために良いと思っていたりするので，問診でも聞き逃す恐れがあり注意したい．

カリエスリスクが高くなっている疑いのあるときは，面倒でも唾液や細菌の検査をして現在の状態を的確に把握し，それに基づいて複数の再石灰化促進療法を組み合わせたカリキュラムにするのがよい．

ハイカリエスリスクの場合の対処法

問診，視診，検査結果などにより，ハイリスクの場合は，プロフェッショナルケアとしてPMTC，フッ化物塗布，3DSなどがある．ホームケアとしてのブラッシング，フロッシング，砂糖の摂取制限（量より回数），フッ化物洗口，フッ化物入り歯磨き剤の使用，キシリトールガム，リカルデント，ポスカム，イソジン含嗽，クロルヘキシジン含嗽などの組み合わせが有効な療法となる．

3DS(Dental Drug Delivery System)

3DS(Dental Drug Delivery System)[14]は外科処置を伴わない手術ともいうべき方法で，MS菌が増加して不溶性グルカンのバイオフィルム中で能動的に酸産生を続けるハイリスク状態の口腔内を短時間で改善することができる．

この方法を簡単に説明すると，MS菌が砂糖から生成したバイオフィルムをPMTCによって除去した後，ドラッグリテーナーに抗菌剤を入れて口腔内にセットし，MS菌が増殖した常在菌叢を断ち切るのである．薬剤としてはクロルヘキシジン（薬品名：Plak Out®,ホームケア用Concool F），ポビドンヨード（薬品名：イソジン®ゲル，ホームケア用イソジン®のどフレッシュ）を用いる．当診療室では主として子どもにも使用しやすいポビドンヨードを使用している（図12）．

歯科医自身が変わらなければ

少子化とう蝕の軽症化が進む今後は臨床家の日常診療のなかで，再石灰化促進療法が次第に大きなウエートを占めるようになってくると考えられる．従来のように充填してその充填物を管理していくのではなく，充填せずに残し，患者さんに情報を伝え，患者さんと一緒になって継続的に管理していく歯科医が求められるようになってくる．

すなわち，患者さんを病気の側から見る「削る，詰める」のマイナスイメージではなく，健康の側から見て，患者さんの成長とともに「歯を守り咬合を育成していく」ことが，プラスイメージにつながる重要なことになって来ている．このためには歯科医自身がう蝕に対する考え方を変え，自らが変わらなければならないのである．

参考文献

1．日本学校歯科医会：初期う蝕の検出基準ならびに要観察歯の基準とその取扱いに関する報告書,1986.
2．柘植紳平：学童の第一大白歯咬合面における白濁と着色の経年的推移,口腔衛生会誌．1999；49：348-264．
3．Pitts N B：Diagnostic and measurements impact on appropriate care, Community Dent. Oral Epidemiol. 1997;25：24-35.
4．Walter J.Loesche：Roleof streptococcus mutans in human dental decay. Microbiological,Reviews.1986 Dec：353-380.
5．金子昇ほか：日本人小学生におけるミュータンスレンサ球菌の検出率および歯牙う蝕との関連, 日本細菌学会誌, 2001;56（1）：334．
6．Alauusua S et al：Oral colonization by more than one clonal type of mutans streptococcus in children with nursing -bottle dental caries , Arch Oral Biol. 1996 Fed;41（2）：167-173.
7．佐伯洋二ほか：フノリ抽出物と第2リン酸カルシウムを配合したキシリトールチューインガムの実験的初期う蝕エナメル質に及ぼす再石灰化促進効果, 歯基礎誌, 2000;42：590-600．
8．釜阪寛ほか：う蝕予防とリン酸化オリゴ糖カルシウム,ジャパンフードサイエンス.2003;42（12）：30-35.
9．稲葉大輔ほか：エナメル質齲蝕病巣の再石灰化に及ぼすリン酸オリゴ糖の口腔内における効果,口腔衛生会誌.2003;53（1）：8-12.
10．E.C.Reynolds,et al:Advances in Enamel Remineralization:Casein Phosphopeputide-Amoephous Calcium Phosphate,The Journal of Clinical Dentistry.1999; X（2）:86-88.
11．熊谷崇ほか：クリニカルカリオロジー, 医歯薬出版：162
12．由川英二：3DS法における細菌検査システム,日本歯科評論.2000; 692：134-139.
13．柘植紳平：DIAGNOdentによる要観察歯（CO）の追跡観察,口腔衛生会誌,51,No4：598-599,2001.
14．花田信弘：う蝕と歯周病を予防するくすりの導入,日本歯科評論. 2000;692：98-103.

初期う蝕のマネージメント／う蝕を進行させないために

2 う蝕を進行させないために
隣接面を中心に

北海道札幌市開業

松井みどり

隣接面う蝕の診断と問題点

日常臨床で隣接面う蝕にどう対応すべきなのだろうか？ 図1の写真では，脱落寸前の乳歯と $\overline{6}$ の隣接面には何が起こっているだろう？ X線写真には怪しい影があり何かありそうである．

$\overline{E}$ を抜歯すると，遠心隣接面のう蝕が象牙質まで進行していることが確認でき（図2），$\overline{6}$ 近心面のう蝕も観察することができた（図3）．

いったい隣接面う蝕はX線にどう写るのだろう？

乳歯のう蝕が先にできたと予想できる．う蝕に罹患すると脱灰面はザラザラしているので，付着したプラークを落とすことは非常に困難となる．う蝕はここを突破口に歯髄に向かってどんどん深くなるばかりか，さらにこの環境の悪化は向かい合う隣接面にも影響を及ぼす．このような隣接面う蝕の進行をどのように抑制するかが問題になる．

乳歯脱落直後は，隣接永久歯のう蝕が存在する場合，切削量を最少にできる絶好のタイミングになる．この時期には必ず来院することを呼びかけている．

早期発見
隣接面う蝕はX線にどう写るか

隣接面う蝕は患者が「ここに虫歯ができました」

[$\overline{E6}$ の隣接面で何が起こっているのだろうか]

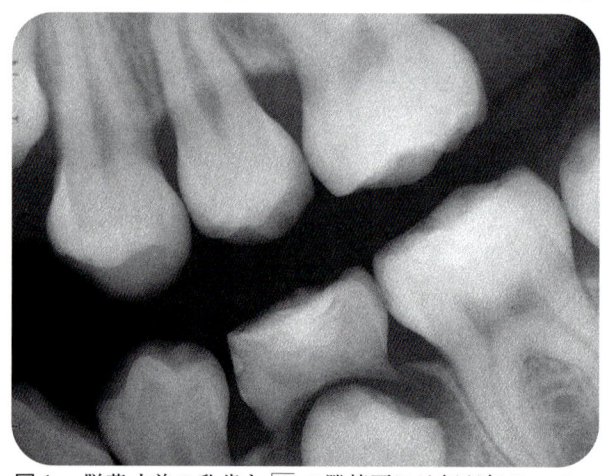

図1 脱落寸前の乳歯と $\overline{6}$ の隣接面には何が起こっているだろう？

図2 $\overline{E}$ の遠心隣接面う蝕．象牙質まで進行していた．

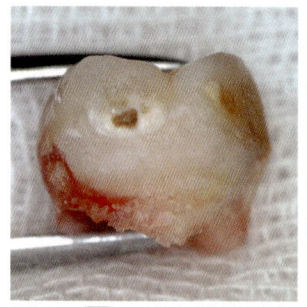

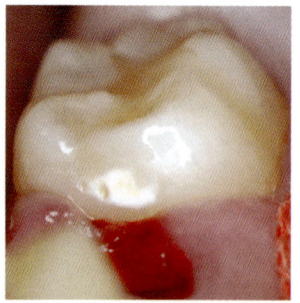

図3 $\overline{6}$ 近心面のう蝕．エナメル質の実質欠損（う窩）があり，広範囲の白濁が観察できる．

とやってくる頃は非常に大きくなっていることが多い．それを避けるためにX線写真，とくにバイトウイングによる定期的な診査が重要になってくる．

2-2 う蝕を進行させないために／隣接面を中心に

［X線写真に写りやすいう蝕］

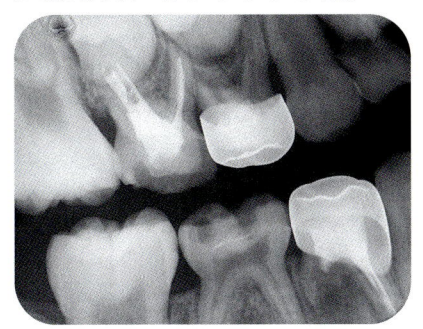

図4a 症例A．6̅|近心にう蝕が認められる．

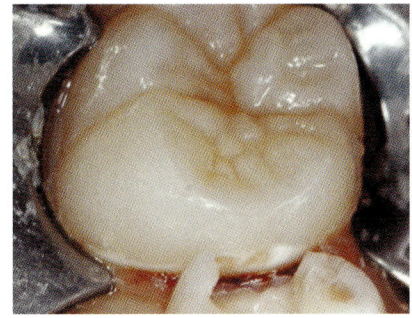

図4b 同日の6̅|近心う蝕．

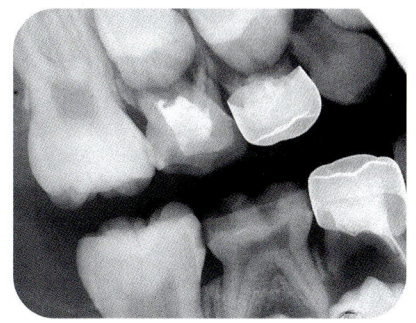

図4c レジン充塡後のX線写真．

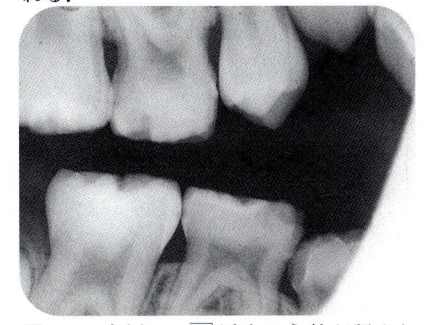

図4d 症例B．6̅|近心にう蝕が認められた．

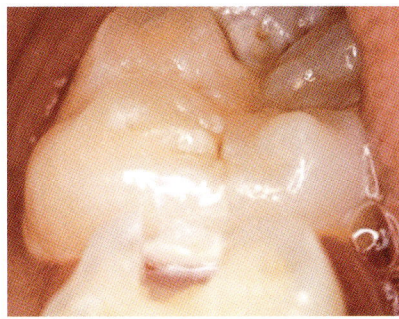

図4e 同日の6̅|近心う蝕．

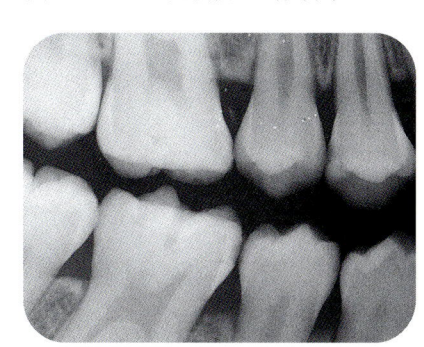

図4f レジン充塡後のX線写真．

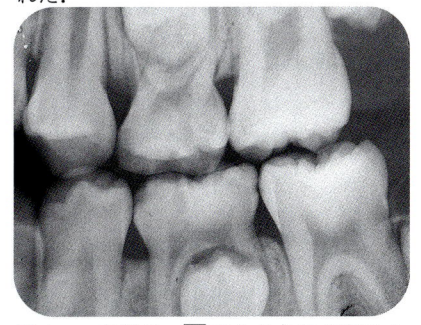

図4g 症例C．|6̅近心にう蝕が認められた．

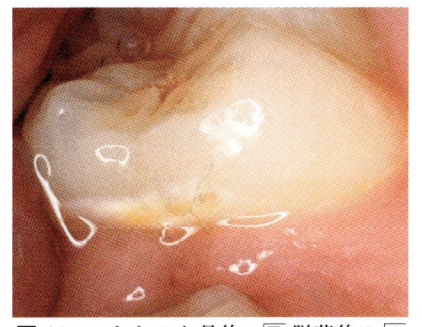

図4h gから7か月後，|E脱落後の|6̅近心う蝕．

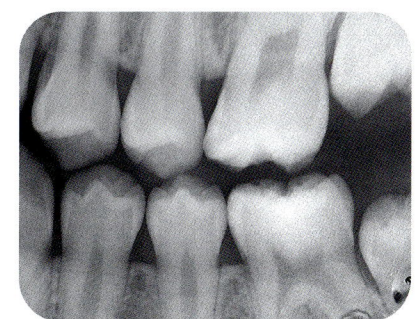

図4i レジン充塡後のX線写真．

その際，どんなう蝕がバイトウイングにどう写るのだろうか？　直視できないために，指針がほしいと願うのは筆者のみではないはず．第一大臼歯の近心う蝕を観察した50歯から指針に触れてみたい．

X線写真に写りやすいう蝕

このように頰舌的に長く不潔域にそって脱灰したう蝕はX線によく写る（図4，5）．

このようなう蝕はプラークの停滞による初期う蝕なので頰舌的には長いのだが，浅いことが多い．しかし，このような初期う蝕を咬合面から治療しようとすると，多くの健全歯質を切削しなくてはならな

［X線に写りやすい隣接面う蝕］

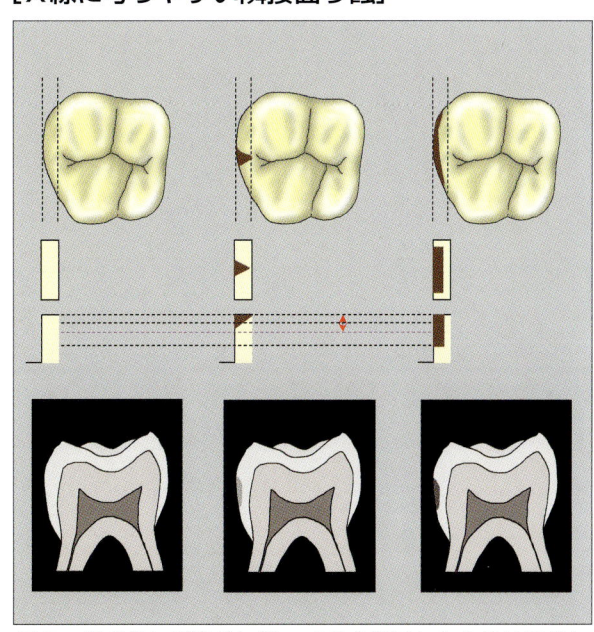

図5 頰舌的に不潔域に沿って長く脱灰したう蝕はX線によく写り，入口が限局していると写りにくい．

2 初期う蝕の診断と治療方針

[X線写真に写りにくいう蝕]

この3症例はすべて叢生であった

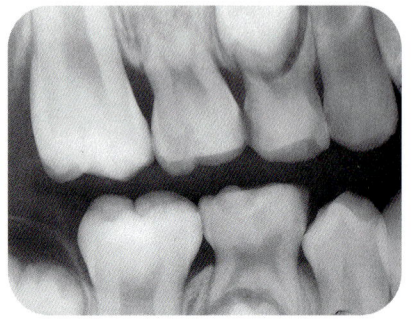

図6a 症例D．6̄のう蝕は読影できなかった．

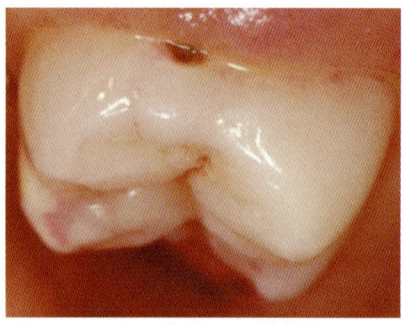

図6b aから1年後，E̱脱落時の6̄の初期う蝕．

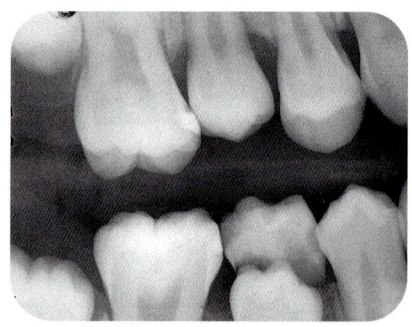

図6c レジン充填後．う蝕は象牙質に及んでいた．

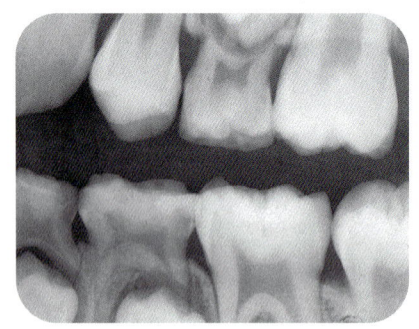

図6d 症例E．|6 のう蝕は読影できなかった．

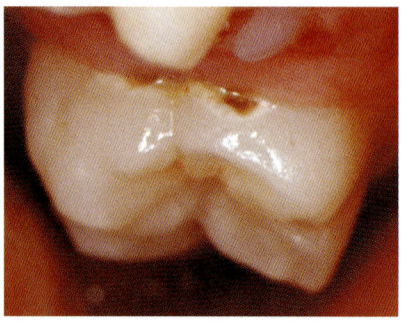

図6e dから4か月後，E̱脱落時の|6のう蝕．

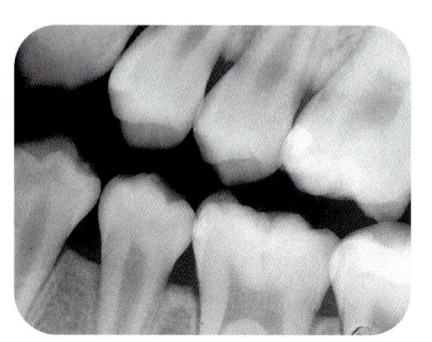

図6f レジン充填後．深くて驚いた．

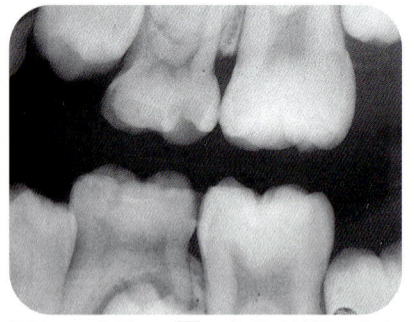

図6g 症例F．|6のう蝕は読影できなかった．

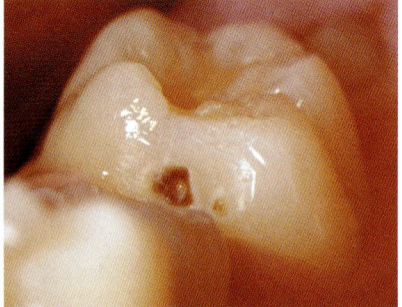

図6h gから10か月後，E̱脱落時の|6の初期う蝕．

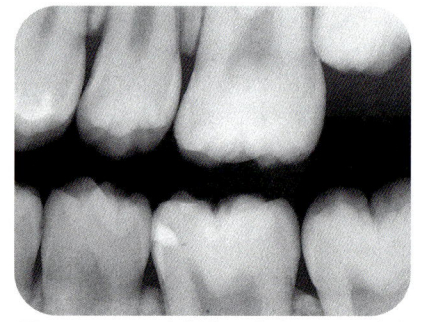

図6i レジン充填後．非常に深く露髄寸前だった．

X線写真に写りにくいう蝕

不潔域の白濁から始まるう蝕とは異なり，う蝕部が狭い場合には，初期段階でX線に写りにくい（図6）．今回，E脱落時の第一大臼歯の近心う蝕50歯を観察したが，このように進み始められると困る！と感じたう蝕だ．

限局する理由はこの3人の不潔域が狭いためではない．この3人のう蝕保有者は全員叢生であった．叢生，つまりコンタクトがきつい場合に隣接面う蝕の初期症状はX線から読みづらく，X線に写る頃にはかなり大きいう蝕と考えてもよさそうだ．

早期発見 その後どうするか

第一大臼歯の近心う蝕が隣接するE̱の治療時に認められた（図7）．この程度のう蝕はどうすればよいか悩むことがよくある．このケースの場合，表面を触診し，軟化が進んでいなかったため研磨で対応した．でも，ここで大切なことは"充填するか？研磨するか？"ではなく，このようなう蝕を2度と

起こさぬよう，いかに清掃性を高めるかだと思う．

では，この小さなう蝕に軟化が進んでいたらどうするか？　この時期ではいずれ脱落する E を大きく削り，第一大臼歯の切削を必要最小限にとどめることが可能だ．

しかし，これがたとえば第一大臼歯と第二大臼歯の隣接面であればどうだろう？　小さなう蝕のために咬合面から多くの健全歯質を切削する必要が生じる．X線をにらみながらどこで切削に踏み切るか？これも難しいので悩むことになる．

待つことで口腔清掃の改善を期待したい．しかし，待ち過ぎは歯髄を失うというリスクがある．これをX線と患者，親の状況から適切に判断することは重要な課題だ．

[早期発見．その後どうするか]

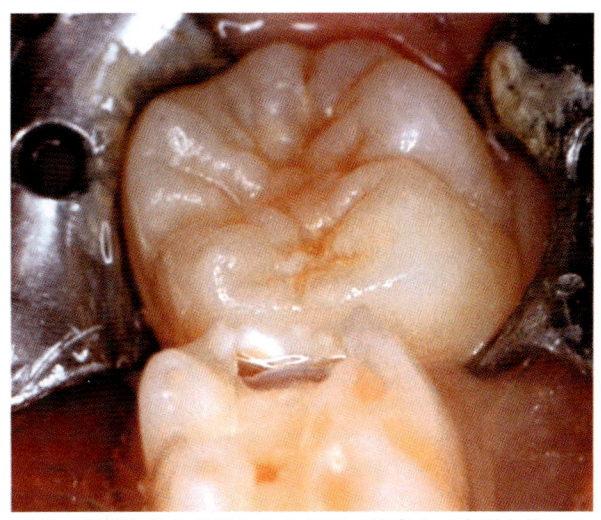

図7　初期う蝕を発見したのだが，研磨か，充填か悩む小さなう蝕．どう対処するか．

早期管理

早期う蝕を管理するには，いかに清掃性を高めるか，どこで切削に踏み切るかをいつも悩みつつ，定期的な診査を続けることが重要であると感じている．

フロス指導は必要，でも難しい

[症例2-2-1]

患者：千草（1978年生）

初診：7歳

主訴：反対咬合

来院経過

千草ちゃんの母親も反対咬合で，しかも自分の歯では苦労しており，子どもには自分と同じ道を歩ませたくないという思いは大きかった（2-2-1a）．被蓋は約1か月の床装置で改善した（2-2-1b）．

9歳

1|1 の隣接面にう蝕ができてしまった（2-2-1c）．上顎中切歯の萌出からたった2年である．この時期は 1，2 の萌出に伴い，歯槽骨が大きく成長する時期である．出っ歯ぎみになるので口が閉じにくくなったり，歯が大きく開いたりするので「醜いアヒルの子」とも呼ばれている．千草ちゃんはきちんと口を閉じることもでき，歯ブラシも両親のケアが行き届き，問題はほとんどなかった．

このようなケースとの遭遇で，『歯ブラシのみで隣接面う蝕は防げない．フロスは不可欠』と指導していく必要に迫られた．

13歳（中学1年）

「12歳臼歯がはえてきたよ」と来院．

母親の仕上げ磨きに関し『小学生の間は母親が責任を持って！』と指導しているので，この時期から本人の自覚を促す指導に切り替えた．

このときの指導メモをみると「フロス上手　毎日すること」となっている．フロスはできるが毎日はやっていなかった．この検診時，う蝕が 1 2 間に発生し，レジン充填に至った（2-2-1d）．

永久歯列へ交換後の子どもたちの検診は『1年に1回はチェックを』と呼びかけている．

14歳検診（中学2年）

5|5 の遠心に初期う蝕ができていた（2-2-1e）．

『きれいな口の中．こんな小さなカリエスのために大切にしている歯を大きく削る気になれない』

この日の指導メモには「毎日フロスすると約束した」となっている．依然フロスが日常化されていないのだ．半ば脅しのように「フロスしないと大きくなるよ」と警告し，5|5 を治療しなかった．

15歳（中学3年）

「フロス毎日してるよ」と来院．隣接の初期う蝕を

初期う蝕のマネージメント／う蝕を進行させないために

［症例 2-2-1］ フロスは必要，でも習慣づけるのは難しい

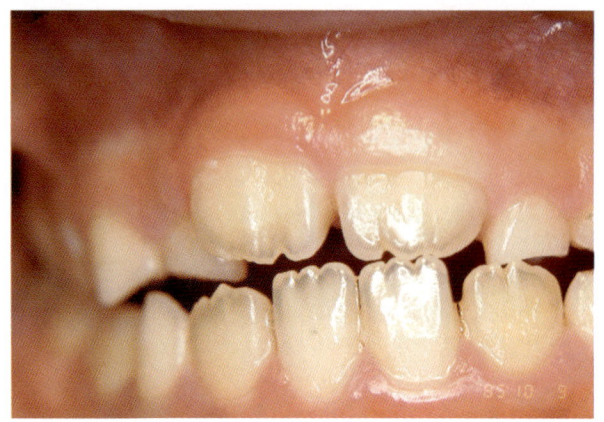

2-2-1a　千草ちゃんの初診時口腔内写真（7歳）．反対咬合になっている．

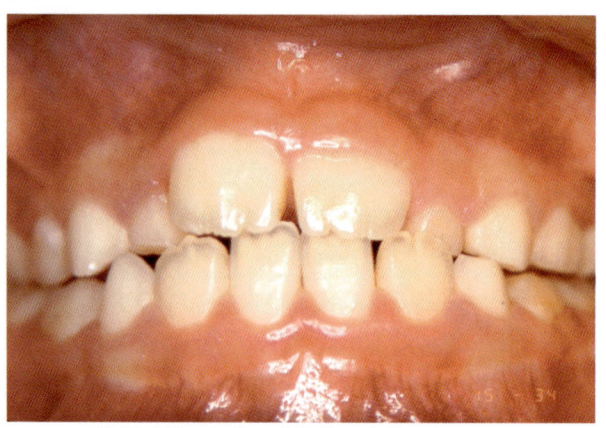

2-2-1b　被蓋は約1か月の床装置で改善した．

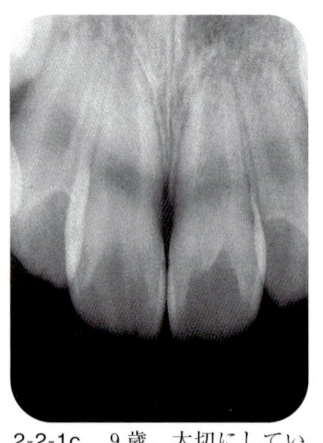

2-2-1c　9歳．大切にしていた 1|1 に隣接う蝕になる．フロスは不可欠と痛感し，フロス指導する．

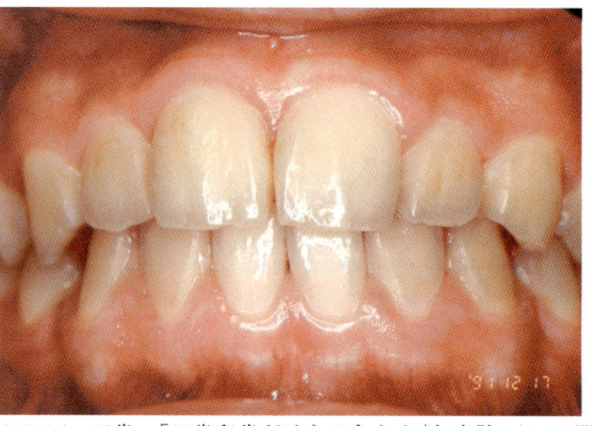

2-2-1d　13歳．「12歳臼歯がはえてきたよ」と来院．|1 2| 間にう蝕が発生し，レジン充填に至ってしまた．フロスはできるが毎日はやっていない状態である．

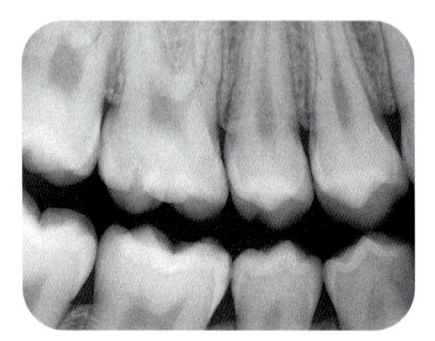

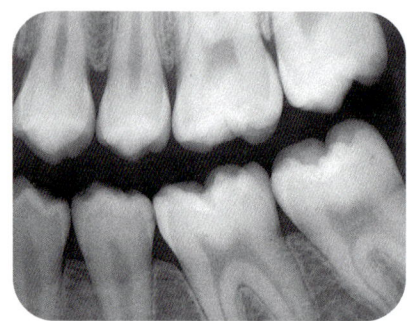

2-2-1e　14歳．『1年に1回はチェックを』に応えて来院．5|5 遠心に初期う蝕が発生する．治療せずに「フロスしないと大きくなるよ」と警告した．

削らずに様子を見たことでフロスは日常化した．しかし警告部位が 6 7| 間に追加された（2-2-1f）．

17歳（高校2年）

|5 は3年間様子をみたが，う蝕が象牙質に至ると読み充填．|5 ，6 7| は様子をみた（2-2-1g）．フロスの日常化は継続している．

この日から3年間来院は途絶えた．

20歳

アメリカ留学予定というので危ないう蝕はすべて治療した（2-2-1h）．4 5| 間，|6 遠心，5 6| 間をレジン充填した．

患者に「う蝕があります」と警告して様子を見るというのは放置とは異なる．定期的なチェックの約束を前提とした信頼関係の上に成り立つ．千草ちゃんは削らず様子を見たことでフロスも定着した．

2　初期う蝕の診断と治療方針

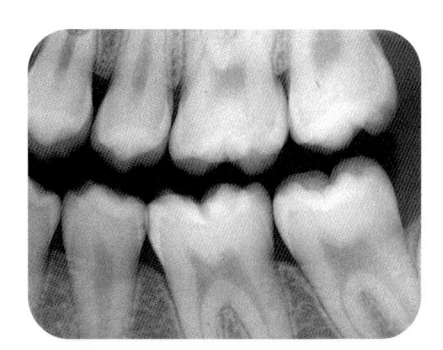

2-2-1f　15歳．「フロス毎日してるよ」と来院した．6 7|間にう蝕が発生しているのがみつかった．

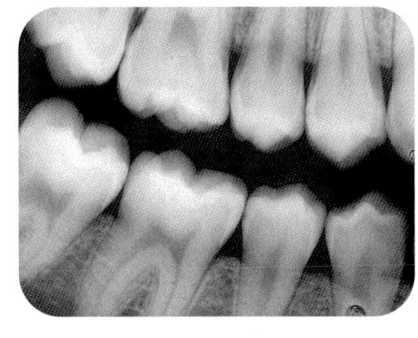

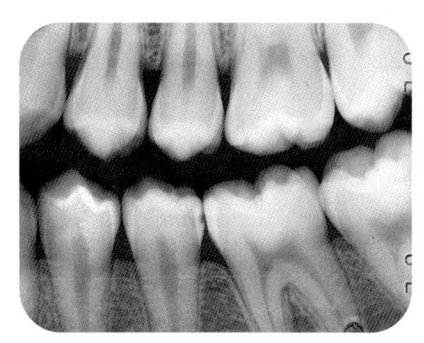

2-2-1g　17歳．フロスの日常化は継続しているが，|5 はう蝕が象牙質に至ると読み充填を行った．|5|，6 7|間は治療せずに様子をみた．

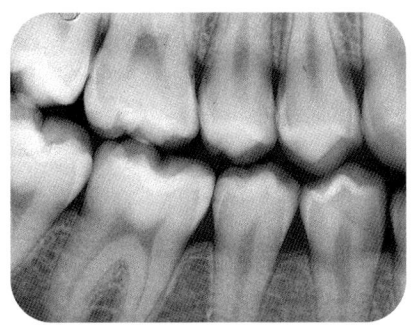

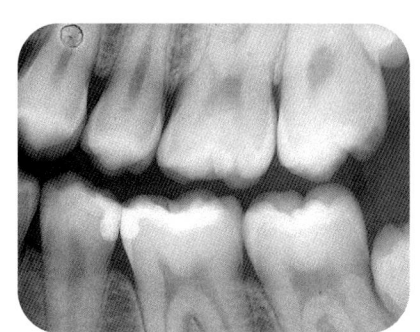

2-2-1h　20歳．アメリカ留学のため，3年ぶりに来院する．3年間メインテナンスができなくなるので，危ないう蝕の4 5|間，|6 遠心，|5 6|間をレジン充填した．

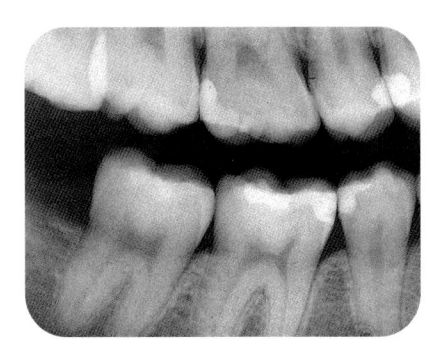

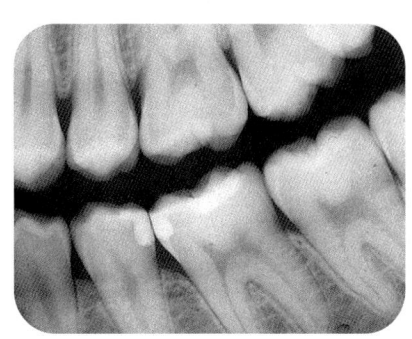

2-2-1i　26歳．アメリカの大学を卒業して帰国．右上でフロスがほつれると久しぶりに来院する．主訴部位のレジン研磨．アメリカ滞在中，臼歯部にトラブルはなかったという．

ではいつ治療に踏み切るのか？

　小さすぎる窩洞はレジン充填が困難で，最近のレジンでは化学重合型であるP10やFⅡなどよりもエナメルへの接着が弱いためか，脱落する場合がある．大きく形成することでう蝕を大きくしてしまうことは避けたいが，かといって治療を遅らせてう蝕が大きくなりすぎても大変．目標は歯髄処置に至らせないこと．修復材料の特性を理解して極力長期間持続できる治療を目指せばよいのだと思う．

　アメリカへ行ってしまうと定期チェックはしばらくの間不可能と判断し，放置して歯髄に至る恐れがあると思われるう蝕はすべて治療した．つまり『う蝕の様子をみることができるか否かで対応は異なってくる』．

26歳

　アメリカの大学卒業．春から九州に就職．アメリカ滞在中，臼歯部にトラブルはなかったという（2-2-1i）．右上でフロスがほつれると久しぶりに来院．主訴部位の研磨と8番抜歯後，「帰省時にまた来ます」と今度は九州に巣立っていった．

初期う蝕のマネージメント／う蝕を進行させないために

[症例2-2-2] コンタクトが緩いと隣接面う蝕予防が容易

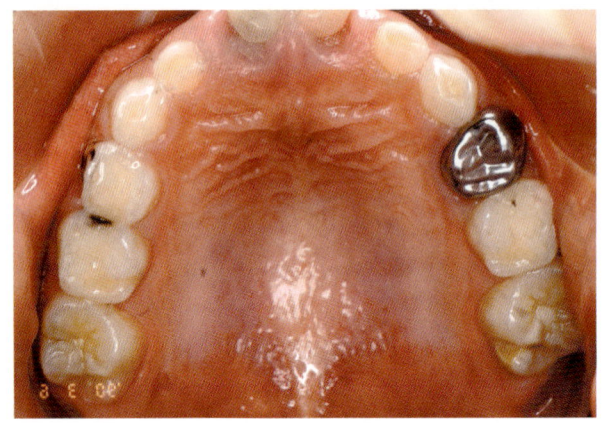

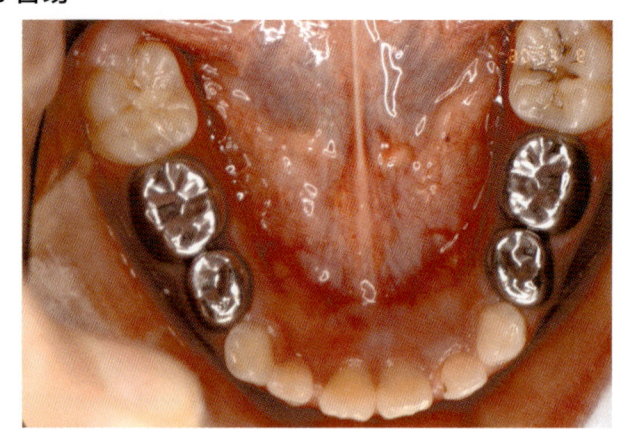

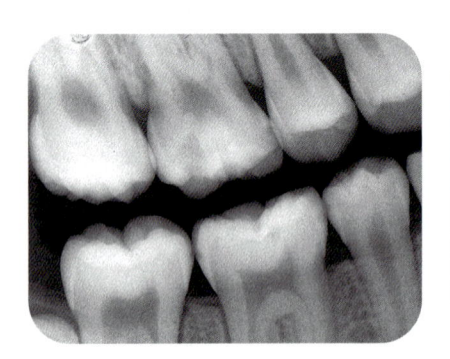

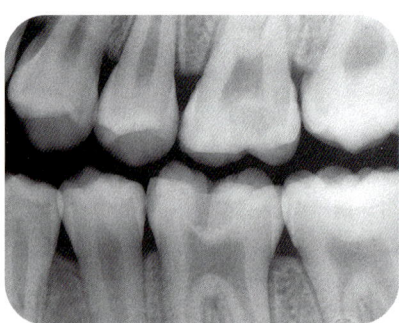

2-2-2a つる君のう蝕治療3年後の口腔写真（8歳）．

2-2-2b 15歳．8歳のときに間接覆髄した6｜に症状がでて来院し，根管治療に至った．
　『部活が大変なので1回にいっぱい治療してね』と本人から注文があった．5 6｜，｜7 6間，6｜近心をレジン充填した．

この千草ちゃんのような虫歯予防へ関心の高い子でもフロスの日常化は難しかった．母親の仕上げ磨き時代にフロスを用いても，その後，子ども本人がフロスを日常化していくか？ 疑問が残る．本人の自覚が重要である．当院のとくに男の子ではフロス離れが多いように思える．

コンタクトが緩いと隣接面う蝕予防が容易（8番の影響）

[症例2-2-2]

患者：つる（1982年生）

初診：5歳

主訴：う蝕治療

来院経過

　つる君の乳歯には虫歯がいっぱいあった．

　乳歯列期に来院する子どもたちには『6歳臼歯が生えてきたら必ず来院を！』と呼びかけている．しかし1歳違いで2人の妹がおり，その頃の3人の子育ては双子よりも大変な年子3人状態だった．う蝕治療後来院はなかった．

8歳

　第一大臼歯，とくに｜6は大きな咬合面う蝕に罹患しており間接覆髄で様子をみた（2-2-2a）．

　その後，不定期に来院する．

15歳より

　15歳以降の臼歯部隣接面う蝕の発生順序が興味深い（2-2-2b〜e）．15歳から22歳にかけ多数の部位にう蝕が進んでいるにもかかわらず，右上のみ無傷なのだ．｜8がないのではないかと撮影してみたところ，他はすべて存在したが，｜8は欠如していた（2-2-2f）．

　15歳当時の咬合面観（2-2-2g）では，｜3は3｜に比べ前方に押し出されていることから，3｜に比べ｜3の方がコンタクトはきついと思われる．また，｜4はアーチからはずれたため4｜よりコンタクトが緩いと予想された．つまり右下の方のコンタクトがきついので最初にう蝕が発生したとも考えられ，う蝕の発生にコンタクトのきつさが影響していると感じた．コンタクトがきつい順番にう蝕が発生したのではないか．

2-2-2c　17歳．右下の歯茎が腫れた感じで押すと痛いと訴えて来院した．歯ブラシ傷だった．$\underline{5}$番遠心をレジン充填した．

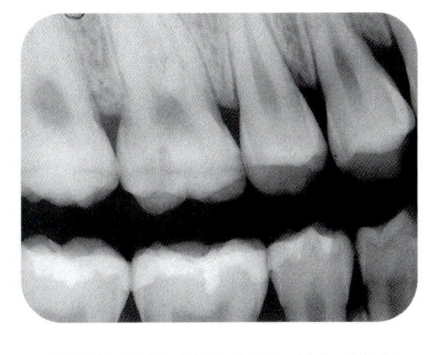

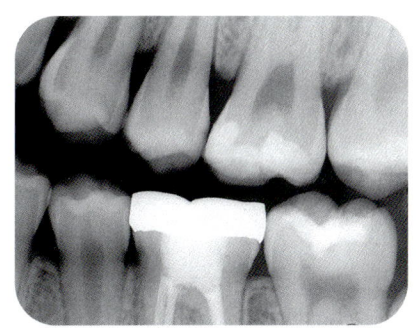

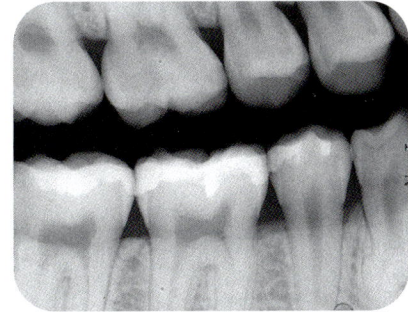

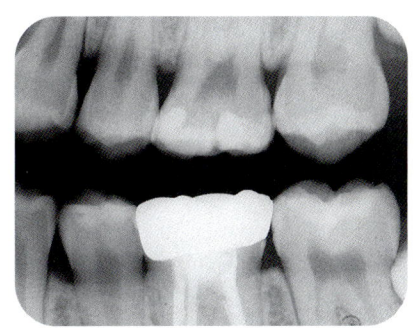

2-2-2d　20歳．$\underline{8}$が腫れて来院する．インタースペースブラシを指導．$\underline{6}$遠心，$\underline{7}$近心，$\underline{4}\,\underline{5}$間，$\underline{4}\,\underline{5}$を経過観察する．

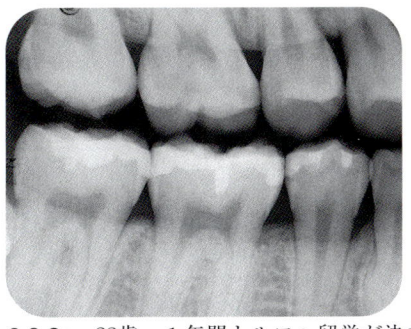

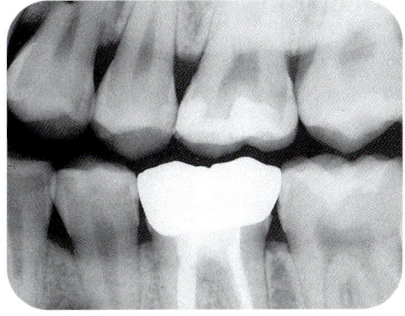

2-2-2e　22歳．1年間トルコへ留学が決まったため，$\underline{8}$の抜歯希望で来院する．智歯抜歯を行う．危ない$\underline{4}$，$\underline{4}$遠心，$\underline{6}$遠心，$\underline{7}$遠心を大急ぎでレジン充填する．

2-2-2f　$\underline{8}$の欠如の確認X線写真．う蝕の発生にコンタクトのきつさが影響すると感じた．

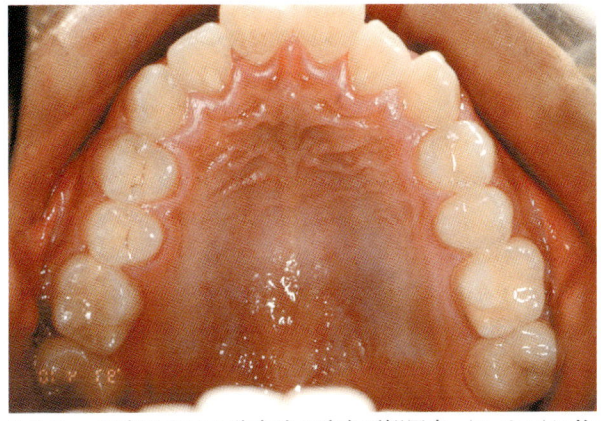

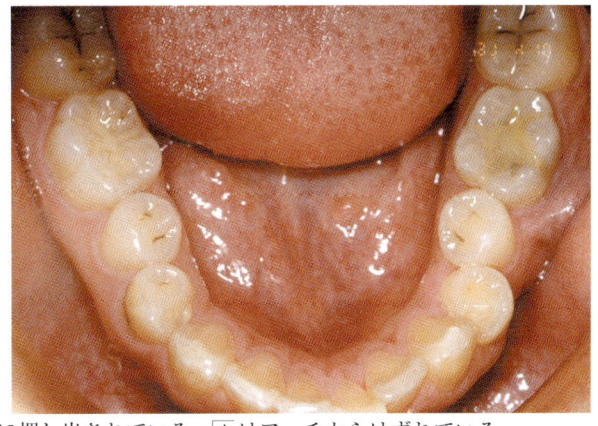

2-2-2g　15歳における診査時の咬合面観写真．$\underline{3}$は$\underline{3}$に比べ前方に押し出されている．$\underline{4}$はアーチからはずれている．

　つる君の歯ブラシレベルはピカピカとはいかないが悪くはない．フロスは何度も来院するたびに指導しているが日常化していない．これも当院では普通．男の子としては中の上にランクくらいだ．
　$\underline{6}$のエンドに懲りているので他の歯の歯髄処置は避けたいと感じていたはずだが，このように多数の隣接面う蝕ができてしまった．初診時においても多数の乳歯う蝕があり，う蝕程度も重症でカリエスリスクは高いと感じていたが（2-2-2a），このレベルでもコンタクトが緩ければう蝕はできないのだ．

2　初期う蝕の診断と治療方針

初期う蝕のマネージメント／う蝕を進行させないために

[症例2-2-3] 防げなかった隣接面う蝕

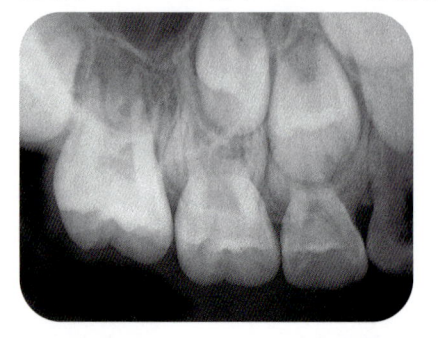

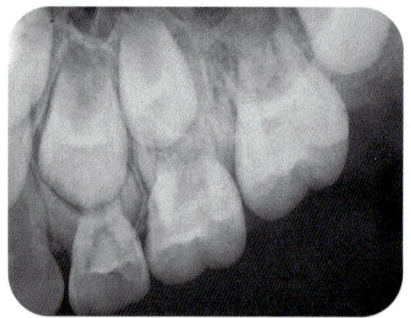

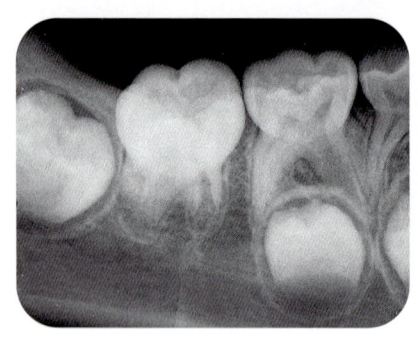

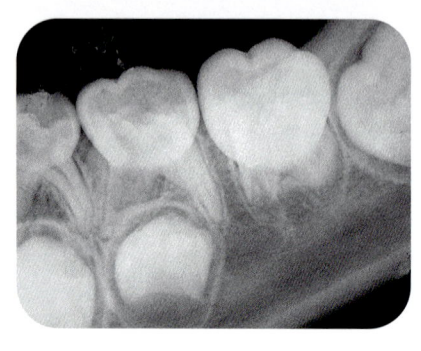

2-2-3a　8歳．虫歯治療の必要はない．

『コンタクトの緩いところは隣接面の予防が容易，きついと困難なのだ』．

防げなかった隣接面う蝕

[症例2-2-3]
患者：まい（1978年生）
初診：6歳
主訴：検査とフッ素塗布希望
来院経過

　虫歯治療の必要はなく，下顎第一大臼歯が萌出開始したので，その予防処置を希望した．その後，上顎第一大臼歯が萌出するたびに来院した．「まいちゃんをここまで虫歯にしなかったことを誇りに思う．歯ブラシならどんな親にも負けない」という母親だった．当時このように小学生まで乳歯に隣接面う蝕のない子どもは少なく，そんな子の口の中を見ると美しくて，まぶしく感じた（図2-2-3a）．

10歳（小学校4年生）

　2年ぶりに来院．X線写真を撮影してみると虫歯が見つかった（2-2-3b）．「虫歯です．治療が必要です」と E から治療を行った．ところがここで母親から「歯ブラシをきちんとやっているのに虫歯のはずがない！」とクレーム．外からは全く見えない隣接面う蝕だったので信じられなかったのだ．再度X線写真を見せ，説明し，全てのDE6を治療したが母親の怒りは解けなかった．インフォームドコンセントを得るには『バイトウイングでないとわかりづらい』と痛感した．

11歳（小学校5年生）

　充塡から1年後の来院時． E に転医のインレーが装着されていた（2-2-3c.d）．母親は以前の私の治療に不信感を抱き，納得がいかなかったのだろう．この時期，『歯ブラシのみではう蝕が防げません．毎日フロスをやって下さい』と指導した．この事件をきっかけに，まいちゃんは11歳からフロスを使用している．

　フロス使用開始には，フロスをしてもインレーなら脱離しない，レジンでもフロスでほつれが生じないことが重要だ（2-2-3e）．

　E脱落時はいつも来院していた．でもレジンの二次う蝕を見たときは「フロスも始めたし，きれいな口の中なのに何故？　こんなはずはない」と思い，くやしかった（2-2-3f）．まいちゃんには再充塡せずにすむ 6 近心レジン充塡の予後を期待していた．『E脱落時，再充塡せずに済むケースは少なかったのだ』．

　こんな事件もあった（2-2-3g）．シーラントから5

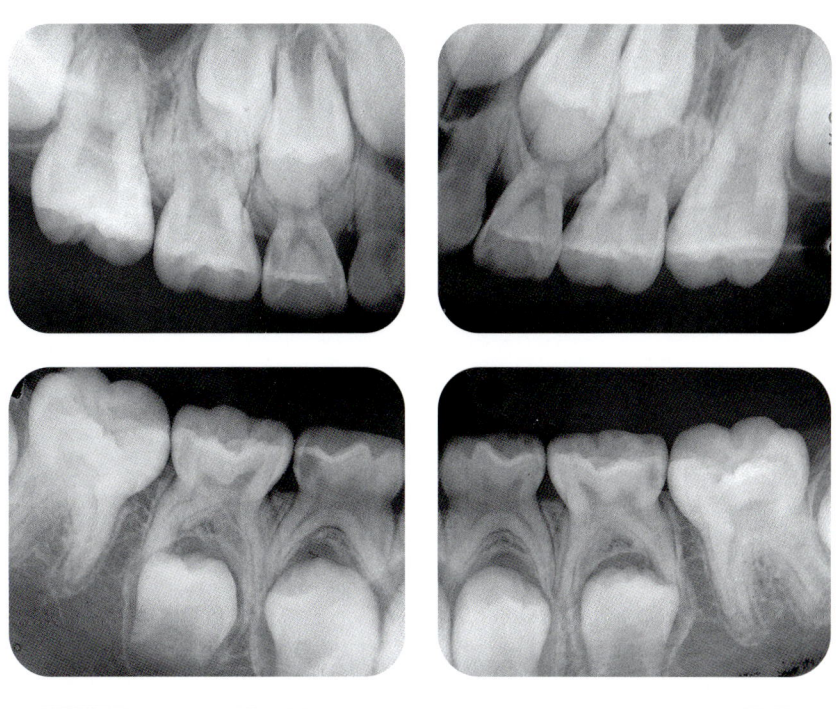

2-2 う蝕を進行させないために／隣接面を中心に

2-2-3b 10歳．咬合面う蝕はなかったが，DE6の隣接面う蝕を全て治療した．

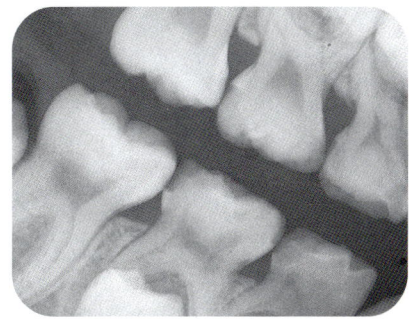

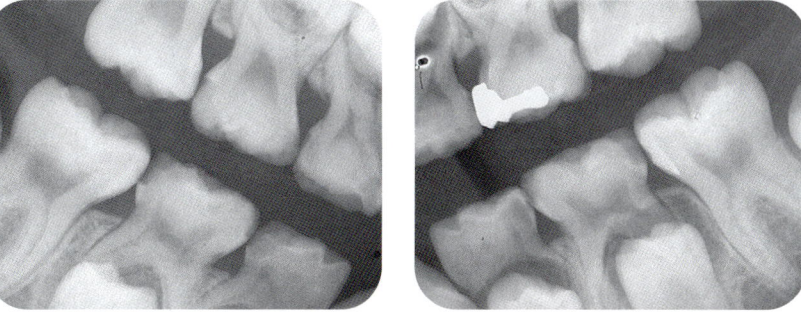

2-2-3c 11歳．母親は私の治療に不信感を抱き，転医して|Eのインレー修復を受けていた．この時期のレジンはX線では写らない．

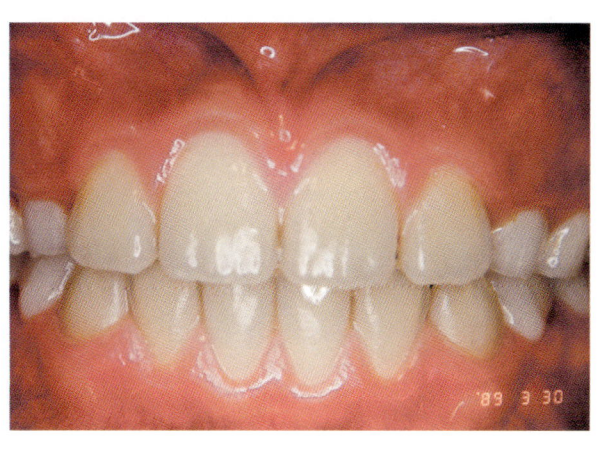

2-2-3d 11歳における口腔内写真．この時期，隣接面う蝕は「歯ブラシのみで防げません．毎日フロスをやって下さい」と指導した．

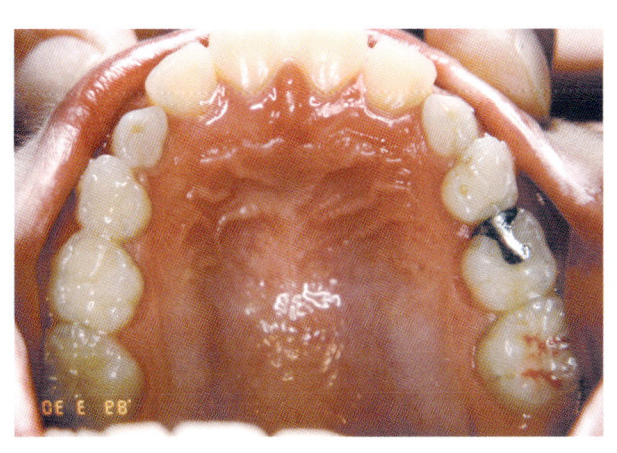

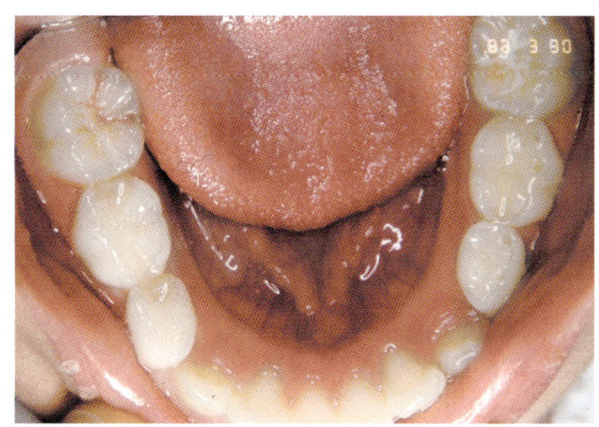

2 初期う蝕の診断と治療方針

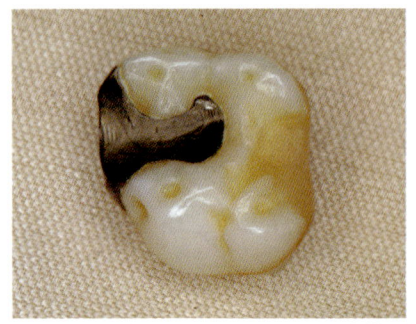

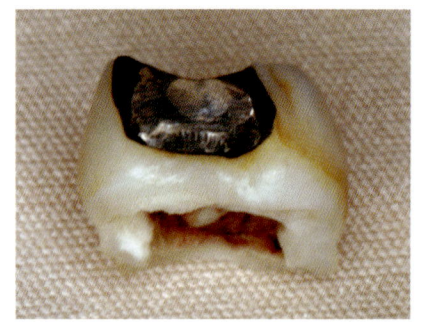

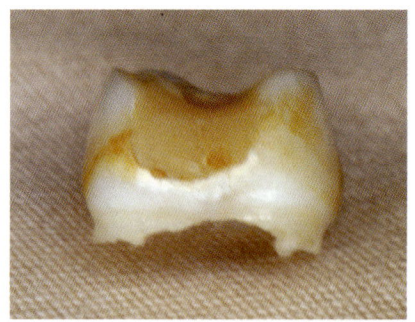

初期う蝕のマネージメント／う蝕を進行させないために

2-2-3e 乳歯のインレーとレジン充塡の隣接面観（脱落後）．修復物がフロス使用の妨げにならないことが重要だ．

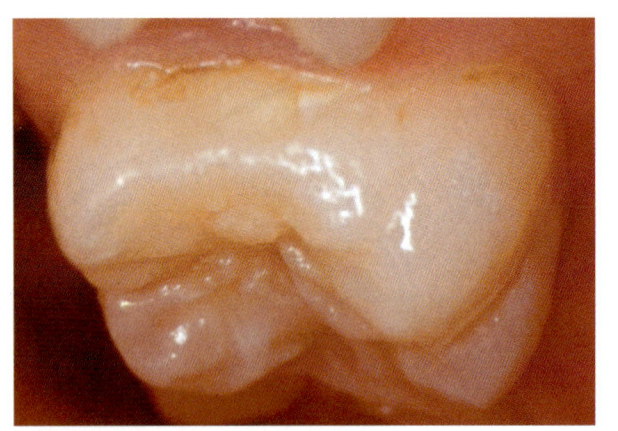

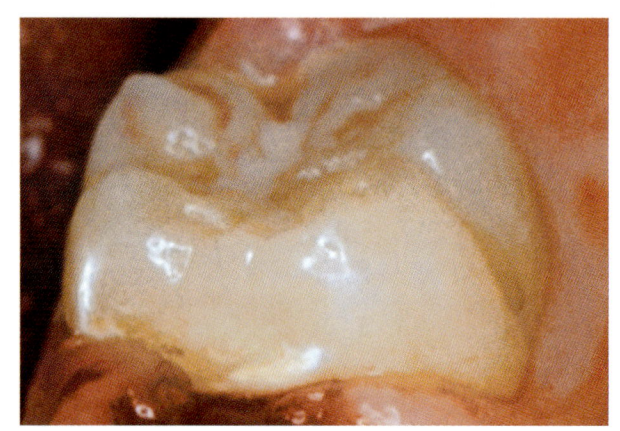

2-2-3f E脱落後の上下第一大臼歯の近心隣接面観．上顎は再充塡を行わなかったが，下顎は再充塡を行っている．

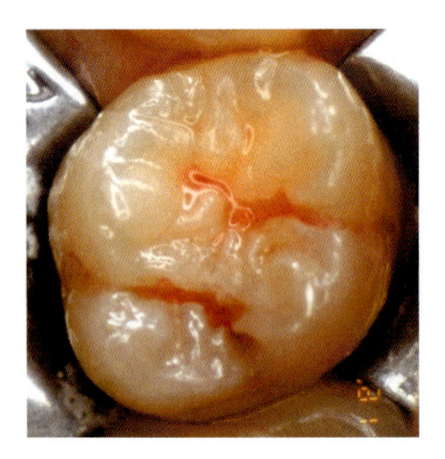

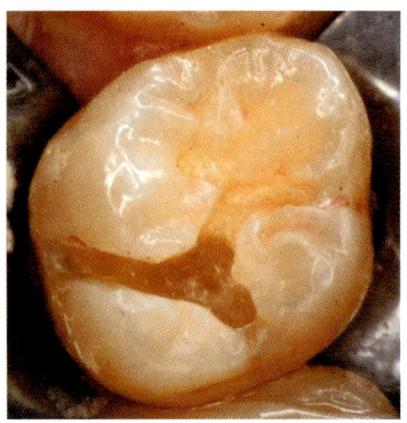

2-2-3g こんな事件もあった．シーラントから5年半後，シーラントの透明感がおかしいと思い，削ってみるとう蝕ができていた．

年半後，|6 に大きなう蝕ができてしまった．現在はレジン系シーラントではなく必要に応じて除去でき，また必要な時期を終えた頃には消えてくれるアイオノマー系シーラントを使用している．

14歳（中学2年生）

第二大臼歯の萌出後たった2年である．フロスを毎日使用しているにもかかわらず，|6 7|間，|6 7|間に初期う蝕が発生した．フロス指導を徹底し，隣接面を研磨して様子を見た（2-2-3h）．

16歳（高校1年生）

経過観察をしていた左上|6 7|間の充塡を行った（2-2-3i）．大臼歯の隣接面う蝕がこのようにエナメルを貫通して見えるようになると，頰舌幅を考えるとかなり大きなう蝕である．

まいちゃんの上顎前歯う蝕

まいちゃんの場合，8歳で中切歯が萌出開始し（2-2-3j），11歳で側切歯が生え揃い（2-2-3k），12歳で犬歯も萌出している（2-2-3l）．

12歳．1|の歯頸部の白濁が問題になった（2-2-3m）．充塡処置をせずに，経過観察をした．その後，歯頸部の白濁は消失した（2-2-3n）．

2-2-3h 14歳．毎日フロスを使用していたが，6 7|間，|6 7間に初期う蝕が発生．フロス指導を徹底し，隣接面を研磨して様子をみた．

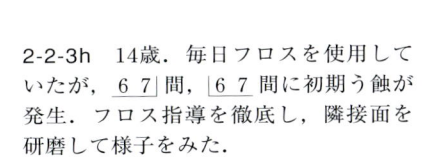

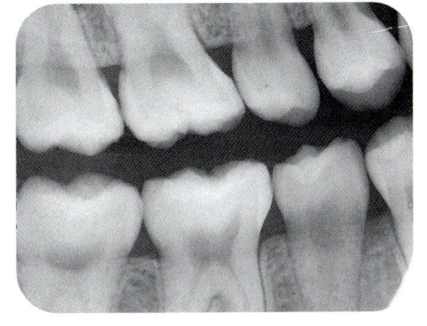

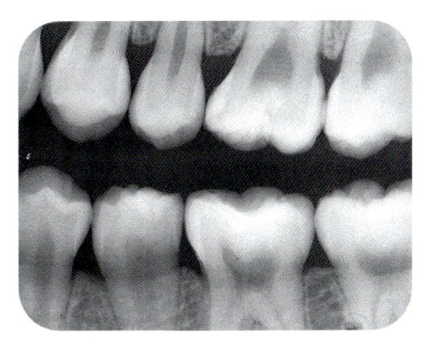

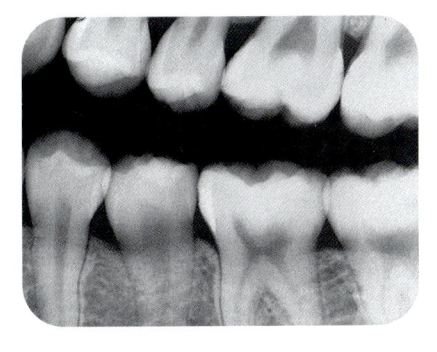

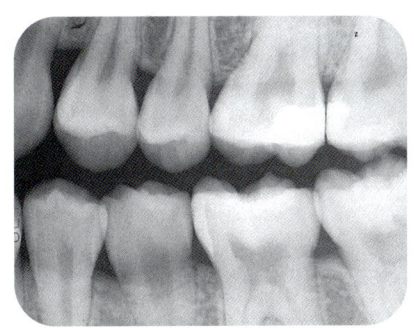

2-2-3i 16歳．経過観察をしていた|6 7間の充填．左が充填前，右が充填後．エナメルを貫通して見えるようになると，頬舌幅を考えるとかなり大きなう蝕である．

[まいちゃんの上顎前歯う蝕]

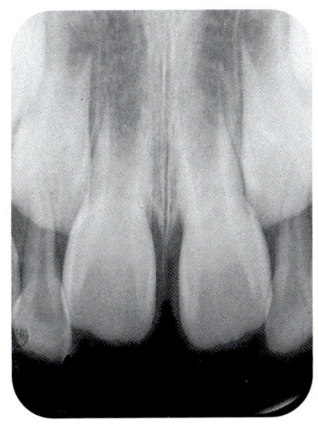

2-2-3j 8歳．上顎中切歯が萌出する．

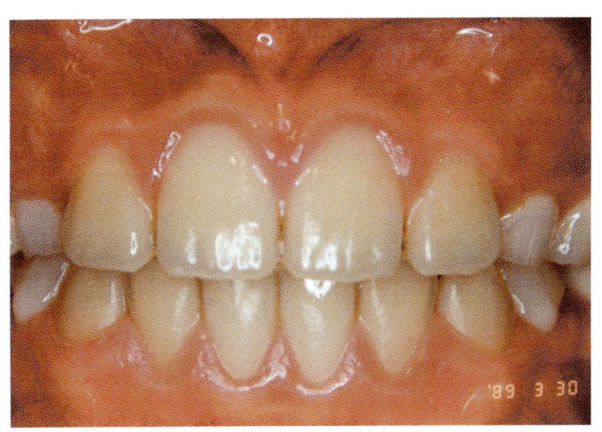

2-2-3k 11歳．側切歯が生え揃う．

13歳．歯ブラシもフロスも頑張っていたにもかかわらず 1 2|間に初期う蝕が発生した（2-2-3o）．13歳の発症は遅い方である．

当時，上顎前歯萌出直後に隣接面う蝕発生の例をよく経験したため，萌出後いったいどれくらいでう蝕はできてしまうのか？　について調べた．

その結果，上顎前歯隣接にう蝕ができた22人中，1番の萌出から1.3年～2.7年で隣接面う蝕発生という極端な早期罹患が9人であった．つまり調査対象の約半数に近い割合の子が1番萌出後たった1年半から2年半で隣接面う蝕が発生している．萌出後アッという間の出来事なのだ．

この調査の結果，肝に銘じたことは『上顎前歯は萌出開始してから指導しても手遅れ！』ということであった．習慣というのは短期間に変えることが難しい．現在は乳歯列の頃から前歯の上と下の違い，『上は乾くので下よりも時間をかける』ということを常識にしてもらうようにしている．「ご飯を食べたあと，お茶碗を水に浸さないでしばらく置いてから洗うとどうなります？」と質問すると，まず「こびりついて落ちにくくなります」と答えが返ってくる．「それと同じことが上の前歯にも起こっていますよ」といった指導は具体的に上顎前歯の置かれた状況を理解してもらえるようだ．

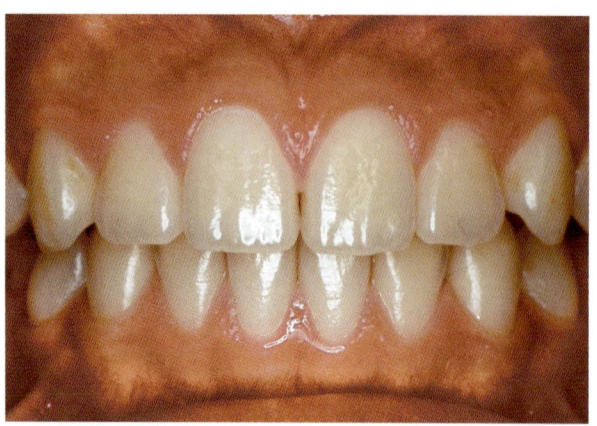

初期う蝕のマネージメント／う蝕を進行させないために

2-2-3l　12歳．犬歯が萌出する．

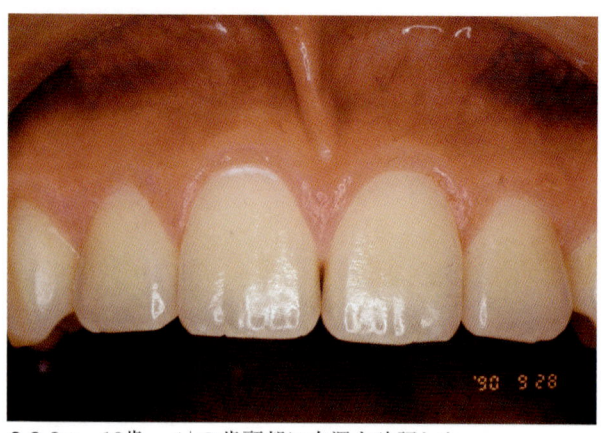

2-2-3m　12歳．1|の歯頸部に白濁を確認した．

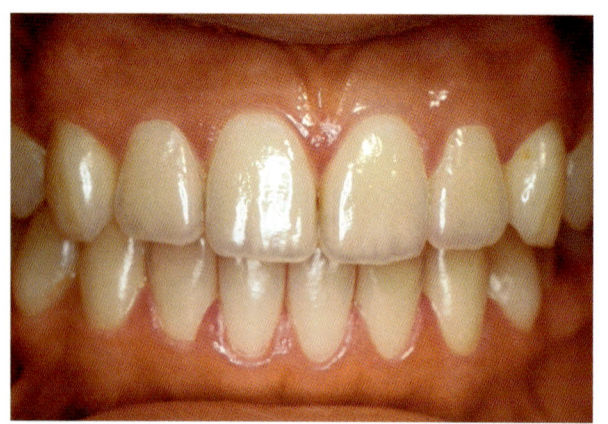

2-2-3n　14歳．1|の歯頸部の白濁は消失した．

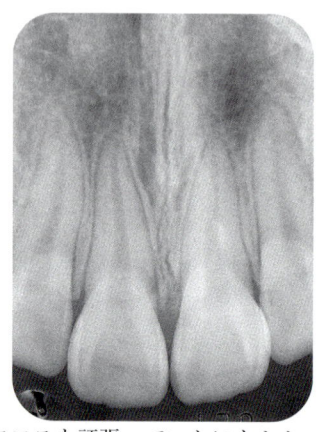

2-2-3o　13歳．歯ブラシもフロスも頑張っていたにもかかわらず1 2|間に初期う蝕が発生．13歳の発症は遅い方である．

まいちゃんの下顎小臼歯う蝕
フロスは隣接面う蝕の進行をゆるやかにできる

16歳（高校生）．5|近心に初期う蝕が認められた（2-2-3p）．この頃，すでに『フロスは歯を削るように当てること！』と指導している．

18歳（大学入学）．毎日警告された5|近心部位を「フロスをこするように当てている」とうれしい返事．本当に削り取られたかのようである．フロスで脱灰部が研磨された様子がうかがえた（2-2-3q）．

20歳（大学生）．この年1年間アメリカに交換留学とのことだったが，この5|は治療の必要がないと思った（2-2-3r）．

24歳．就職先の広島県から来院．ところが隣接した|4の遠心にう蝕ができたので，う蝕発生から7年間様子を見たが5|の治療に踏み切った（2-2-3s）．

このように下顎小臼歯では頬舌幅が狭いのでう蝕の大きさを予測できるし不潔域も狭いので処置の時期を待てる気がする．

う蝕を防げなかったことへの考察

まいちゃんの乳歯では，第一大臼歯が萌出しコンタクトがきつくなった後，急激にしかも大きな隣接面う蝕が発生した．永久歯もコンタクトがゆるい期間にう蝕は発生していない．第二大臼歯萌出2年後に6 7|間，|6 7間に初期う蝕が発生した．

あっという間の発生でフロスを用いても防ぐことができなかった（2-2-3t）．この症例は，フロスを使い口腔清掃度も良好であったため，「上顎最後臼歯周囲は狭いため歯ブラシがとどきにくく清掃が非常に困難」，「萌出直後間もない歯はう蝕に罹患しやすい」といった知識や経験に基づいた指導が不十分であった．

状況に応じ徹底されていれば，防げたかもしれない．また，『コンタクトがきついと清掃がかなり行

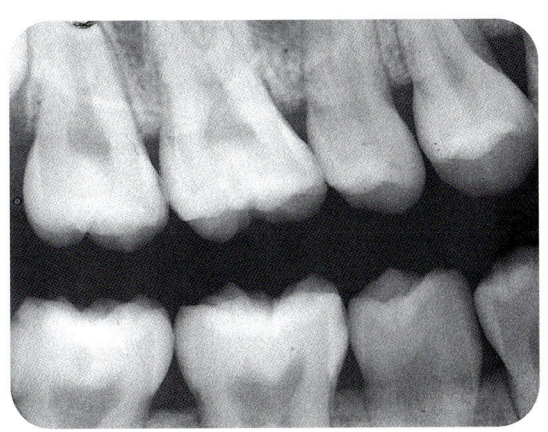

2-2 う蝕を進行させないために／隣接面を中心に

2-2-3p　16歳．⑤近心に初期う蝕が認められた．フロスは歯を削るように当てること！　と指導．

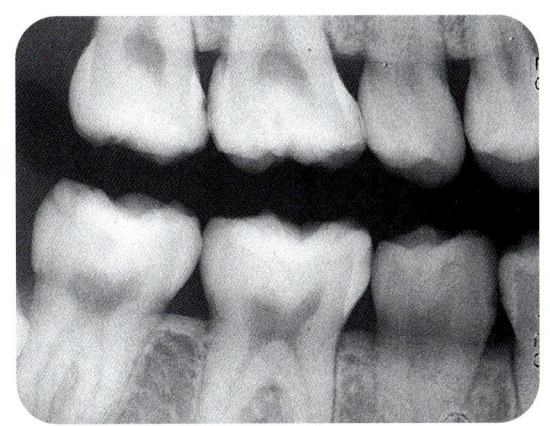

2-2-3q　18歳．⑤近心部位はフロスで脱灰部が研磨された様子がうかがえた．

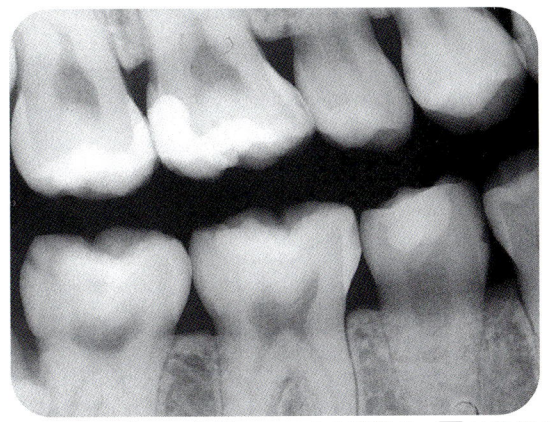

2-2-3r　20歳．1年間のアメリカ留学前．⑤は治療の必要がないと思った．

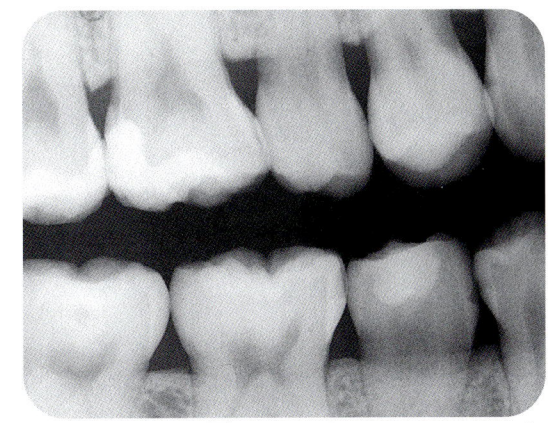

2-2-3s　24歳．隣接した④の遠心にう蝕ができたので，う蝕発生から7年間様子をみたが⑤の治療に踏み切った．

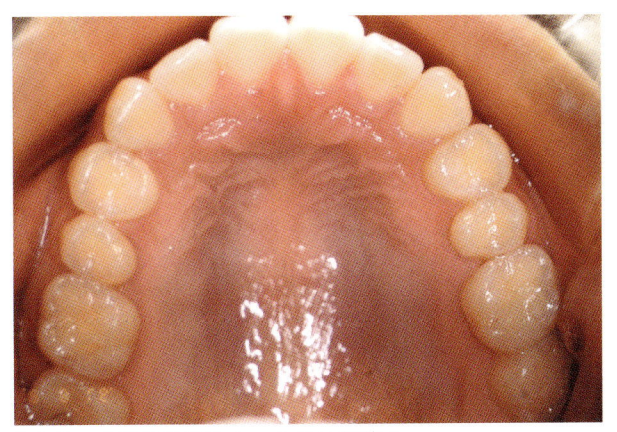

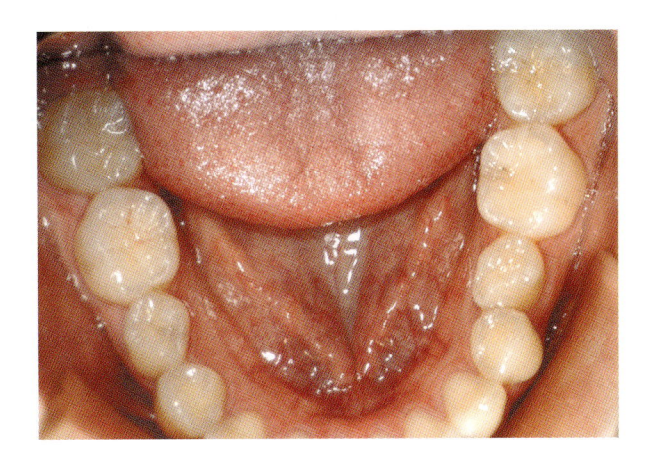

2-2-3t　う蝕を防げなかったのは何故？

き届いていても隣接面う蝕の予防は困難である』という意識を持って指導することも重要と感じた．反省点として次に生かしたい．

定期診査

開業当初は「半年に一度来院して下さい」というように呼んでいた．ところが患者によっては，半年ごとに来る必要がない場合もあるし，半年では遅すぎることもある．期間で呼ぶよりも，状況に応じ，目的を持って来院してもらう方が，リコールは成功すると思うようになった．

たとえば，
「次はDが抜けて4番が萌出した頃に来て下さい．そのとき萌出がきつそうであればとなりのEを削りますし，生えたての永久歯にフッ素は効果的です」

2　初期う蝕の診断と治療方針

初期う蝕のマネージメント／う蝕を進行させないために

[レジン充塡後（ 5|遠心と 6 7|間）の二次う蝕とその治療例]

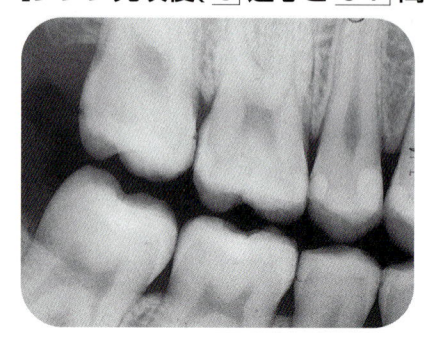

図8a〜d　最近は指示書には書かれていないリン酸処理をエナメル質に行った後，指示書にしたがい充塡している．

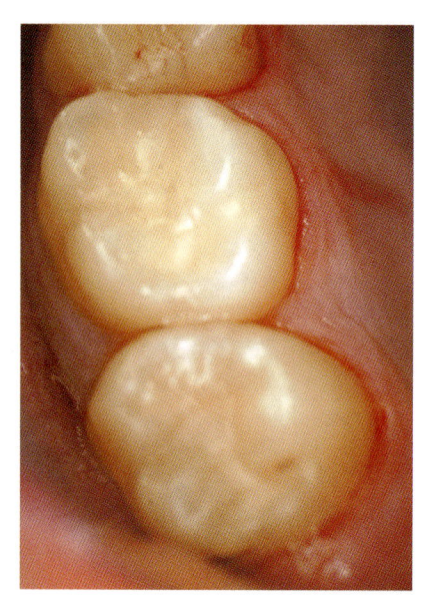

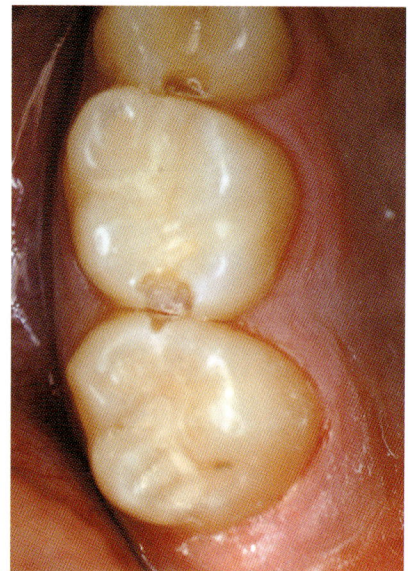

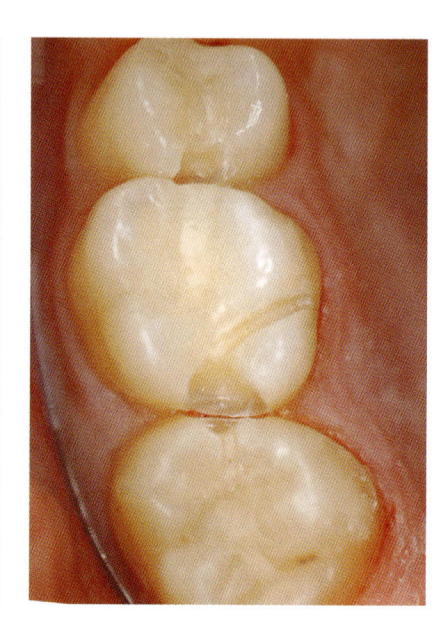

「Eが抜けたとき，2〜3週間以内に来て下さい．隣りの永久歯の小さな虫歯をそのときに治療します」
「12歳臼歯が生えてきたら，来て下さい．本人に歯ブラシの特訓をします」
といったようにである．

　『患者が検診時，臨機応変な対応や情報を得たと納得できれば次のリコールにも応じる』．
第一大臼歯の萌出開始時期
前歯の交換期
E脱落時
第二大臼歯萌出開始時期
智歯で困ったとき
などはとくに重要なポイントなので，前もって予告するようにしている．

予防法

[フロスの導入]

　隣接面う蝕の予防指導で難しいのはフロスである．「子どもにフロスを」といっても親もやらないことを子どもがするようになるとは思えない．親から攻めなくては家庭のなかには浸透していかない．
　幼児の母親へ，
「まずお母さん自らがやってください」
「『フロスは常識』という子に躾けてください．習慣を大きくなって突然変えることは難しいですよ」
と指導している．それでもすんなりと日常化するパターンは少ない．
　そこで，隣接面う蝕の治療にあたっては，大人でも子どもでもフロスが隣接の歯肉に触れて出血する場合はその日治療を行わず，フロスをやっても出血

[第一大臼歯近心う蝕のレジン充填後二次う蝕／このような結果を招かないための治療とは]

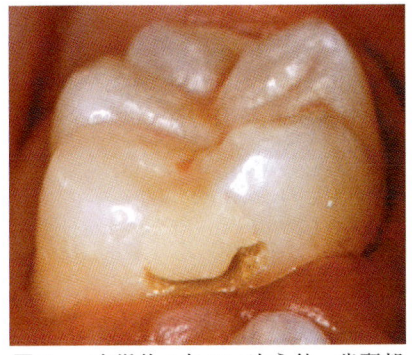

図9a 充填後2年の二次う蝕．歯頸部に段差があった．研磨をていねいに行う必要がある．

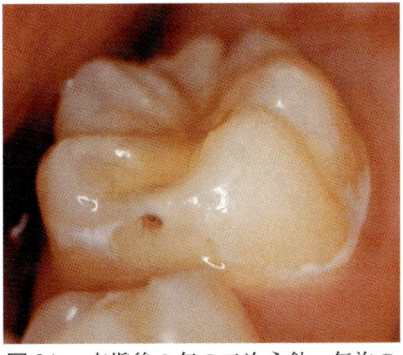

図9b 充填後3年の二次う蝕．気泡のためのう蝕だろうか．

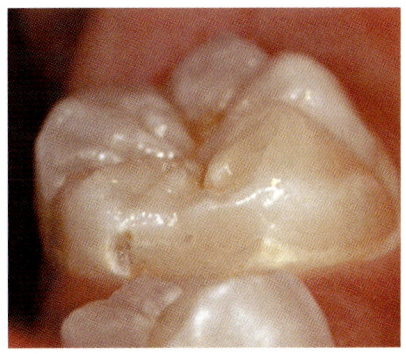

図9c 充填後3年半の二次う蝕．エッチングのせいだろうか．

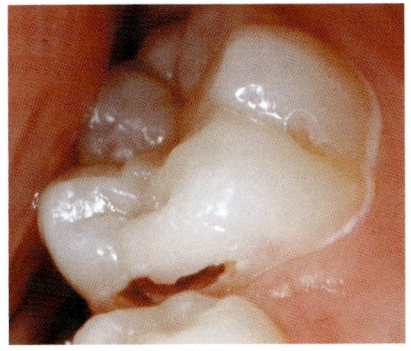

図9d 充填後3年半の二次う蝕．レジン充填の操作が完全に失敗だったのだろうか．

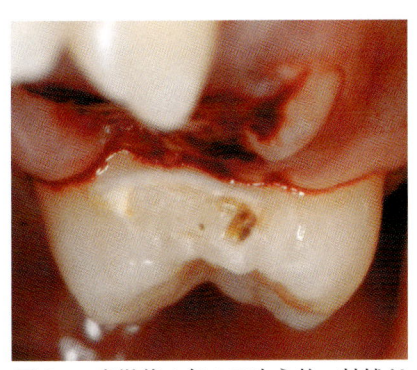

図9e 充填後4年の二次う蝕．封鎖が悪かったのだろうか．

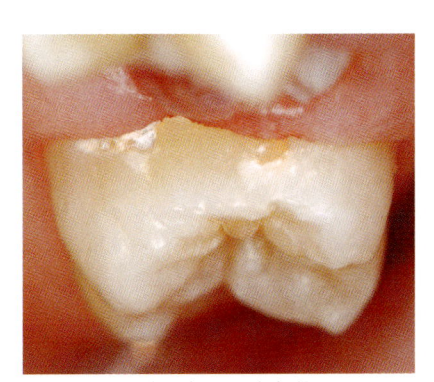

図9f 充填後1年の二次う蝕．

しなくなるのを待ってから治療するようにしている．「出血に邪魔されてきれいな治療は無理です」と告げると容易に理解してもらえるし，喜んで協力してくれる．次回治療日までフロスを用いることで，フロス効果を体験できる．このような試みは，たとえ1週間，治療期間中だけでも，フロス導入へのよい手段だと感じている．

[フッ素の使用]

フッ素は現在どんな歯磨剤のなかにも含まれているので家庭のなかで取り入れやすい．
フッ素指導では，
「萌出直後の歯に効果的です」
「最初は歯磨剤をつけずに時間をかけて磨いたあとに，もう一度歯磨剤をつけて磨いて下さい」
「歯面がきれいでないとフッ素効果が上がりません」
などと説明している．

治療方針

図9はE6が接していた時期に6番近心う蝕をレジン充填し，その充填物がE脱落時にどうなっていたかを撮影したものだ．1989年から現在までのレジン充填での二次う蝕の一例だが，このような結果を招かないための治療とはいったい何だろう？

私にできることは，「きちんと治療すること」，それしかないと思う．たとえば，

図9aでは歯頸部の段差があった．研磨をもっとていねいに行っていれば二次う蝕は防げたかもしれない．こんな例では「御免なさい」というしかない．

図9bでは気泡かもしれない．

図9c,eではエッチング？　接着が弱い？　封鎖が悪い？　プラークが悪い？

図9dではレジンの操作が完全に失敗？

初期う蝕のマネージメント／う蝕を進行させないために

[第一大臼歯近心，E脱落時の観察写真]

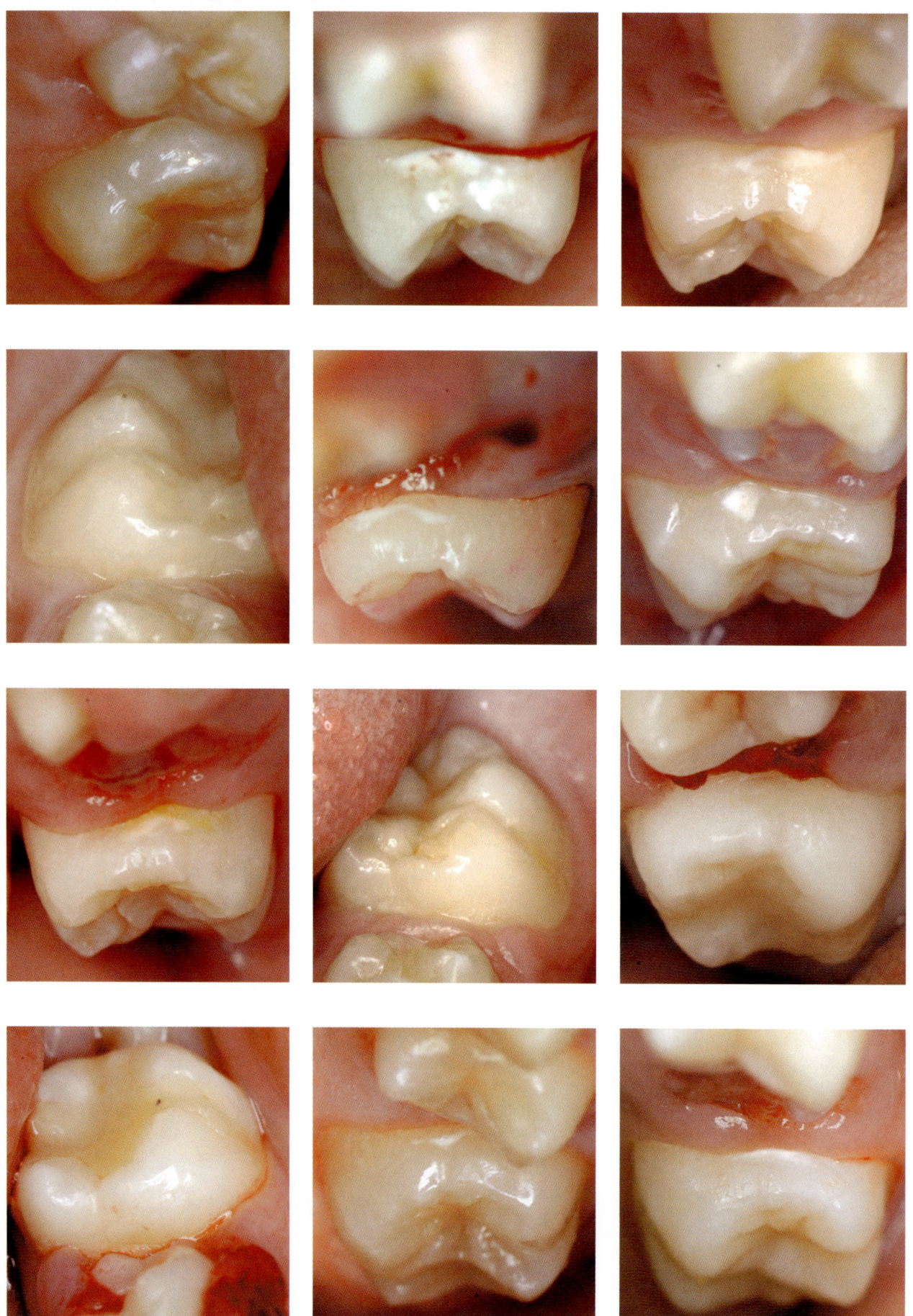

図10　最近3か月でのE脱落時来院児．6番近心の様子を観察しているが，二次う蝕は発生していない．

2　初期う蝕の診断と治療方針

といったように，何のせいでう蝕が再発したか？のジャッジが必要だ．

レジンでは，まずエナメルへの接着が強固でない限り長期安定は望めない．昔の化学重合時代に比べ，最近の光重合型レジンではエナメルへの接着が口の中では十分得られないためか（実験では強いそうだ），再充填の頻度が増していると感じているのは私だけだろうか？　レジンを選択したからにはレジンのせいにできない辛さも実感している．いずれにせよ，もっときちんと治療することを目指したい（図8）．

治療よりもプラークが悪いとき，患者は予防への提案を聞き入れてくれる．患者サイドにはその治療を長期間維持できるケアを受け持ってもらい，「インレーに至るような大きな虫歯にしない！　歯髄処置に至ってクラウンにはしない！　歯は白く！」と唱え「銀歯（ぎんば）になるよ！」と脅す毎日だ．

そして図8fの写真であるが　この原稿を書いている3か月間でレジンの二次う蝕はこの1枚のみだった．図10は，図8fを除いた，同時期のE脱落時来院者すべてのものだが，23年前の開業時とはもちろん10年前と比べても明らかに隣接面う蝕も減っている．これは指導の成果や患者の変化のみでなく，フッ素の普及，キシリトールなど社会全体の変化も大きいのではないだろうか．

う蝕予防へ意識の高い患者の「削らないで！」という希望を大切にしたい．「削ってもらえばもう安心」という患者も危ないが，「削ってしまえばもう終わり」という治療は避けたい．そしてひとたび削るのであれば，極力長期間持続でき，何か起こったときには必ず帰ってきて，管理できる治療をめざしたい．

初期う蝕のマネージメント／う蝕を進行させないために

3 修復物の予後を考慮した初期う蝕の予防と管理

東京都開業

日野浦　光

これまでの初期う蝕治療

　自身の歯を長く使いたいという希望は，誰しもが抱いている．歯を失う原因を考えてみると，打撲などによる歯の脱臼や腫瘍などを除くと，そのほとんどがう蝕と歯周病であることは明らかである．口腔内の2大疾患と呼ばれる所以である．しかし，う蝕が原因で歯を喪失することと，歯周病が原因で歯を喪失することは，その背景や意味が異なってくる．ここでは，う蝕について考えてみたい．

う蝕の発生＝切削治療？（問題提起）

　今までのう蝕治療では，歯に冷水反応などが現れたり褐色になっている部位は初期う蝕と診断され，「早期発見，早期治療」とばかりにこの時点で切削し充填材料で修復されてきた．また，それが歯の寿命のために良いことと信じられてきた．このように，今までのう蝕治療では形成されてしまったう窩に対して，いかに修復するかについてのみ語られてきた．
　そして，う蝕治療は脱灰がほんのわずかな範囲でも，その脱灰の進行速度とは関係なく感染歯質を除去するという外科的なアプローチだけが考えられ，またそのように教えられてきた．COや再石灰化という概念がなかったときに，う蝕の発生や進行が少しでも認められると，その進行を停止させるためには切削しかないと考えてきたのである．「う蝕の発生＝切削治療」という概念が確立されていたのである．
　しかし，修復された部位は元の歯質とは似て非なるものであり，半永久的な代替材となるものではなく，さらに修復部とその周辺はより大きなリスクにさらされることになる．治療の繰り返しにより，健康歯質がさらに失われていき抜歯に近づくのである．

Repeated Restoration Cycle（繰り返し治療）

　このように，ひとたびう蝕の切削による治療が始まると健康歯質を含めた歯の構造は失われていき，最後には利用できる構造物がなくなって抜歯に至ってしまう．この，初期う蝕の発症から抜歯によって歯を失うまでの一連のサイクルを，Repeated Restoration Cycle（繰り返し治療／図1）という言葉で表現することができる．抜歯にいたる過程を遅くするためには，そのRepeated Restoration Cycleの回転を遅くする必要がある．
　本稿では，とくに初期う蝕の診断や予防，管理法について紹介し，さらにRepeated Restoration Cycleについて考察してみたい．

[Repeated Restoration Cycle(繰り返し治療)]

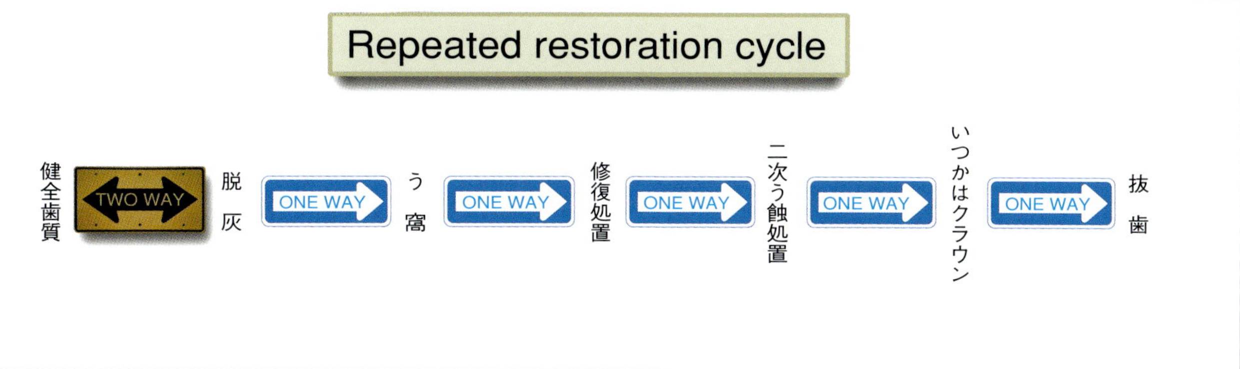

Repeated restoration cycle

健全歯質 ⇔(TWO WAY) 脱灰 →(ONE WAY) う窩 →(ONE WAY) 修復処置 →(ONE WAY) 二次う蝕処置 →(ONE WAY) いつかはクラウン →(ONE WAY) 抜歯

図1 健全歯質と脱灰の間は再石灰化として戻ることができるが，それから先は一方通行であり，最後は抜歯に至る．

表1 修復物の寿命に関する要因 （久保論文，2003より引用）．

修復材料
・接着性
　接着強さ，耐久性，安定性，テクニック・センシティビティ
・機械的性質
　圧縮強さ，引っ張り強さ，曲げ強さ，耐摩耗性，色調安定性
歯の部位（操作の難易性，被着体，ストレス）
　咬合面，隣接面，歯頸部，根面，歯肉縁下
歯科医師
・修復技術
　う蝕除去，窩洞形成，接着・合着，填塞・賦形，印象

採得
・再修復の判定基準
　二次う蝕，辺縁不適合，ギャップ，辺縁破折，歯質破折，変色，辺縁着色，摩耗，形態不良，面性状
患者
・主訴
　痛み（歯髄炎），脱落，変色，破折，食片圧入
・カリエスリスク
　口腔衛生状態，う蝕原性菌，飲食回数，生活習慣，唾液の分泌量・緩衝能，フッ化物の使用，歯列不正，根面露出，年齢，全身の健康状態

修復物の寿命

　修復物には，現時点ではもちろん寿命があるといわざるを得ない[1-5]．修復物の寿命に関する論文を渉猟すると，再修復までに10年以上要した修復物，いいかえると10年以上の寿命のある修復物はほとんど見つからない．

　森田ら[3]の岡山市および名古屋市での調査によると，修復物全体の平均使用年数は約6.9年であったと報告している．このうち，レジンの平均使用年数が5.2年と最も短く，次いでインレー(5.4年)，継続歯(5.8年)の順であった．逆にもっとも長い修復物は，バンド冠(12.7年)であった．再治療にいたる原因として，全修復物の1/3は二次う蝕であった．

　とくにアマルガムやレジン修復においては，その1/2が二次う蝕を原因として再治療されていたと報告している．さらに，久保ら[5]の報告によると臼歯部のⅠ級およびⅡ級の15年後の推計生存率は，接着性レジン修復で83％，鋳造修復で74％と比較的長期にわたる．しかし，窩洞を限定しないと接着性レジンの平均使用年数は6.5年，鋳造修復では6.2年であり，5〜7年で再治療が必要となってくる．

　また豊島ら[4]によると，脱落歯の観察調査でその61.6％に二次う蝕が生じていたと報告している．このように，修復処置によるう蝕治療が終了したとしても10年も経過しないうちに何かしらの問題を起こし再治療が必要となる．

　修復物の耐用年数に関する諸因子を，久保論文[6]から表1に引用する．とくにレジン修復においては，審美性の欠落（変色，辺縁着色，光沢感の欠落による粗造感），辺縁不適合（破折，摩耗）などの諸問題は，材料の性質からいって避けては通れない．冷水痛などの歯髄症状や破折，さらには修復の失敗による辺縁性う蝕や再発性う蝕などの発生も皆無ではない．

[MIに基づく治療指針]

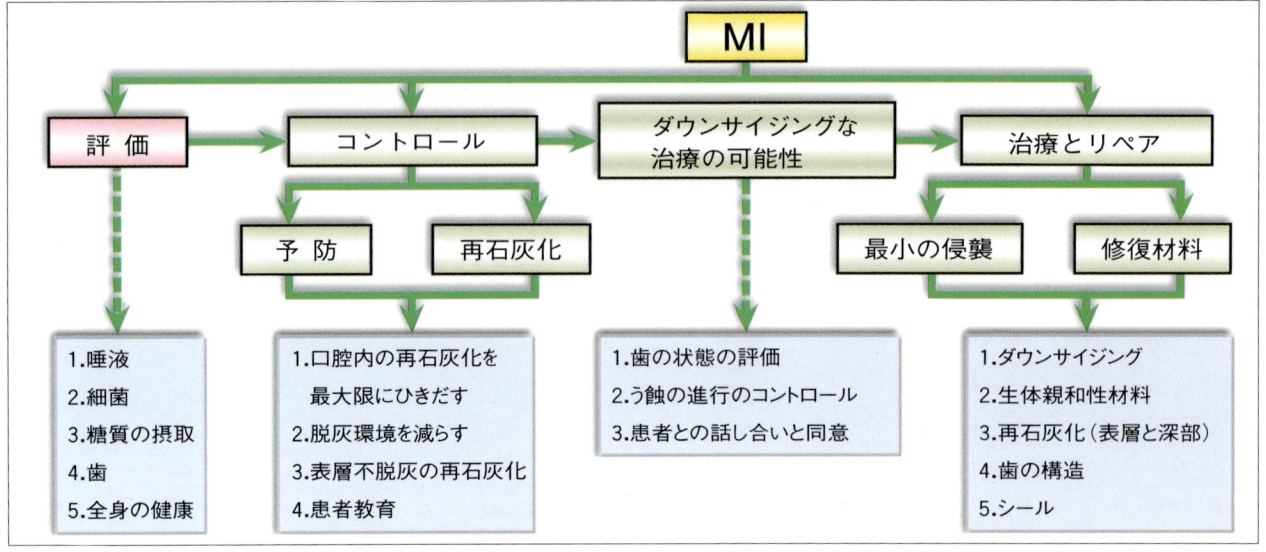

図2 ミニマルインターベンションに基づいた治療の流れ．

このように，ひとたび切削による修復処置が行われると，その再治療のたびに切削を繰り返し健康な歯質がどんどんと消えてく．ライフサイクルのなかで健康な歯質が増えることはなく，再修復が繰り返されることによって抜歯にどんどん近づいていくのである．Repeated Restoration Cycleの回転である．

Repeated Restoration Cycleを遅く回転させることの重要性

Repeated Restoration Cycleという言葉は，前述のように歯の萌出からう蝕や切削によってどんどん歯の健康部分が失われ，最後に抜歯に至るう蝕とその治療による歯の一生の過程をあらわしている．このサイクルが早く回転するほど，無歯顎への近道となる．長く自分の歯で噛みたいという患者を満足させるためには，このサイクルの回転をできるだけ遅くなるように治療方針を決め，患者とともにその目的に向かい共同歩調を取っていく．

その際に大切なことは，正しい診断とそれぞれの治療方法を選択する際の判断基準，および治療の後に続く予防とメインテナンスである．たとえばう蝕部位を切削するべきかどうか，抜髄を避けるような治療方法は選択できないかなど，正しい判断が求められる項目は数多くある．

正しい判断とそれに続く正しい予防方法の選択のためには，口腔内の状況を正確に把握できなければならない．そして治療およびメインテナンスの計画を立案し，それを適切に実行に移していく．検査と診断，治療方針，予防に関しての患者とのコミュニケーション，予後の管理など，いつも考慮するべき大切な項目がたくさんある．

これらはすべて，MI（ミニマルインターベンション／最小の侵襲による治療）のコンセプトに則りたい[7-9]．すなわちMIのコンセプトは，Repeated Restoration Cycleの回転を遅くするためにも生かされるのである．

ミニマルインターベンション(MI)

歯質が削除されると，形態や強度，審美性をも含めて2度と元に戻ることはできない．歯質とは似て非なる材料で修復したとしても，それで治療が終了したとは考えられない．そのような20世紀のう蝕治療のジレンマに陥っていたときにでてきた概念がミニマルインターベンション（MI）である[7-9]．

ミニマルインターベンションの治療ステップ

このMIの概念は，医科ではすでに広く応用されていた．侵襲の多い外科的な手術をできるだけ避け

て治療を行おうとする概念であり，さまざまな疾患に応用されている．患者さんの侵襲も少なくなり，負担軽減という意味からも受け入れられるものである（図2，表2）．

歯科におけるMIは，患者さんと長く付き合える環境を作り，長期的な治療計画に基づいて健全な口腔を長く維持させることを目的としている．MIという言葉とともにこの概念が最初のTyasらの論文[7]となったのは2000年のことである．

そのなかでミニマルインターベンションに基づいた治療のステップを，

① reminaralization of early lesions（初期う蝕部位の再石灰化の促進）
② reduction in cariogenic bacteria, in order to eliminate the risk of further demineralisation and cavitation（将来の脱灰およびう蝕リスク除去のための，う蝕原因菌の把握と削減）
③ minimum surgical intervention of cavitated lesions（う蝕部位の最小削除による修復）
④ repair rather than replacement of defected lesions（再修復部位の再充填ではない保存的修復の実践（リペアー対応の促進）
⑤ disease control（再発防止のための維持管理の徹底）

とまとめている．

う蝕治療コンセプトをMIへ移行するには

それぞれの歯科医院のう蝕治療コンセプトをミニマルインターベンション（MI）へ移行するには，修復充填のみをう蝕治療と考えてはならない．う窩のある患者に，歯科医師は「虫歯があるので2か所削って詰め物をしましょう」と答えるだけでは不十分になる．適切な答え方は，「はい，2か所虫歯の穴が見つかりました．その2か所を詰めますが，もっと大切なことは，虫歯の元を断つ治療ができるように，唾液検査や細菌培養など虫歯の原因を見つけるための分析をすることです」というようになる．

切削する必要のある部位の早期発見ではなく，リスクの早期発見である．さらに，修復処置が完了してそれで「ハイ，治療が終了しました．もう来なくていいですよ」という旧来の考え方ではなく，処置をした歯にその以降長くかかわって指導，治療して

表2　各ステージにおけるミニマルインターベンション．

① 初期う蝕：非切削，再石灰化
② う窩形成：ダウンサイジングの考えに基づく治療
　　浅在性：健康歯質の保全
　　深在性：歯髄保護
③ 失活歯：ダウンサイジングの考えに基づく治療
　　　　　破折からの防止
④ 歯冠修復：二次う蝕発症の予防
　　　　　　負担軽減
⑤ 欠損補綴：ダウンサイジング，インプラントなど
⑥ 局部床義歯：鉤歯の保護
⑦ 審美的治療：切削の回避
⑧ メインテナンス

どのステージにおいても細菌数のダウンサイジングを計る．

いくことによって，その歯の寿命をできるだけ引き伸ばそうという考え方である．そのためには患者とともにう蝕の発症，進行をコントロールできるという認識と目的意識を共有し，定期的な長いお付き合いをしていく必要がある[10, 11]．

ミニマムな侵襲によりマキシマムな歯の寿命を得るという考え方を持ち，診断（カリエスリスク，う窩），予防，コントロール（う窩の治療と進行）を，3つの大きな柱として設定することになる．ミニマルインターベンションでのアプローチは，最初に口腔内のリスク診断から始めるが，すべてのRepeated Restoration Cycleのステージでミニマルインターベンションを考慮することが必要である．

初期う蝕からの介入

修復物に寿命が存在する限り，切削治療には限界があるといわざるを得ない．そのため切削治療が必要になる前に，脱灰が進行しないための予防，再石灰化を進めるための予防，さらには切削後修復処置をしたとしてもその歯に対する再発性う蝕の予防，などの概念を常に持つことが必要となってくる．いいかえると，初期う蝕の段階（図3）から最少の侵襲の治療を続けながら，その歯の寿命を最大に延ばしていくことを考えていくわけである．

初期う蝕のマネージメント／う蝕を進行させないために

[初期う蝕の代表例]

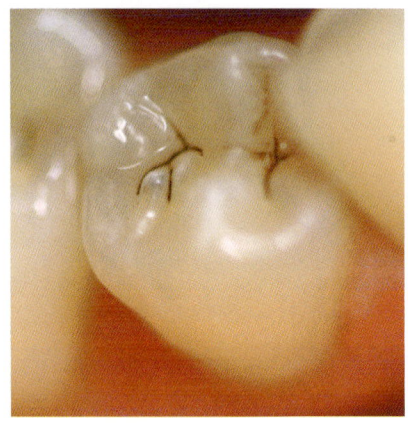

図3-1a,b　咬合面の小窩裂溝に見られる初期う蝕．

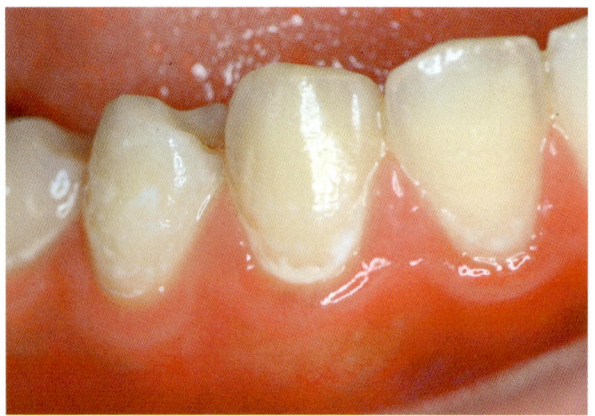

図3-2　右側頬側歯頸部のCO．原因として，不適確なブラッシングによることが多い．

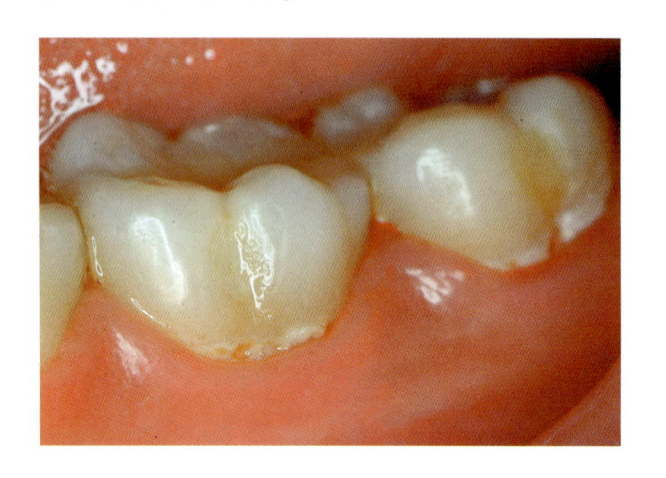

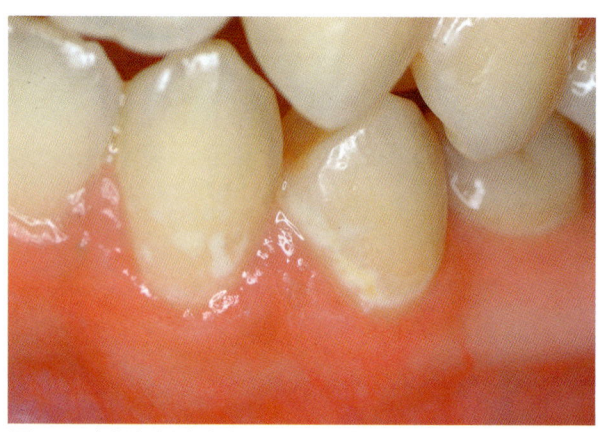

図3-3　左側頬側歯頸部のCO．早期に発見し，再石灰化を期待する治療法を採用する．

図3-4　大臼歯の頬側歯頸部に認められる実質欠損をともなう初期う蝕．

Eldertonの研究

　Elderton[12]は多数の成人有歯顎者を対象に治療様式の研究を行い，歯科医師を訪れる頻度の高い患者の方がより多くの修復処置を受けていたと結論づけている．また，既存修復物の数が多いほど再修復物の占める割合が顕著に大きかったとしている．これは，定期歯科検診に来た患者の方がより頻繁に修復物のチェックを受けるため，形態的に不良な修復物が再修復される確率が増したためと考えられる．

　しかし，このような治療を続けていくとRepeated Restoration Cycleを早く回転させることになってしまう．このように考えていくと，切削しない治療の段階からの介入が必要となってくる．すなわち，初期う蝕からの介入である．

表3-1 未就学児におけるカリエスリスク.

No caries risk	Low caries risk	Caries risk	High caries risk
病因学的因子			
・S. mutans：陰性 ・lactobacolli：＜10,000CFU/mL ・プラーク形成率：非常に低いまたは低い（PFRI：1または2）	・S. mutans：＜100,000CFU/mL ・lactobacolli：＜10,000CFU/mL ・プラーク形成率：非常に低いまたは低い（PFRI：1または2）	・S. mutans：＞100,000CFU/mL ・lactobacolli：＜100,000CFU/mL ・プラーク形成率：中程度または高い（PFRI：3または4）	・S. mutans：＞1,000,000CFU/mL ・lactobacolli：＞100,000CFU/mL ・プラーク形成率：高いまたは非常に高い（PFRI：4または5）
う蝕の経験			
なし	象牙質う蝕がない	高い： ・乳臼歯隣接面に象牙質う蝕または修復物がある	非常に高い： ・多数の裂溝，隣接面に象牙質う蝕または修復がある ・いくつかの頰側面に進行性のエナメル質う蝕がある
う蝕の活動性			
なし	新しい象牙質う蝕の発生がない	高い 1年以内における象牙質う蝕の発生が1か所ある	非常に高い 1年以内における象牙質う蝕の発生が2か所以上ある
習慣的なリスクの徴候，因子，および前兆となる因子			
なし	なし	砂糖含有食品の摂取頻度が高い（砂糖の口腔内停滞時間が長い）	砂糖含有食品の摂取頻度が非常に高い（砂糖の口腔内停滞時間の著しく長い）
全身的なリスクの徴候，因子，および前兆となる因子			
なし	なし	・唾液緩衝能：低い ・免疫力の低下	・唾液緩衝能：非常に低い ・免疫力の低下
予防的因子			
・口腔衛生習慣：非常に良好（動機づけされ，保護者も教育されている） ・フッ化物入り歯磨剤の日常的な使用 ・非常に規則正しい食生活習慣 ・日常的な口腔予防習慣	・口腔衛生習慣：良好（教育された保護者による日常的な清掃） ・フッ化物入り歯磨剤の日常的な使用 ・規則正しい食生活習慣 ・日常的な口腔予防習慣	・口腔衛生習慣：不良 ・フッ化物入り歯磨剤の不規則な使用 ・不規則な食生活習慣 ・不規則な口腔予防習慣	・口腔衛生習慣：非常にて不良（保護者の清掃の介助がない） ・フッ化物入り歯磨剤の不使用 ・非常に不規則な食生活習慣 ・口腔予防習慣なし

（Axelssson P:Diagnosis and risk prediction of dental caries2;Quintessence Publishing Co,Illinois,151-178,2000より引用）

初期う蝕からの管理（オブザベーション）

初期う蝕から介入していくためには，個々人のう蝕に対するリスクファクターの分析が必要になってくる．リスクファクターのチェックでは，さまざまな項目が提案されている．

初期う蝕に対しては，管理（オブザベーション）することによって切削を伴わない治療法を選択できるようにし，その歯の寿命を延長していくことが最初の選択肢である．つまり発症前から介入し，疾患プロセスの早期段階で非外科的に初期う蝕をコントロールしていくのである．

このう蝕管理の保存的なアプローチには，
①個人々々のう蝕進行のリスクを評価する
②口腔環境におけるう蝕のバランスを管理する
③う窩の形成がなく再石灰化がまだ可能な段階で病変を検出する

表3-2 小児～若年者におけるカリエスリスク．

No caries risk	Low caries risk	Caries risk	High caries risk
病因学的因子			
・S. mutans：陰性 ・lactobacolli：＜10,000CFU/mL ・プラーク形成率：非常に低いまたは低い（PFRI：1または2）	・S. mutans：＜100,000CFU/mL ・lactobacolli：＜10,000CFU/mL ・プラーク形成率：非常に低いまたは低い（PFRI：1または2）	・S. mutans：＞100,000CFU/mL ・lactobacolli：100,000CFU/mL ・プラーク形成率：中程度または高い（PFRI：3または4）	・S. mutans：＞1,000,000CFU/mL ・lactobacolli：＞100,000CFU/mL ・プラーク形成率：高いまたは非常に高い（PFRI：4または5）
う蝕の経験			
なし	象牙質う蝕，または修復物（面）がない	6～11歳： ・第一大臼歯の裂溝う蝕，隣接面象牙質う蝕，または乳臼歯の修復がある 12～19歳 ・多数の大臼歯，小臼歯の裂溝う蝕，エナメル質のう蝕，および大臼歯，小臼歯におけるいくつかの隣接面象牙質う蝕がある	6～11歳： ・第一大臼歯の咬合面および近心面にう蝕（進行性のエナメル質または牙質う蝕），または修復 ・多数の乳臼歯が修復，または喪失 ・前歯永久歯に進行性のう蝕の存在が疑われる 12～19歳 ・永久歯臼歯咬合面が修復 ・多数の大臼歯および小臼歯隣接面，いくつかの前歯に進行性のエナメル質または象牙質う蝕，修復物がある ・臼歯頬側面およびいくつかの下顎臼歯舌側面に進行性のエナメル質う蝕がある
う蝕の活動性			
なし	新しい象牙質う蝕の発生がない	高い 1年以内における象牙質う蝕の発生が1か所，または，いくつかのエナメル質う蝕が発生	非常に高い 1年以内における象牙質う蝕の発生が2か所以上，または複数のエナメル質う蝕が発生
習慣的なリスクの徴候，因子，および前兆となる因子			
なし	なし	砂糖含有食品の摂取頻度が高い（砂糖の口腔内停滞時間が長い）	砂糖含有食品の摂取頻度が非常に高い（砂糖の口腔内停滞時間の著しく長い）
全身的なリスクの徴候，因子，および前兆となる因子			
なし	なし	・唾液分泌量：低い（＜0.7mL/min以下） ・唾液緩衝能：低い ・免疫力の低下	・唾液分泌量：低い（＜0.7mL/min以下） ・唾液緩衝能：非常に低い ・免疫力の低下
予防的因子			
・口腔衛生習慣：非常に良好 ・フッ化物入り歯磨剤の日常的な使用 ・非常に規則正しい食生活習慣 ・日常的な口腔予防習慣	・口腔衛生習慣：良好 ・フッ化物入り歯磨剤の日常的な使用 ・規則正しい食生活習慣 ・日常的な口腔予防習慣	・口腔衛生習慣：不良 ・フッ化物入り歯磨剤の不規則な使用 ・不規則な食生活習慣 ・不規則な口腔予防習慣	・口腔衛生習慣：非常に不良 ・フッ化物入り歯磨剤の不使用 ・非常に不規則な食生活習慣 ・口腔予防習慣なし

（Axelssson P:Diagnosis and risk prediction of dental caries2;Quintessence Publishing Co,Illinois,151-178,2000より引用）

④すでにう窩が形成され修復を回避できない場合でも最小侵襲の修復処置を用いるべきである

という4つの指針となる原則がある．

う蝕のリスクファクターを，Diagnosis and Risk Prediction of Dental Caries（Per Axelsson著）[13]から表3に引用する．このリスク分類は，臨床家として肌で実感することも多い．

初期う蝕とは何か

従来の初期う蝕の定義

初期う蝕の定義は，従来はその原因論や病理学的な所見からであった．今日では，切削治療の必要性の有無から考えられようとしている．すなわち，「早期発見・早期切削」からの脱却である．

従来の初期う蝕の定義は，う窩がエナメル質に限局したものが主で，わずかに象牙質に限局していると思われる初期のものも含まれていた．すなわち，探針によって触知できるう窩の形成された健全歯への回復が望めない状態のものを指し，今となっては初期の段階を超えていると考えられるものまでを初期う蝕と呼んでいた．

初期う蝕の定義と可逆性疾患

現在では，初期う蝕の定義を"エナメル質に明瞭な脱灰が認められる歯"とする場合が多いようである[14]．う窩の形成がなくても，脱灰病変からう蝕であるとする考え方に移行してきている．この脱灰病変が「再石灰化」するというキーワードはテレビのコマーシャルでよく出てくるため概念が浸透してきている．このように初期のう蝕は可逆性の病気であり，予防処置によって健康な歯質へと回復することができる．

従来の治療では切削されていた初期う蝕でも，治療処置の必須性があいまいなものについては要観察歯（CO）として経過を追うようになってきた．しかし，まだ健全歯への回復が可能なCOかどうか，さらにはそれを判定する機器の開発や基準は確立されていないのが現状である．

[初期う蝕のたどる経過]

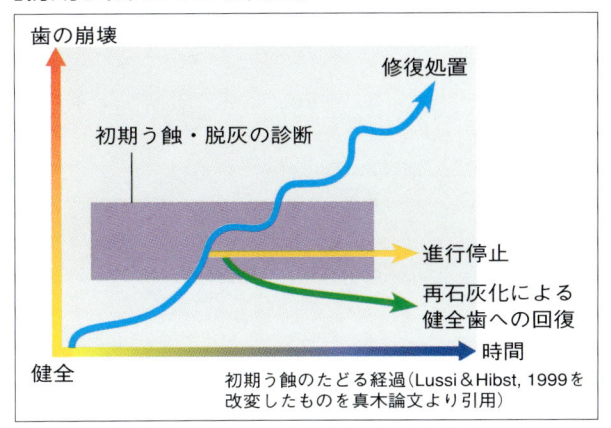

図4　初期う蝕・脱灰の診断後にたどる経過（Lussi and Hibst 1999がまとめたものを真木論文から引用）．

要観察歯（CO）とその介入

要観察歯COの所見を，真木論文[14]から挙げると，
①小窩裂溝において，エナメル質の軟化した実質欠損は認められないが，褐色窩溝および粘性Sticky感が探針で触知されるもの
②平滑面において，歯質脱灰を疑わしめる白濁や褐色斑が認められるが，エナメル質の軟化した実質欠損の確認が明らかではないもの
となる．

図4は，これまで述べてきたう蝕の初期徴候，初期脱灰（要観察歯CO）の診断後にたどるであろう経過をLussi and Hibst（1999）がまとめたものを真木論文から引用した．

初期う蝕は，"歯面と唾液との間で起きている脱灰と再石灰化の間を揺れ動くダイナミックなプロセスである"と定義されている．また初期う蝕は真木[14]が述べているように，診断の時期や予防処置・保健指導の有無により，
①再石灰化による健全状態への回復が得られるか
②う蝕の進行が停止した状態で推移するか
③窩洞形成を伴う修復になるか
のいずれかの道をたどることになる．

可能であれば健全歯への回復が優先されるべきで

初期う蝕のマネジメント／う蝕を進行させないために

[う蝕診断器]

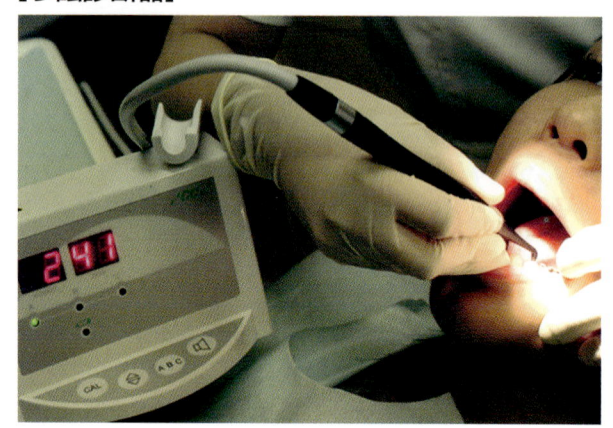

図5　DIAGNOdent®によるう蝕病巣の診断.

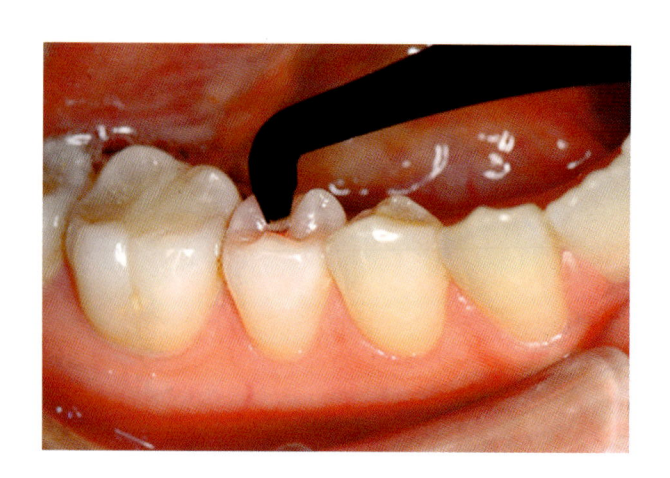

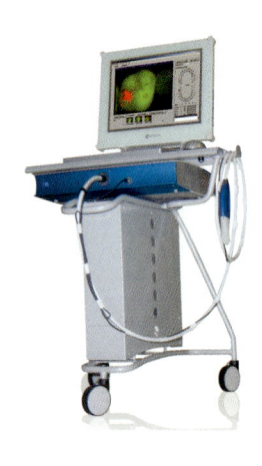

図6　QLF™（Quantitative Light-induced Fluorescence, 定量的光励起蛍光法）によるエナメルの初期脱灰層の検出.

あり，最低でも進行の停止が期待される状態を初期う蝕とする考え方が主流となりつつある[15]．したがって臨床的に明らかなう窩を形成したう蝕は，修復処置の対象となる．

初期う蝕の診断方法

う蝕の診断はいままで探針によって行われてきたが，エナメル質表層に穴をあける危険性が指摘され，学校検診などでも避けるようになってきている．X線診査ではう蝕の重症度の確認ができるが，初期う蝕の正確な診断は難しい．

う蝕診断器

[DIAGNOdent®]

現在では，初期う蝕がDIAGNOdent®（図5）などの機器によって正確な診断が下せるようになってきた．このDIAGNOdent®は，半導体レーザー光を歯質に照射した場合，う蝕部位は健康歯質とは異なった蛍光スペクトルを発するという性質を利用し，蛍光スペクトルの差を分析し数値化して表す装置[16]である．数値として0～99で表しているが，10以下であればエナメル質に限局したう蝕病巣と考えられ，30未満であればう蝕の進行停止処置または健全状態への回復の可能性を追求でき，それ以上では切削が必要であるとされている．

しかし筆者は，数値が30以上あったとしても画一的に切削するのではなく，口腔内のう蝕リスクを含めて総合的に判断する必要があると考えている．すなわち，う蝕リスクを低くすることができたケースでは，切削を必要としている数値を30よりも大きなところで設定できると考え，それを実践している[17]．

[QLF™]

QLF™（Quantitative Light-induced Fluorescence, 定量的光励起蛍光法／図6）も，最近になって新たに

[PMTC]

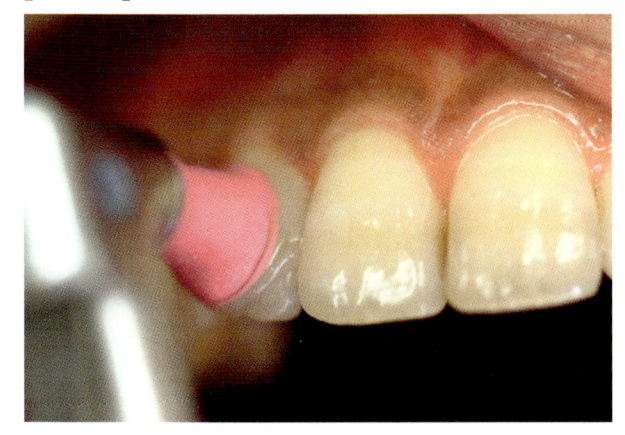

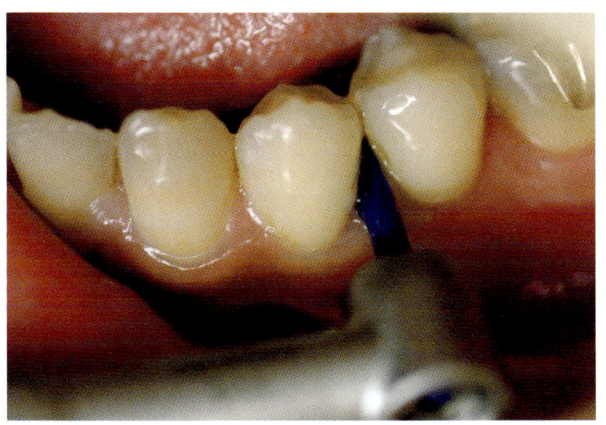

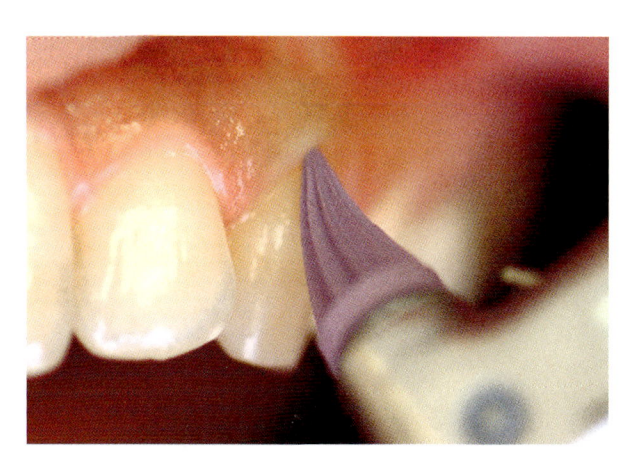

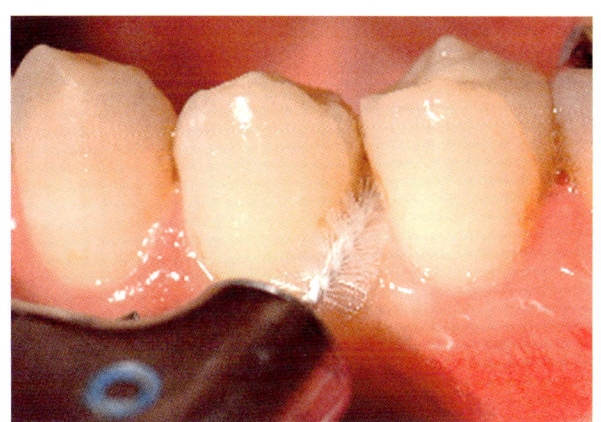

図7　PMTC（Professional Mechanical Tooth Cleaning）の一方法.

提案[18]されてきた．特定の波長幅の青い光を照射されたエナメル質や象牙質から特有の蛍光が発生されるが，その蛍光を測定することにより歯の表層や表面の性状の変化を読み取るものである．

これも，エナメルの初期脱灰層の検出と予防処置後のモニタリングを，色調と面積を数値化することによって可能にする装置である．

初期う蝕の治療

非切削的対応

初期う蝕の治療として，上記の診断法により診断した結果から，非切削的対応と切削により治療をする症例とに分けて考えてみる．

[口腔内を再石灰化しやすい環境に整える[9]]
正しいブラッシング

ブラッシング方法や時期を指導する．場合によっては音波などを利用した電動歯ブラシを提案することもある．初期う蝕の発症した部位を正しく認識させ，予防に対するモチベーションを高めるように指導する．

リンスやジェルの応用

フッ化物を取り入れたり，クロルヘキシジンなどの抗菌剤の使用方法として一般的である．低濃度のフッ化物は，とくに深層の再石灰化に効果的であるとされる．

ガム

キシリトールやCPP-ACP（リカルデント），Pos-CAなどの石灰化を促進する材料の供給として，理想的である．

食生活の指導

清涼飲料の制限や食事回数の指導は，生活習慣病の改善という意味からも必要である．また，唾液に

初期う蝕のマネージメント／う蝕を進行させないために

[3 DS]

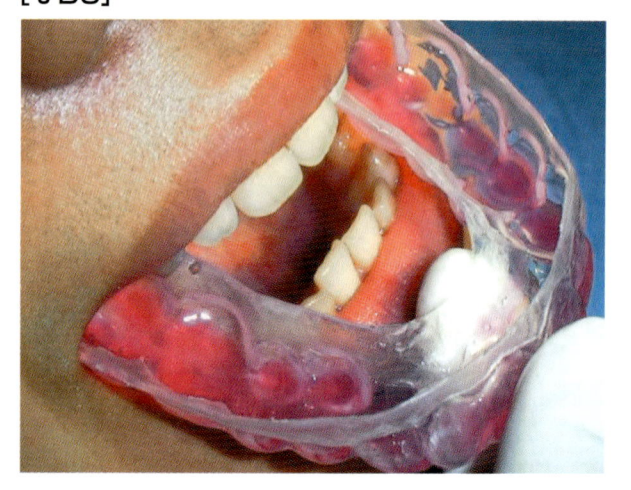

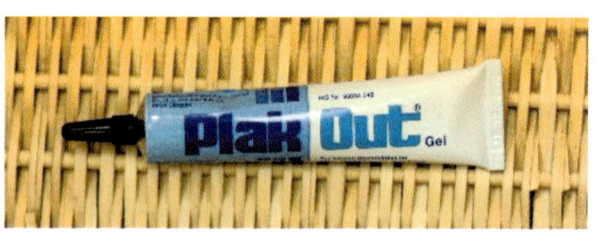

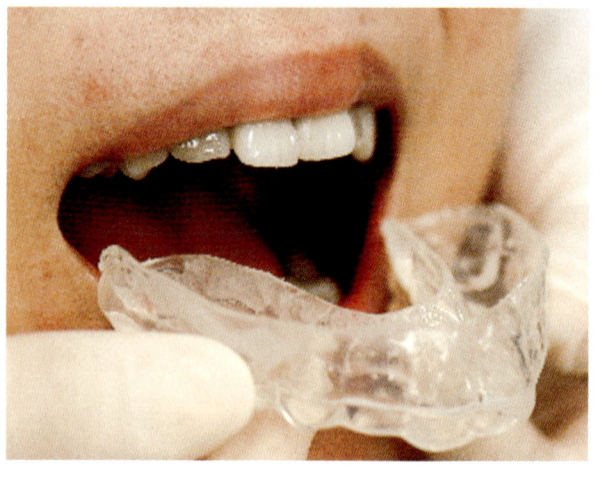

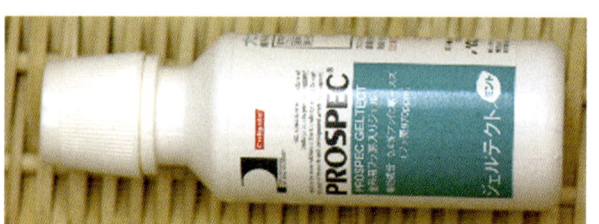

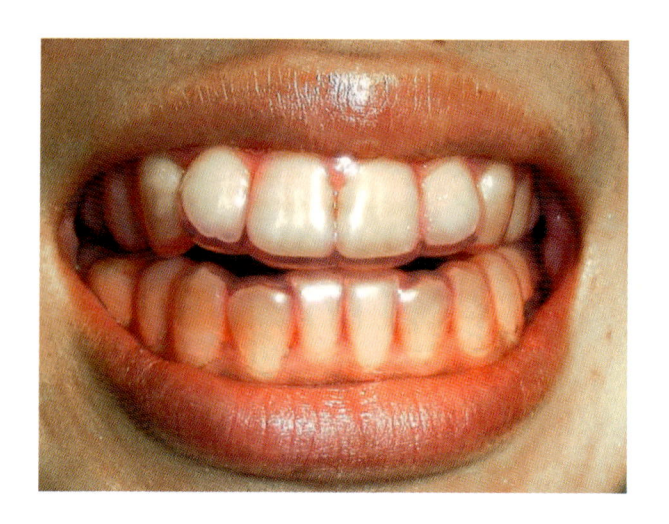

図8　3 DS（Dental Drug Deliverly System）の一方法．

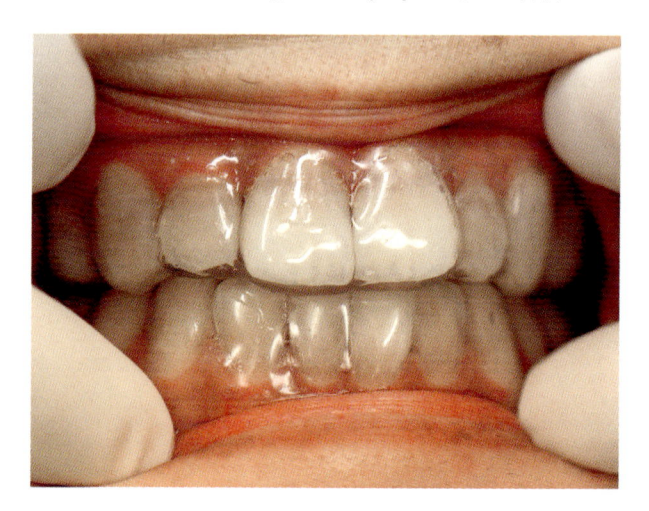

図9　3 DSの一方法．

対する意識を持たせる必要もある．

[バイオフィルムの積極的な除去]
PMTC
　定期的なクリーニングが必要である．PMTC（図7）を行っている際にう蝕やその進行を発見するこ とがあり，口腔内チェックとしても有効である．

3 DS（Drug Delivery System）
　とくにハイリスクの口腔内に対して，PMTC後に感染を除去するという意味で3 DS（図8，9）が行われる．

[シーラント]

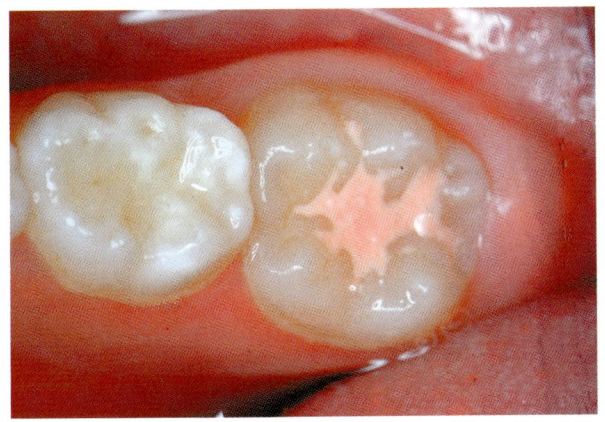

図10 萌出直後の歯の咬合面の小窩裂溝に対するグラスアイオノマーセメントによるシーラント塗布.

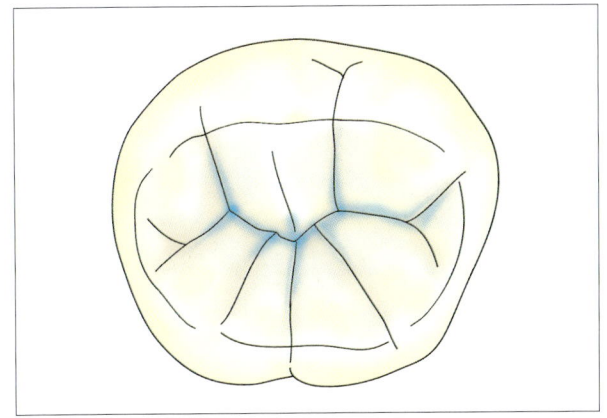

図11 咬合面に対するシーラントの概念.

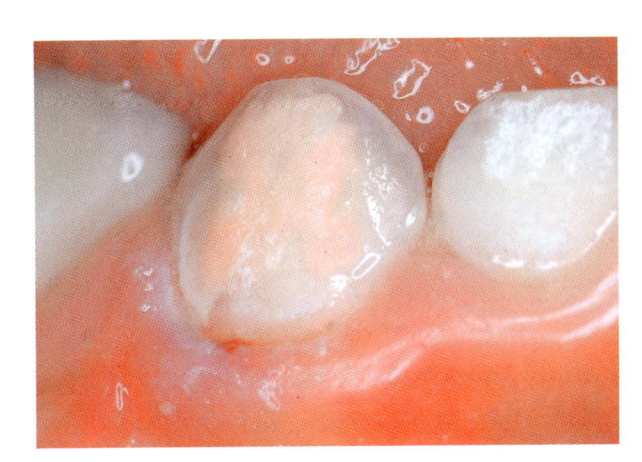

図12 乳歯頬側面の初期脱灰に対しシーラント（Fuji Ⅶ／ジーシー）を塗布した.

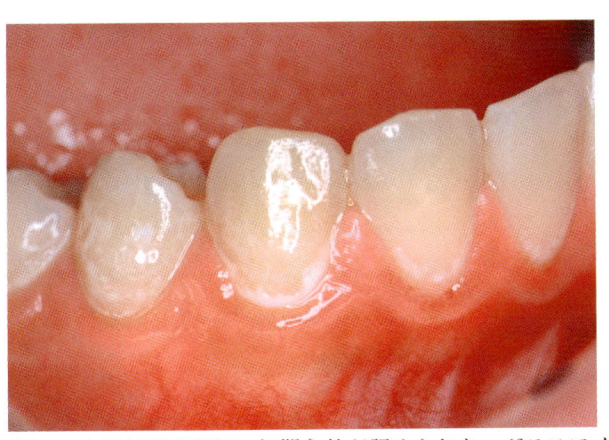

図13 右側頬側歯頸部に初期う蝕が認められた．グラスアイオノマーセメントのフッ素徐放性と表面保護を期待して，Fuji Ⅶで被覆した．このセメントは，ブラッシングなどによっていずれ取れていく．

[積極的な歯の表面の保護]

シーラント

歯表面にグラスアイオノマー系のシーラント（図10）を塗布することでグラスアイオノマーからのCaやフッ素の供給が期待でき，さらに外来刺激からも遮断できる（図11）．そのための材料として海外ではFuji Ⅶ（ジーシー／図12，13）が広く使用されているが，日本ではFuji Ⅲ（ジーシー）が使われる．

ペーストやバーニッシュの塗布

CPP-ACP（カゼインホスホペプチド－非結晶リン酸カルシウム複合体）を含む製品を歯表面に塗布する．これは「Tooth Mousse」（図14，15）として主としてオセアニア地域で展開されているが，日本でも近日「MIペースト」（ジーシー）として発売予定と聞いている．

初期う蝕のマネージメント／う蝕を進行させないために

[ペーストやバーニッシュの塗布]

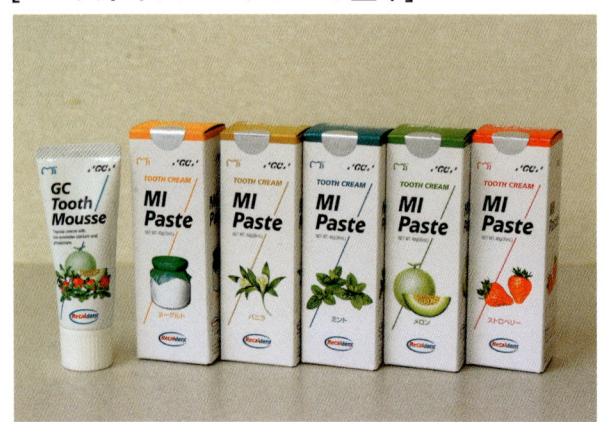

図14 CPP-ACP（カゼインホスホペプチド－非結晶リン酸カルシウム複合体）を含む製品．ジーシーから「Tooth Mousse」として主としてオセアニア地域で展開されているが，日本でも近日「MIペースト」として発売予定．

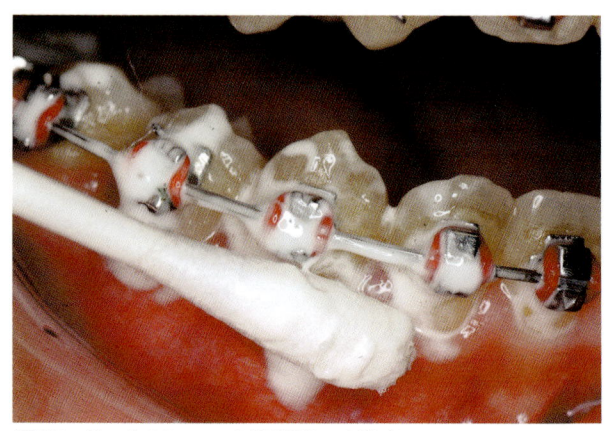

図15 Tooth Mousseの歯表面への塗布．

[将来への希望]

脱灰した部位を即効性で再石灰化させることの可能なペーストや溶液の開発や，さらには歯表面の強化のためのレーザーなどの応用開発など，さまざまな方面からの開発を期待したい．

切削による生物学的対応

[削除のダウンサイジング]

歯質の削除は「ダウンサイジング」をキーワードとした切削量をできるだけ少なく抑える治療が必要である[19-21]．切削が必要と判断された症例でも，う蝕象牙質の内層のみを除去し，できるだけ健康歯質を残す．う蝕象牙質を判断する方法として，う蝕検知液の使用があげられる[22]．う蝕検知液を使用することによって，麻酔の要らないダウンサイジング治療が可能になってくる．

福島[23]は，う蝕第2層の厚い窩底部で淡いピンク程度の染色部位では細菌が確認されなかったと報告している．すなわち，「ちょいピンク」の部位は，削除する必要がない．罹患歯質を除去する方法としては，手用切削器具からレーザーや超音波などの機械を使用した方法にいたるまでさまざまな方法が提案されている．

[接着材料による修復]

切削後は速やかに修復する．修復材料として現在ではコンポジットレジンが一般的であるが，グラスアイオノマーセメントの適応となる症例もある．修復において注意することは，接着界面に十分に配慮して漏洩のない最大の接着強度を引き出す点と，人工歯石となりうる辺縁の段差を作らないという点にある．

接着強度を最大に引き出すためには，取扱説明書に記載されている指示を忠実に守る必要がある．また研磨に際しては，バーやポイントのほかに隣接面研磨用のストリップスなども効果的である．

初期う蝕の部位別対応

歯冠部う蝕

歯冠部う蝕は，比較的発見が容易で早い．また，一般的に唾液にさらされている時間も長く，フッ化物の洗口によってもガムを咬むことによってもフッ化物などの有効成分にさらされやすい．そのため再石灰化治療の効果がでやすいのではないだろうか．

[隣接面の初期う蝕]

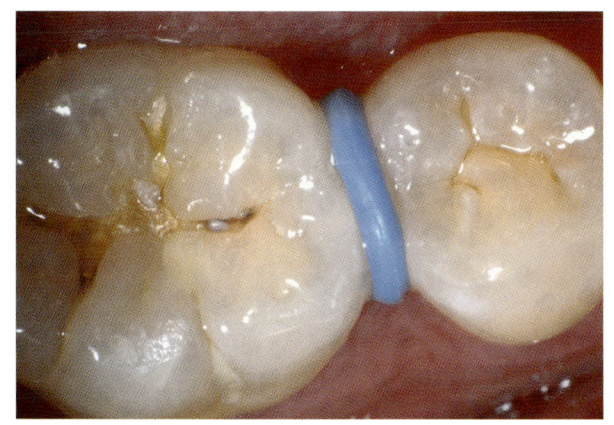

図16a 隣接面に初発した初期う蝕．治療を簡便にするため矯正用ゴムを使用して歯間離開を行う．

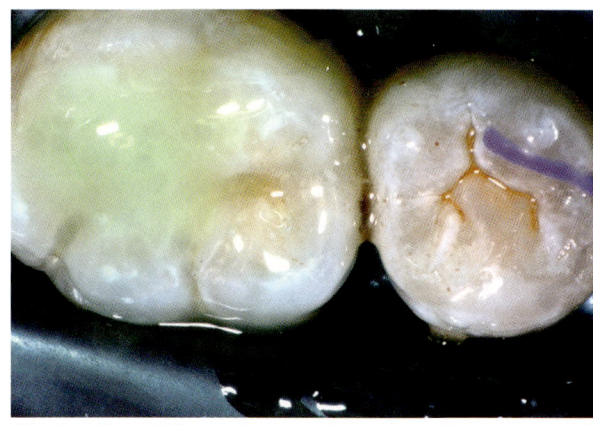

図16b 間口が狭いう蝕であったために，ボンディング剤を流し込みその間口を閉鎖することでう蝕の進行を停止する治療法を採用した．定期的なメインテナンスは必要である．

図17 隣接面に初発した初期う蝕を，切削せずにボンディング剤を流し込む治療法の概念．

[エナメル平滑面]

エナメル平滑面の脱灰性白斑は，早期に発見してフッ化物やキシリトールなどにより再石灰化を指向するべきである．食生活の改善やシーラント処置も有効であろう．

[小窩裂溝]

小窩裂溝のう蝕では，間口の大きさと深部への進行が必ずしも一致しないために，DIAGNOdent®などを用いた正確な診断が必要となる．

[隣接面]

隣接面では，その初期う蝕を発見することは結構困難を伴うものであり，切削が必要となってから発見されることが多い．そのためPMTCを行うなど定期的な来院を促し，その過程のなかでう蝕を初期の段階で発見する必要があるだろう．

もしまだ間口の狭いう蝕で，その間口を完全に封鎖できる症例（図16〜18）であれば，簡易的な歯間離開によりその間口部位を明らかにして，その部位にボンディング材を流し込むことで封鎖し，メインテナンスでその予後を診ていく方法も提案されている．

歯根面う蝕

歯根面が露出してくると，常に歯根面う蝕の危険にさらされる．歯根面う蝕への切削修復治療はその部位特異性や唾液の侵襲などから厄介な治療のひとつであり，通常はまず進行の停止を目的とする．そのためには，治療や予防計画を患者と立案してそれを実践していくことになる．正しいブラッシングの指導やリンスの応用などのほかに，フッ化物バーニッシュの塗布なども効果的である．

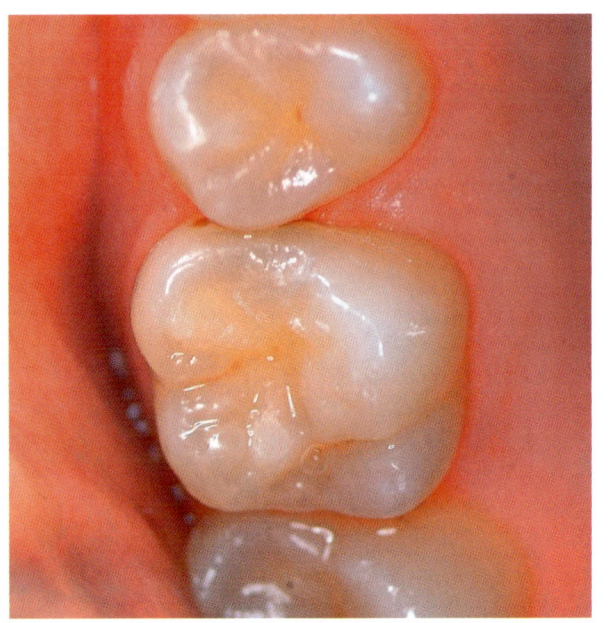

初期う蝕のマネージメント／う蝕を進行させないために

図18a ⎣6⎦の近心隣接面に，間口の狭い初期う蝕が認められた．

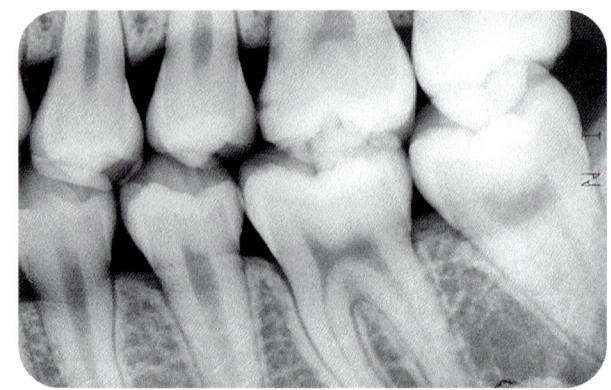

図18b 同部の咬翼法によるX線写真．

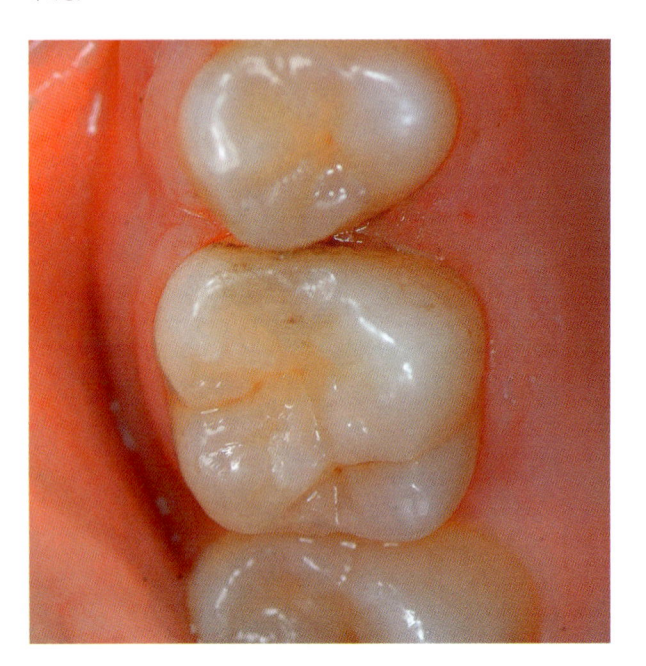

図18c ボンディング剤を初期う蝕の間口に流し込み，う蝕の進行を停止させた．PMTCを行うために定期的な来院を約束した．そのときに，同部のう蝕をチェックする．

　切削治療が必要な症例では，その手技のなかで唾液の侵襲をいかにコントロールするかが鍵となる．歯根面に修復材を十分に接着させることはもちろん必要である．また，積極的にフッ化物の応用を期待して，修復材としてフッ化物徐放性のあるグラスアイオノマーセメントを選択するケースも多い．

管理法（オブザベーション）

　MIの概念では，修復治療が終了したとしても，それで来院することが終了したということにはならないという点が重要である[24]．修復治療が終了した時点から，メインテナンスの段階は始まっている．ましてや，う蝕の治療として非切削的治療を選択した場合には，さらにメインテナンスは重要である．

表4 う蝕の予防方法と予防場面(真木論文より引用).

	予防方法	プロフェッショナルケア	ホームケア	コミュニティケア
歯根面の強化	水道水へのフッ化物添加			○
	フッ化物歯面塗布	○		
	フッ化物イオン導入	○		
	フッ化物配合バーニッシュ	○		
	フッ化物洗口		○	○
	フッ化物配合歯磨剤		○	
化学療法	フッ化ナトリウムによる研磨	○		
	クロルヘキシジンの塗布・洗口	○	○	
	ヨード製剤の塗布・洗口	○	○	
	知覚過敏鈍麻剤の塗布	○		
保健行動	プラークコントロール		○	
	PMTC	○	○	
	シュガーコントロール		○	○
唾液分泌の改善	常用薬のチェック	○		
	人工唾液	○	○	
	口腔湿潤剤		○	
	口渇緩和ドロップ		○	
	催眠剤	○	○	
	漢方薬剤	○	○	
	咬合異常の改善	○		

このメインテナンスは，口腔内の細菌数の管理とともにきわめて初期の段階で病変を検出するという予防の意味をも持っている．

3 DSとPMTC

そのメインテナンスで行うことは，基本的には「初期う蝕の治療，非切削的対応」で述べた項目である．とくに，再発う蝕を防ぐために酸産生菌に焦点を当てなければならない．クロルヘキシジンによる抗菌療法（いわゆる3DS）が選択肢としてすぐに思い浮かぶが，これは表層に存在するS. mutansにのみ有効でありlactobacilliには効果はないとされている．そのために，継続的に行うPMTCは重要である．それにより既存修復物の寿命が延長していくからである．

来院間隔

ところで，どのくらいの間隔で来院させるのか，を決める決定的な論拠はない．しかし，来院させる間隔を決定する意味においても，またそれぞれの口腔環境におけるう蝕のバランスを管理するために

も，それぞれ個人のリスク評価は参考となる．

このリスク評価にはさまざまな方法が提案されているが，いま提案されているすべてのリスク評価法をすぐに取り入れるということではなく，できる方法から取り入れていくということになると思う．そして，リスク検査を取り入れていく過程で患者さんへの説明があり，お互いにこのコンセプトを共有していくことになる．

リスク評価のなかで，私はとくに唾液の量と質に注目したいと考えている．唾液の量と質は病気や服用薬剤によっても左右されるが，一般的にはそれぞれに特有なものであり，しかもう蝕リスクに大きな影響を与えるものである．

外科処置と経過管理

虫歯の治療は，昔から虫歯になった部位とその周辺を削って，そこには歯とは似て非なる金属などの材料を詰めて「はい終了」といわれてきた．しかし，自身の体の一部を取り除いておいてそこに何かを詰めたとしても，それで終了と考えて良いのかという疑問が残る．たとえば，胃を外科的に除去する治療

をした後にはその予後を見るために定期的に通院する必要がある．人工関節にしたときには，機能が正常かをみながらリハビリを兼ねて，これもその後何回もの通院が必要となる．

歯1本の生命のためにも，外科的に切削したあとは必ず予後を見る必要がある．虫歯を再発（再発性あるいは二次う蝕の予防）させないための予防と管理が大切になる．虫歯になったので歯に詰め物をしてそれで終了ということではなく，そこから新たな予防が始まるという考え方が重要であろう．

もちろん，歯を削らなくてもいい状態を作り保つことが最も重要で，風邪を引かないように手洗いやうがいをするという予防の重要性は，歯科においても当てはまる．歯を削らなくてもいい口腔内を，ぜひ育てていきたい．

これからの歯科医院

これまでのう蝕治療の対象となってきたう窩の修復では，疾患そのものではなくその症状を治療していたことになる．これは，病気になった部位の進行を停止させるいわゆる二次予防である．しかし，初期う蝕の発見や診断が容易になってきた現在では，その発症を抑える一次予防にシフトしていくべきであろう．また修復後の二次予防も，さまざまに提案されている．

MIのフィロソフィーの臨床応用は，修復処置などの侵襲的な歯科治療は効果的なう蝕管理方法ではないという認識からはじまる．そして，化学的な再石灰化のテクニックが応用できる早期の段階で，う蝕病変を検出することが不可欠となる．発症前に介入し，疾患プロセスの早期の段階で非外科的にコントロールしていく必要がある．

すなわち疾患を起こす可能性が最も高い患者にはより集中的な管理を提供できるように，また疾患を起こす可能性が最も低い患者にはそれに応じてインターベンションを少なくできるようにリスク・プロファイルを必ず明確にする．このように口腔内のう蝕の管理のために，患者との長い付き合いが始まるのであり，そのような歯科医院が信頼を勝ち取っていくであろう．

参考文献

1. Mjor I A & Toffenetti F: Secondary Caries: A Literature Revies with Case Reports. Quintessence International. 2000;31: 165-179.
2. Hickel R & Manhart J: Longevity of Restorations in Posterior Teeth and Reasons for Failure. J Adhesive Dent. 2001; 3: 45-64.
3. 森田学，石村均，石川昭，小泉和浩，渡邊達夫：歯科修復物の使用年数に関する疫学調査，口腔衛生学会雑誌．1995;45:788-793.
4. 豊島義博，野村義明，安田登：一般歯科臨床における脱落，2次う蝕の調査，第2報 2次う蝕を併発する要因について．接着歯学．1995;13:134-142.
5. 久保至誠，仲佐理紀，林善彦：コンポジットレジンならびに鋳造修復の生存率．日歯保存誌．2001;44:802-809.
6. 久保至誠：接着性レジンを使ってMIを実践する．歯界展望．2003; 102(5): 922-928.
7. Tyas M J, Mount G J, Anusavice K J, Frencken J E: Minimal intervention dentistry - a review, FDI Commission Project 1-97: International Dental Journal. 2000;50:1-12.
8. Peters M C, McLean M E: Minimally Invasive Operative Care 1. Minimal Intervention and Concepts for Minimally Invasive Cavity Preparations, 2. Contemporary Techniques and Materials: an Overview. J of Adhesive Dent. 2000;3: 7-31.
9. 高江州義矩，Hume W R，熊谷崇，齋藤季夫，日野浦光：MINIMUM INTERVENTION, 21世紀の歯科医療のためのMIプログラム．デンタルダイヤモンド社．東京．2001.
10. 加藤正治，日野浦光，猪越重久：ミニマルインターベンションを軸にした新しい時代の歯科医院．歯界展望．2002;99(6):1209-1245.
11. Ngo H G, 日野浦光：う蝕の管理と保存修復学におけるパラダイムシフト．歯界展望．2003;102(6):1129-1144.
12. Elderton R J & Davies J A: Restorative Dental Treatment in the General Dental Service in Scotland. Br. Dent J. 1984; 157:196-200.
13. Axelsson P: Diagnosis and risk prediction of dental caries, Quintessence Publishing Co, Illinois, 2000; 151-178.
14. 真木吉信：初期う蝕とは何か？ COの定義・診断と介入の方法．the Quintessence. 2004;23(3):595-601.
15. Anusavice K J: Treatment regimens in preventive and restorative dentistry.JADA. 1995;126: 727-743.
16. 千田彰，五味明良：新しいう蝕治療に対応する診断器．DIAGNOdent.歯界展望．1998;92:1059-1065.
17. 西真紀子，村松いづみ，金谷史夫，小口道生，熊谷ふじ子，熊谷崇：21世紀型歯科治療とMinimum Intervention(2)，前う窩病変.the Quintessence. 2003;22(6):1253-1261.
18. 中嶋省志：初期う蝕の定量・モニタリングシステム(QLF法).デンタルハイジーン.22004;4(3):255-259.
19. 日野浦光：修復治療のダウンサイジング（ウ蝕治療・リボリューション).デンタルダイヤモンド（増刊号).1997;22:148-154.
20. 日野浦光，豊島義博：接着性材料を多目的に使用するために－特に窩洞のダウンサイジングによる歯質の保存について.日本歯科評論．1998;668:9-11.
21. 日野浦光：小さな齲蝕は最小限の切削で修復（最小限の切削でどこまで修復できる).歯界展望.1999;93(2):278-283.
22. 猪越重久，日野浦光，奈良陽一郎：窩洞形成にう蝕検知液を活かす．歯界展望．1998;92:995-1018.
23. 福島正義：接着性レジンのう蝕象牙質内侵入に関する研究.口病誌．1981;48:32-385.
24. 小口道生，熊谷崇：加齢に伴う口腔内の変化について－来院患者の歯牙情報分析からの考察, J Health Care Dent. 2003;5:31-41.

3　初期う蝕の予防と管理

3-1　フッ化物洗口を併用した地域歯科保健活動
　　　石川県田鶴浜町での試み
　　　守友靖子

3-2　グラスアイオノマー系シーラントを併用した地域歯科保健
　　　歌登町での試み
　　　小松久憲

3-3　う蝕の微生物学的リスク低減治療
　　　Dental Drug Delivery System(3DS)による病原口腔細菌の制御
　　　武内博朗／阿部井寿人／泉福英信／花田信弘

3-4　プラークや汚れの付着を抑制する表面改質法
　　　寺中敏夫

初期う蝕のマネージメント／う蝕を進行させないために

1 フッ化物洗口を併用した地域歯科保健活動
石川県田鶴浜町での試み

石川県田鶴浜町健康福祉課　保健師

守友靖子

地域歯科保健

　歯と口の健康は「おいしく食べる」たり「楽しく食べる」ことができるだけでなく，「若々しい表情」のために極めて重要になる．厚生労働省では，「一生自分の歯で食べること」は健康の基本であることから，80歳で20本以上の歯を保つことを目標とした「8020運動」を推奨している．

　田鶴浜町の歯科保健は，「8020」どころか，幼児期から学童期におけるむし歯罹患者率が県平均より高く，逆に処置率が低い状況にあった．そこで，平成9年度に「8020」を目指すむし歯ゼロの町づくり事業に取り組み，関係機関とともにさまざまな事業を展開した．その結果，町民のむし歯予防意識の向上や環境整備の改善にもつなげることができた．また，まだまだ多いが保育所，小・中学校のむし歯罹患者率は徐々に低下し，むし歯の本数でみると半減してきた．その大きな要因のひとつは，行政によるフッ化物の導入である．

　むし歯は，生活習慣病のひとつであり，感染症でもある．しかし，その認知度はまだ低い．また，行政における歯科保健対策も横に置かれがちである．むし歯は生活習慣病のひとつだが，高血圧や糖尿病など他の生活習慣病からみると，その原因と対策は比較的わかりやすい．①歯みがき，②おやつ指導の2本柱のむし歯予防対策に，③フッ化物応用を加えることで，予防効果を格段に高めることができる．行政の労力は小さくはないが，歯科保健対策については，町ぐるみで楽しく取り組むことができる．

　今回，この事業概要を紹介し地域歯科保健のあり方や，事業終了後の経過から感じる問題点を整理してみたい．現在，全国で市町村合併が進められているが，各市町村で確立・実施されている歯科保健事業が継続されることを祈願して，その一助になればと思う．

「8020」を目指すむし歯ゼロの町づくり事業

実施の経緯

　当町は石川県能登半島のほぼ中央に位置し，自然環境に恵まれた人口6,000人の小さな町である（図1）．

　平成8年度に全国の市町村で母と子の健康を守るための「母子保健計画」を策定することになった．計画策定時に明らかになったのは，3歳児歯科健診（図2）や学校歯科健診（図3）などの結果から，田鶴浜町の子どもにはむし歯が多く，また治療せずに放置している割合も高いということであった．

　「田鶴浜町母子保健計画」を，平成8年度健康づ

[田鶴浜町の位置と歯科健診結果]

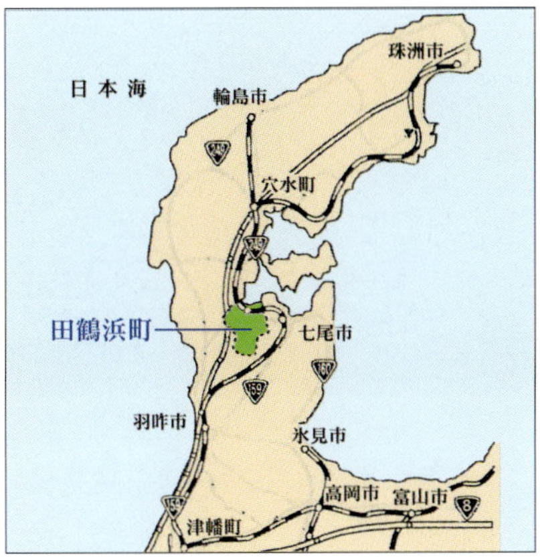

図1　田鶴浜町の位置.

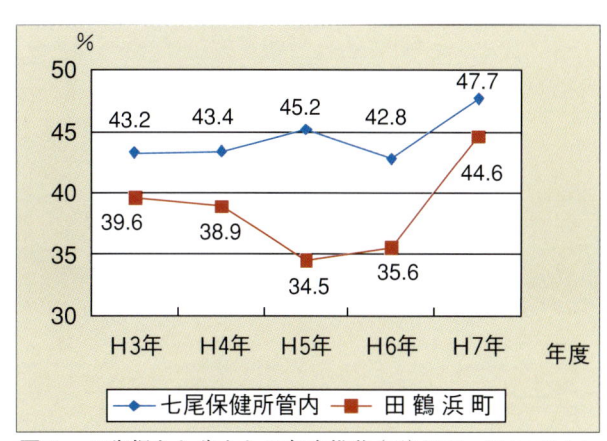

図2　3歳児むし歯なしの年次推移(%)(資料:平成7年すこやか白書).

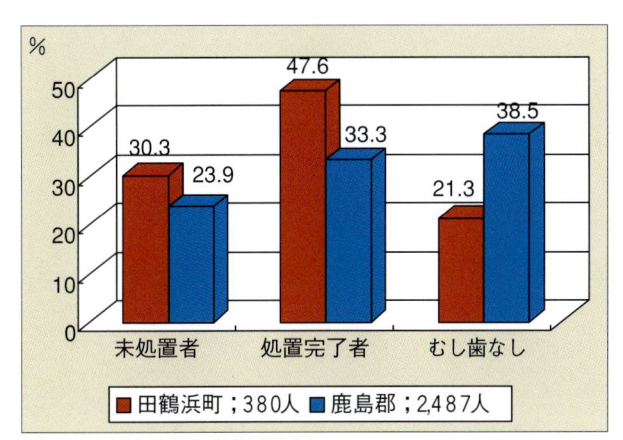

図3a　小学校歯科健診状況(資料:平成7年度学校保健).

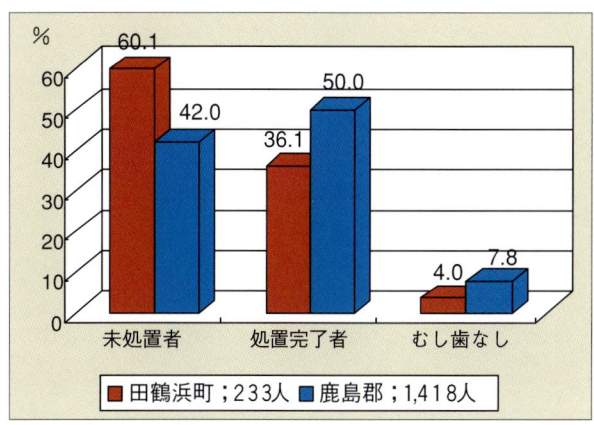

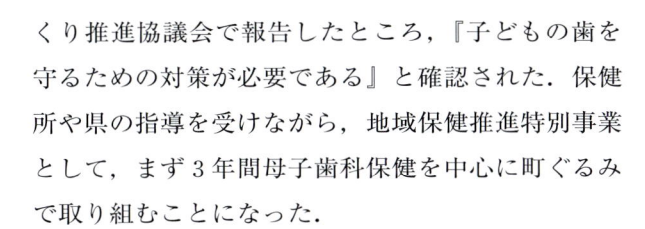

図3b　中学校歯科健診状況(資料:平成7年度学校保健).

くり推進協議会で報告したところ,『子どもの歯を守るための対策が必要である』と確認された.保健所や県の指導を受けながら,地域保健推進特別事業として,まず3年間母子歯科保健を中心に町ぐるみで取り組むことになった.

事業名は,【田鶴浜町「8020」を目指すむし歯ゼロの町づくり事業】である.事業内容は,①会議,②調査,③啓発・普及,④研修などの4本柱で,それらの対策のひとつがフッ化物洗口の導入であった.

私自身,保健師という仕事をしながらも,フッ化物についてはほとんど知識がなかった(たぶん多くの保健師も同様かと思われる).この事業に取り組んで私自身のデンタルIQが上がったことはまちがいない.

計画概要

歯科保健対策会議を設置し,目標設定から評価まで行うこととした.会議のメンバーは,歯科医院,保育所,児童館,学校,保健所,食生活改善推進員など人たちで構成し,各種啓発・普及事業を保育所,児童館,学校などと連携しながら歯科保健事業を展開していくこととした.推進体制は,計画の策定や評価を行う「むし歯ゼロ推進委員会」(表1)と,事業の企画,運営を行う「むし歯ゼロ実行委員会」(表2)からなる.

[基本理念『町ぐるみで推進する体制づくり』]

子どもの歯を守るためには,母親や子どもの努力だけでは困難なことが多い.たとえば,一歩外に出ればジュースの自動販売機があり,友だちの家に遊

[田鶴浜町のむし歯ゼロの町づくり事業]

~町ぐるみで取り組むイメージ図~
〔いつまでもぼくのじまんだきれいな歯〕

ピカピカ君

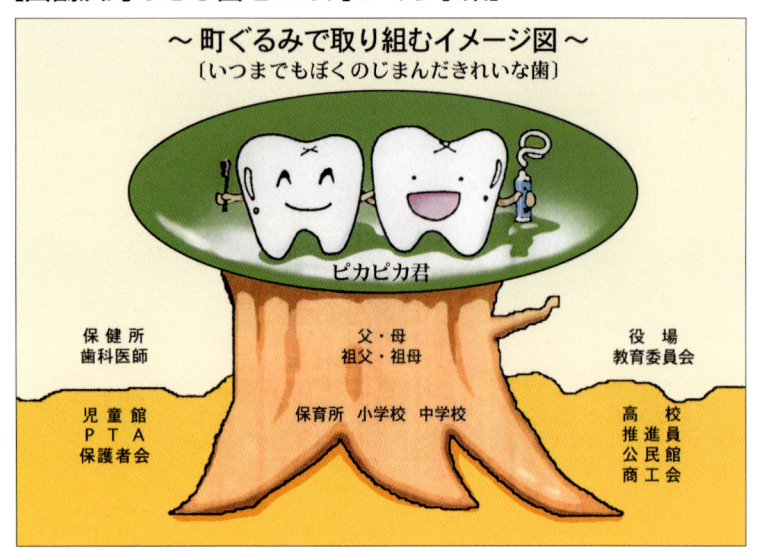

保健所 歯科医師／父・母 祖父・祖母／役場 教育委員会
児童館 PTA 保護者会／保育所 小学校 中学校／高校 推進員 公民館 商工会

図4 町ぐるみで取り組むイメージ図.
子ども（ピカピカ君）を中心に，父，母，祖父母を含めた家庭の周りに保育所，学校，推進員，商工会，公民館などが一緒になって子どもの歯を守っていこうというイメージを描いた．

表1 むし歯ゼロ推進委員会メンバー（14人）．
- 連合保護者会代表
- PTA連合代表
- 歯科医院長
- 教育委員会（教育長）
- 保育所長
- 学校長
- 公民館長
- 商工会長　　　　　など

表2 むし歯ゼロ実行委員会メンバー（20人）．
- 保護者会長
- PTA会長
- 歯科医院の歯科衛生士
- 教育委員会課長
- 商工会
- 保育士
- 養護教諭
- 食生活改善推進員
- 児童館，保健所保健婦　　など

表3 ひとり一人が取り組む目標．
- 食べ物に気をつけよう！
- 砂糖を減らす
- 良く噛むこと
- 歯をきれいにする
- よごれを落とす歯みがきをする
- 歯間ブラシや糸ようじを使う
- フッ化物を利用する
  　歯磨き粉，フッ素塗布，
  　シーラント
  　フッ化物洗口などの利用
- 定期的に歯医者さんに行く
  　歯垢，歯石を取ってもらう
- 自分で歯の健康をチェックできる習慣をつける

表4 家庭で取り組む目標．
- 1か月に1回第1日曜日は「休甘日」にしよう！
  　甘いおやつ，飲み物はお休みし，噛みごたえのある物を食べよう！
- 食べたら歯をみがこう！
  　夜は3分以上みがき，みがいた後は食べないで寝よう！
  　8歳（小学校3年生）までは，保護者に仕上げみがきをしてもらおう！
- フッ素入り歯みがき剤を使おう
- フッ素塗布をしてもらおう
- シーラント処置をしてもらおう
- 歯科健診でむし歯があったら早く歯医者さんに行って治そう
- お口の中を見ながら歯をみがこう

表5 保健センター・保育所・学校で取り組む目標．
- 1か月に1回砂糖の入っていない硬い物（せんべい，するめなど）を食べよう
  　健康（歯）に良い食べ物を学習しよう！
- 保育所や学校で昼食後の歯みがきをする
  　3分間砂時計を使おう！
  　「すすめ！ 8020」の歌も流そう！
- 希望者に対し町の幼児健診でフッ素塗布を行う
- 希望者に対し保育所，学校でフッ化物洗口を行う
- 保育所，小学校で1年に2回歯科健診を行う
  　『わ・ハ・歯手帳』の活用
- 正しい歯みがきの普及を行う
  　（歯みがき教室：保育所，学校）

びに行けば甘いおやつがでてくる．子どもの歯を守るためには，子どもの日常生活に関わる保護者，祖父母，保育所，学校，地域など町ぐるみで歯の健康に関心を持つという環境づくりが重要である（図4）．

歯の健康づくりを行政とともに，家庭，保育所，学校，地域などがそれぞれの役割を確認し，互いに連携・協力を図りながら母子歯科保健を推進していく必要がある．その上で子ども自身が，そして町民ひとり一人が「自分の歯は自分で守る」ための知識や技術を身につけていくことを基本理念とした．

[目標『大切な自分の歯を守ろう！』]

ひとり一人が取り組むこと（表3），家庭で取り組むこと（表4），保健センター（さつき苑）・保育所・学校で取り組むこと（表5）に分けて目標を設定した．

[保健センターにおける取り組み]

表6　保健センターにおける実施事業．
- フッ素塗布
- フッ素塗布説明会
- フッ化物洗口説明会
- パパママ教室
- 保育士へのブラッシング指導
- 作品募集
- むし歯予防ポスター
- 歯によいおやつのコーナーづくり
- 媒体
  キーホルダー，シンボルマーク入りハンカチ，ポスター，パウチ，紙芝居，ペープサート，歯科保健目標ポスター，看板・懸垂幕

◀図5　保健センターでのフッ素塗布．
歯ブラシで，歯のすみずみにフッ素（フロアゲル）を塗布する．1分間その状態を保つ．その後，余分なゲルをティッシュで拭き取る．塗布後30分間は飲食させない．

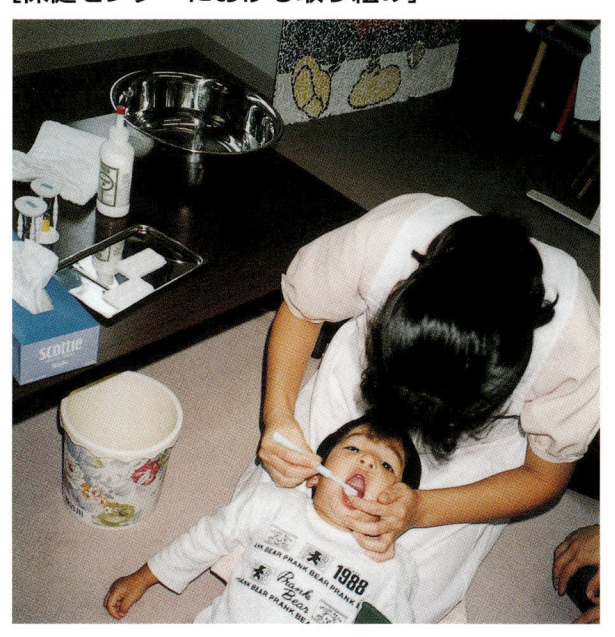

表7　ハイリスク該当基準（A・B・Cいずれかに該当する人）．

1歳2か月・1歳6か月・2歳・2歳6か月・3歳・3歳6か月健診時
A　1．ほ乳ビンを使っている
　　2．母乳を与えている
　　3．よく食べる甘いおやつ2つ以上
　　4．よく飲む甘いもの1つ以上
　　　　（1～4で2つ以上チェックあり）
B　むし歯，むし歯になりかけがある
C　清掃状況がきたなく，pHが6.0以下

表8　健診時，フッ素塗布を希望しない理由．
- 臭いに敏感なので嫌がると思う．
- 親戚の人に歯が黒くなるからしない方がよいといわれた（むし歯の進行止めと勘違い）
- 時間がない．
- 様子をみて次回から塗布する

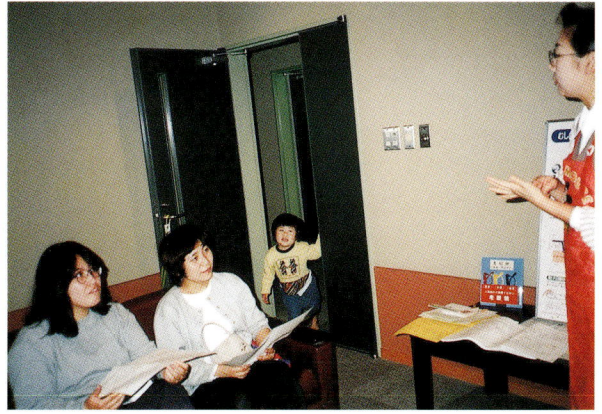

図6　フッ素塗布説明会．

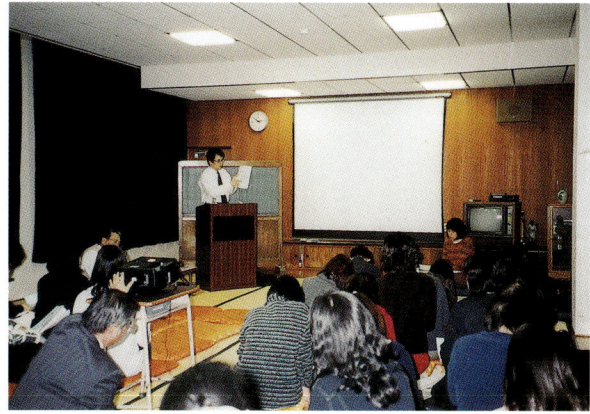

図7　フッ化物洗口説明会．
保護者，児童生徒らを対象にフッ化物やフッ化物洗口の説明．説明会で出された質問をまとめ，「フッ素洗口～質問と回答～」を作成，配布．

実施事業

[保健センターにおける取り組み（表6）]

フッ素塗布

フッ素塗布を1歳2か月から始め，1歳6か月より6か月ごとに3歳6か月児まで，歯科健診とともに計6回行った（図5）．ときに問診，歯科健診から

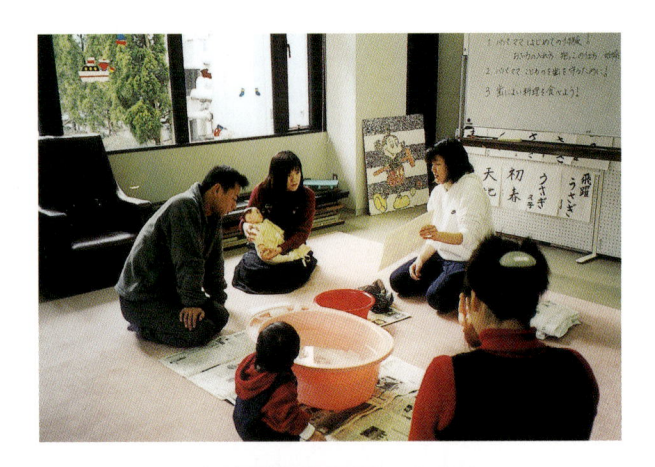

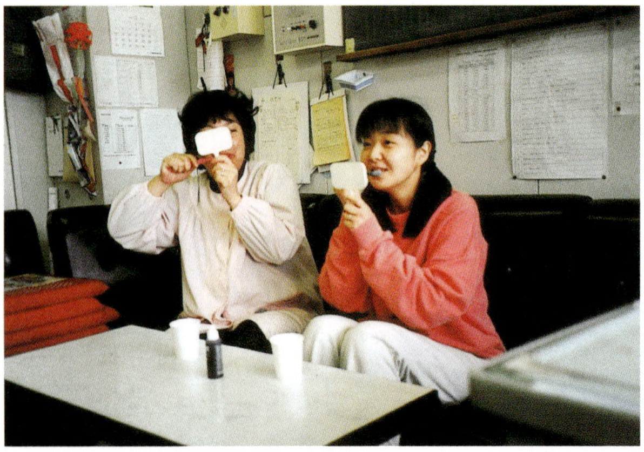

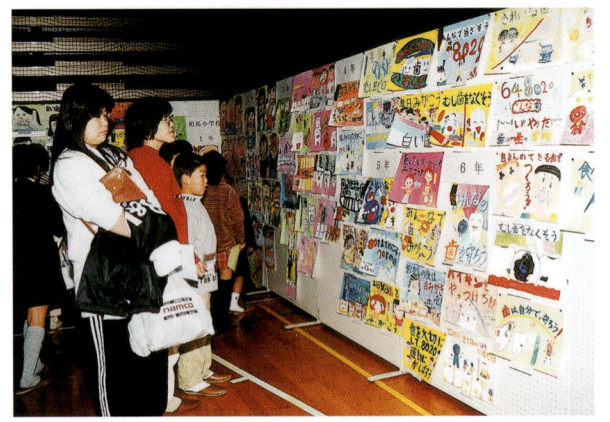

初期う蝕のマネージメント／う蝕を進行させないために

図8 ｜ 図9
図10

図8　パパママ教室．
　「カルシウムを多く含んでいる食品を知ることができて良かった」，「日頃，歯には関心がなかったが，これから気をつけようと思った」などの感想を得た．
図9　保育士へのブラッシング指導．
　「歯間ブラシを初めて使い，歯肉から血が出て驚いていた」，この日をきっかけに「歯科医院で歯石を取ってきた」など，歯への関心が高まった．
図10　むし歯予防ポスター．
　ポスターを募集したことにより，子どもたちのむし歯に対する関心を高めることができた．

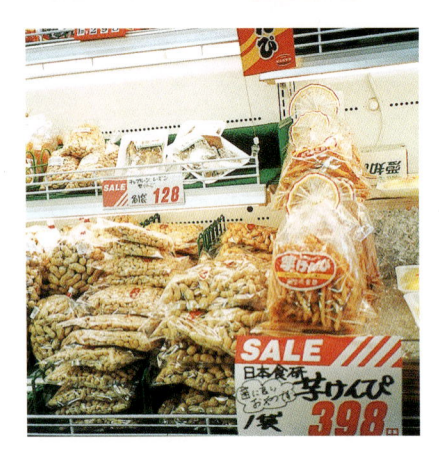

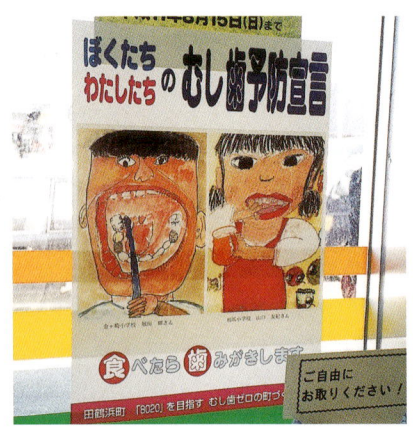

図11　歯によいおやつのコーナーづくり．
　リーフレット，むし歯予防ポスター，歯に良いおやつのコーナーをスーパーに設置．「リーフレット（歯によいおやつの作り方）はおばあちゃんにも協力してもらうため，一緒にみた」とか，各小学校児童のポスターなどで，町民の関心が高かった．

う蝕のハイリスクと診断された児童は，追加フッ素塗布を3か月ごとに実施した（表7）．
　開始当初はフッ素塗布を希望しないご家庭もあったが（表8），希望者は徐々に多くなっていった．
フッ素塗布説明会
　『母子手帳』交付時やパパママ教室でフッ素塗布について説明した（図6）．また事前にフッ素についての説明書を送付した．
フッ化物洗口説明会
　各小中学校において，保護者，児童生徒を対象にフッ化物やフッ化物洗口の説明を行った（図7）．各説明会で出された質問をまとめ，「フッ素洗口〜質問と回答〜」を作成，配布した．
パパママ教室
　保健センターにおいて，5〜8か月の妊婦とその夫を対象に，夫の妊婦体験や，沐浴，歯の話，歯によい食事などの内容を盛り込んでパパママ教室を実施した（図8）．
保育士へのブラッシング指導
　各保育所において，むし歯・歯槽膿漏の原因の解説と染め出しによるブラッシング実習（糸ようじ，歯間ブラシなど）を行った（図9）．

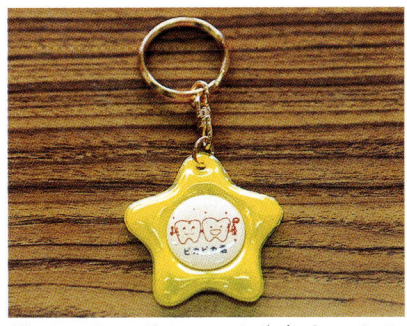

3-1 フッ化物洗口を併用した地域歯科保健活動／石川県田鶴浜町での試み

図12 シンボルマーク入りキーホルダー．保育所，小学校の児童に配布．

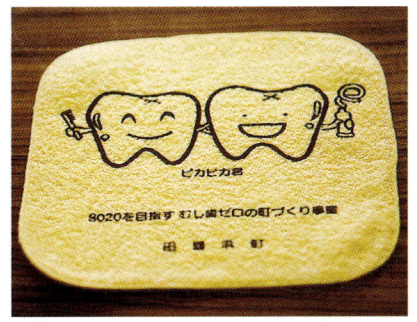

図13 シンボルマーク入りのハンカチ．あつまれ8020大会の参加賞として配布．

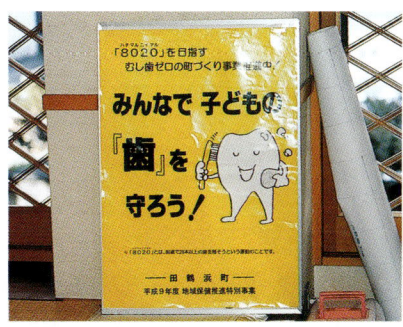

図14 ポスター．町内の公共施設，商店，駅，金融機関など町民の人が出入りする場所に掲示．

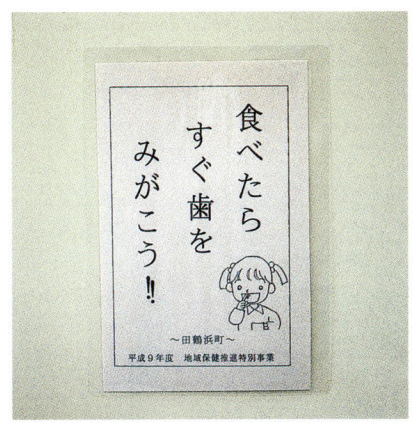

図15 パウチ．町内の公共施設，事業所の洗面台に貼り，昼食後に歯みがきをするよう呼びかけた．

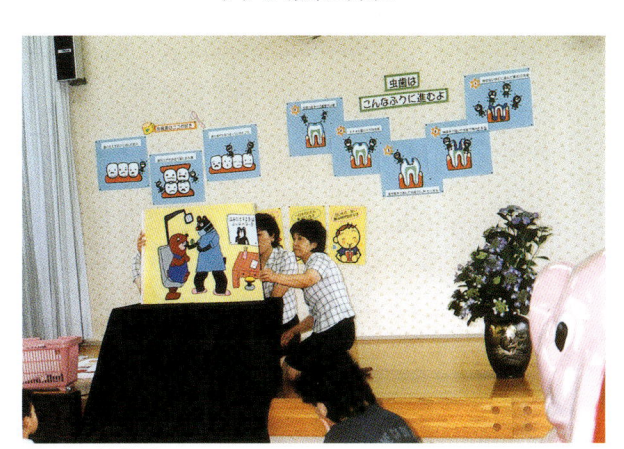

図16 紙芝居．保育所のむし歯予防教室に使用．

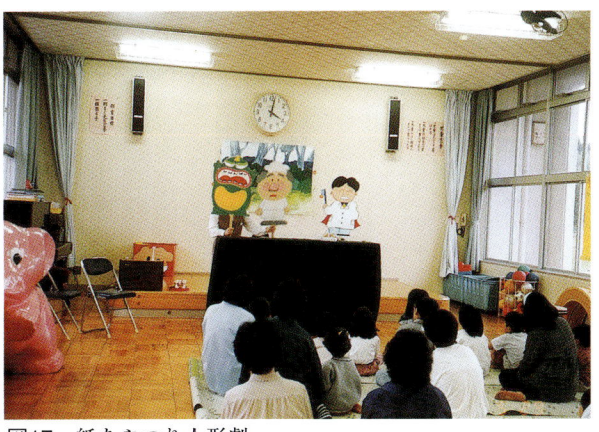

図17 紙あやつり人形劇．
保育所，小学校の歯みがき教室に使用．動きのある話なので，子どもたちは楽しそうに見ていた．

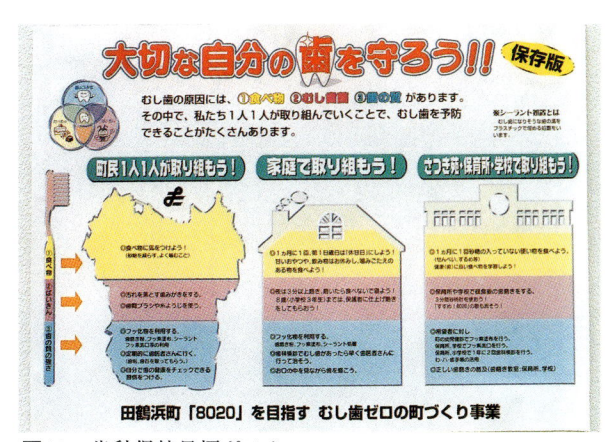

図18 歯科保健目標ポスター．町内公共機関，公民館，歯科医院などに配布．

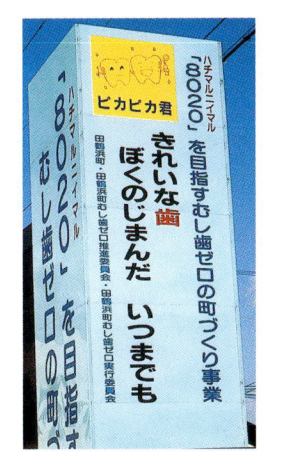

図19 看板・懸垂幕．
田鶴浜町役場の前に一般公募した標語・シンボルマークなどを入れた看板や「むし歯予防週間」の懸垂幕を掛けた．

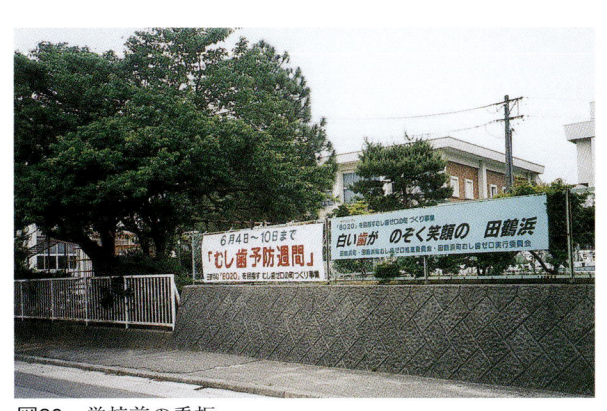

図20 学校前の看板．フェンスにむし歯予防の標語を掲げた．

3 初期う蝕の予防と管理

83

[保育所における取り組み]

表9　保育所における実施事業.

・節分・祖父母教室	・フッ化物洗口
・保育参観	・歯みがきタイム
・歯科健診	・保育園内の掲示
・歯に良いおやつの試食会	・紙芝居・ビデオ

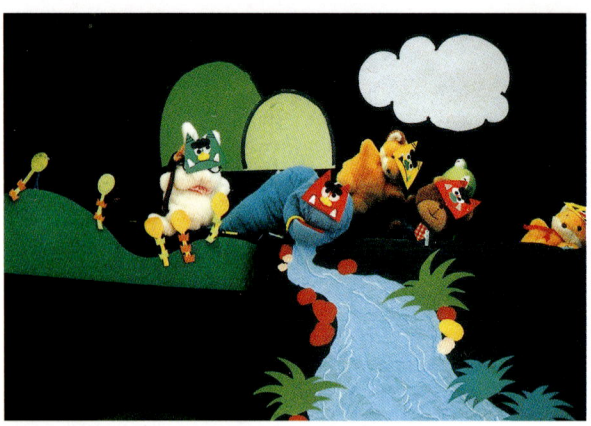

図21　節分・祖父母教室で人形劇:『むし歯になったくま』を行った．おじいちゃんやおばあちゃんも参加し，むし歯を防ぐ4つのポイントを聞いていた．

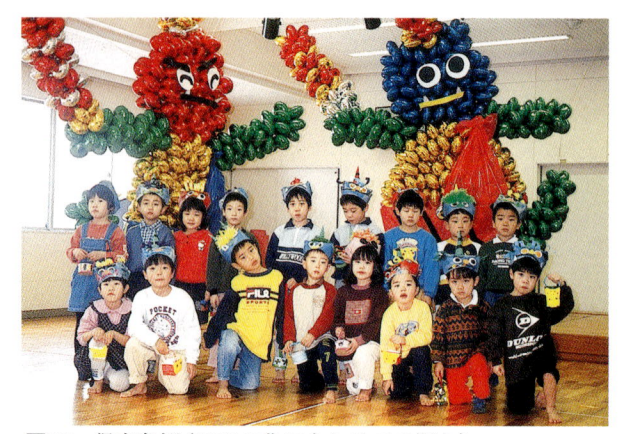

図22　保育参観(8020の曲に合わせての踊り).
参加されたお母さん方も，歌を通して歯に関するミニ知識を，楽しく学ぶことができた．

表10　『わ・ハ・歯手帳』のもくじ．

歯を守るための生活習慣	3
歯のはたらき	4
むし歯の原因と予防法	5
子どもの成長に応じたケア（乳幼児期）	6・7
子どもの成長に応じたケア（学童期）	8・9
歯ごたえのあるものを食べよう！	10・11
栄養のバランス	12
《健診の記録》	
家庭や町の健診で（あかちゃん健診）	13
保育所の歯科健診	14～16
小学校の歯科健診	17～23
中学校の歯科健診	24・25

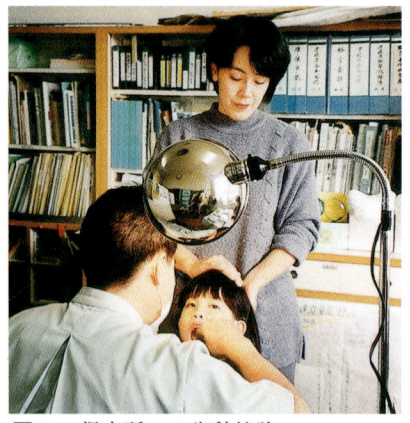

図23　保育所での歯科健診．
年2回実施．『わ・ハ・歯手帳』に記入，保護者に通知．

作品募集

　小学生や中学生，一般町民から，"「8020」を目指すむし歯ゼロの町づくり"のシンボルマーク，標語，歌詞を募集した．

　シンボルマークは看板，歯科手帳，封筒などに，標語は看板，懸垂幕，歯科手帳などに，歌詞(すすめ！　8020)は保育所，学校での歯磨きタイムなどに活用した．

むし歯予防ポスター

　むし歯予防に関する意識向上を目的に，小・中学生を対象にしてポスターを募集した．優秀作品は，歯科保健大会にて表彰し，全ての作品は会場に展示した(図10)．

歯に良いおやつのコーナーづくり

　商工会を介して，リーフレット(歯によいおやつの作り方)，むし歯予防ポスター，歯に良いおやつのコーナーを町内のスーパーに設けた(図11)．

媒体

　種々の媒体を作製・配布し，PRに努めた(図12～20)．

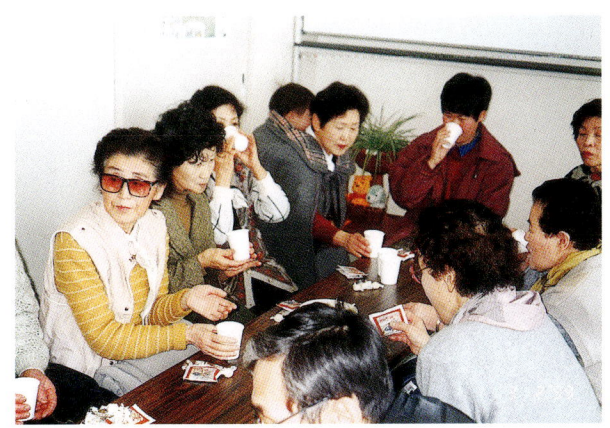

図24　歯に良いおやつの試食会．
　満点ほしいも，カルモンド，さきいか，輪島せんべい，キャンディチーズ，スキムミルクなどを紹介し，おじいちゃん，おばあちゃんの協力を求めた．

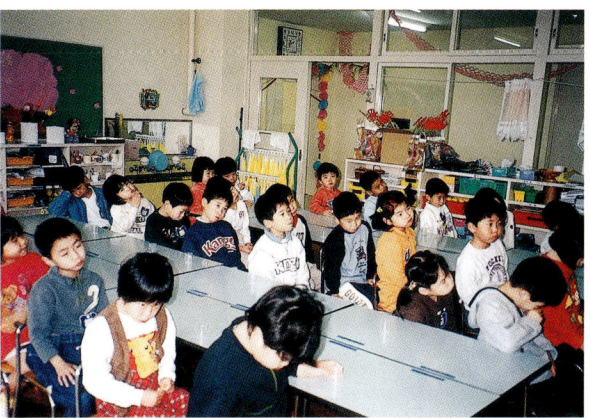

図25　保育所でのフッ素洗口．
　4歳，5歳を対象に希望のあった児童．上手にうがいができるまで，真水でうがいの練習．上手になったら，フッ素水7ccで洗口．

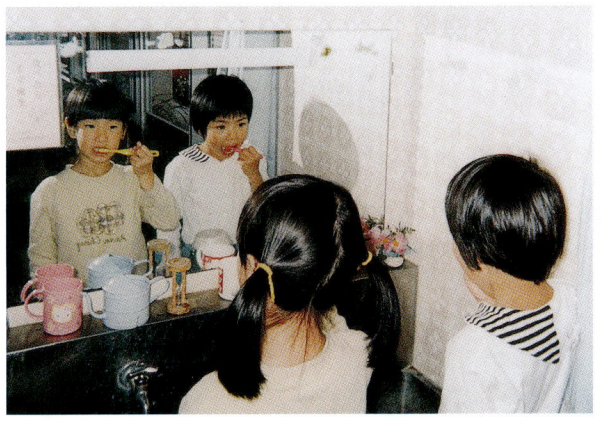

図26　歯みがきタイム．
　砂時計を見ながら，「3分間」昼食後の歯みがき．友だち同士で「きれいに磨かんと，むし歯になるよ！」と口の中をチェックし合っていた．

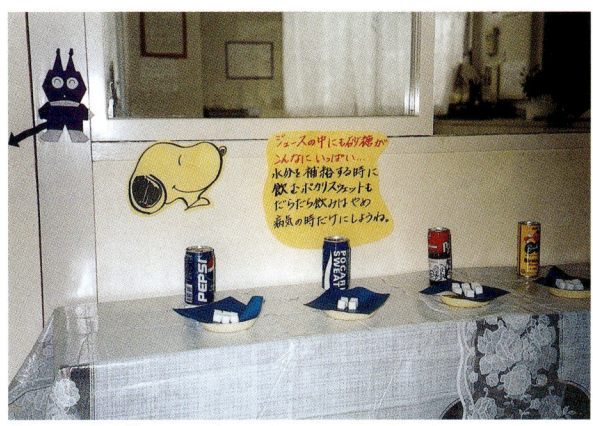

図27　「砂糖がこんなにはいっているよ！」．
　あまり甘く感じないジュースにも，角砂糖の数をみてたくさんの砂糖が入っていることことを知り，驚いている保護者もいた．

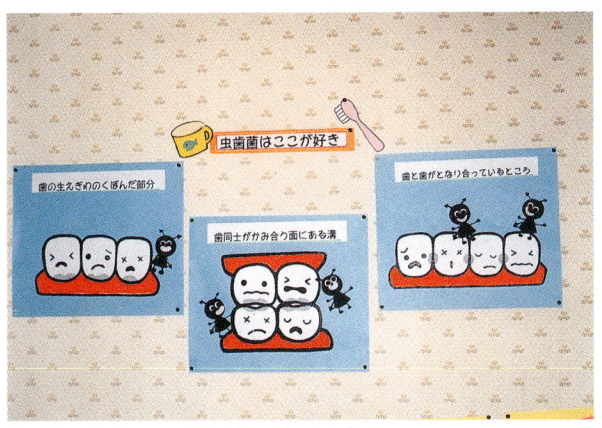

図28　「むし歯菌はここがすき！」．
　なかには，掲示物と自分の歯を手鏡で見くらべたりしている様子が見られた．

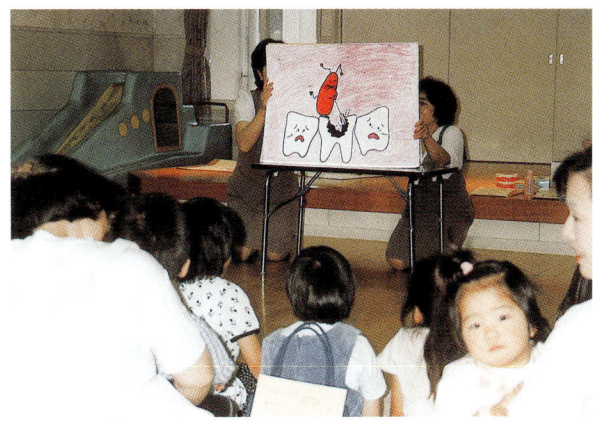

図29　紙芝居・ビデオ．
　子どもたちは，少しづつ歯に関する意識がでてきた．

[保育所における取り組み(表9)]

節分・祖父母教室

　なぜむし歯ができるのか，むし歯はどこにできやすいのかなど，子どもたちに楽しくわかりやすいように人形劇『むし歯になったくま』やパネルを用いて，祖父母参加の教室を開催した(図21)．

保育参観

　保育所での参観日に子どもたちは「むし歯退治の

初期う蝕のマネージメント／う蝕を進行させないために

[小学校における取り組み]

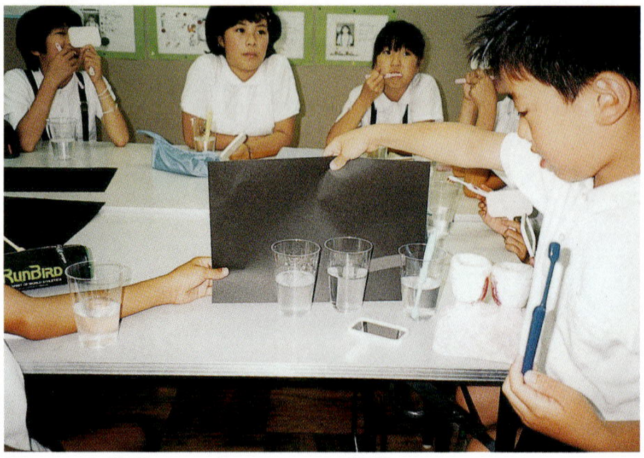

図30　小学校でのブラッシング指導.
　磨いているようで磨けていない様子が発達段階に応じて個々の問題として発見し，自分に合った磨き方を工夫していた．

表11　小学校における実施事業.
- ブラッシング指導
- おやつ教室
- かみかみ給食
- 歯みがきカレンダー
- フッ化物洗口
- 歯科健診
- 歯科健診結果と事後指導
- ジャンボかるたでの取り組み
- 歯肉炎予防教室
- 歯科保健掲示物

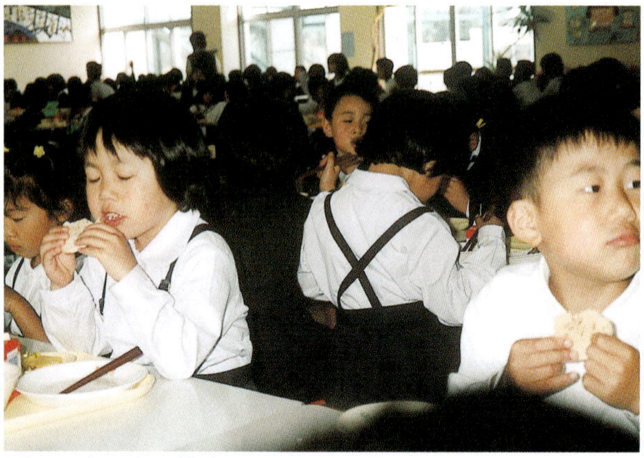

図31　かみかみ給食.
　1か月に2回給食で，「せんべい」「するめ」「小魚」「干しいも」などをよく噛んで食べた．

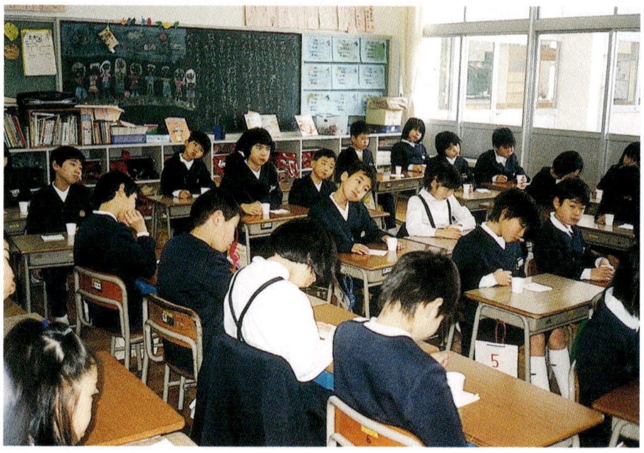

図32　小学校でのフッ化物洗口.
　洗口後は，フッ素効果を保つために，30分ほど飲食しないことになっている．基本的に食事やおやつ，歯みがきなどの生活習慣も大切である．

鬼のお面」をかぶり，8020の曲のリズムに合わせ，元気いっぱいに踊っていた（図22）．

歯科健診

　保育所では，年2回の歯科健診が行われた（図23）．歯科健診の結果は，『わ・ハ・歯手帳』（表10）に記入し，保護者に知らせた．

歯に良いおやつの試食会（図24）

　保育所から帰ってきて，夕食までに甘いおやつをたくさん食べてしまうと，丈夫な体の元である大切な食事が摂れなくなる．そこで，おじいちゃん，おばあちゃんに試食していただき協力を求めた（図23）．

フッ化物洗口

　4歳，5歳を対象に希望のあった児童．上手にうがいができるまで，真水でうがいの練習をする．上手になったら，フッ素水7ccで洗口する（図25）．希望しない児も，真水でみんなと一緒に洗口する．

歯みがきタイム

　砂時計を見ながら，「3分間」昼食後の歯みがきが定着させてきた（図26）．友だち同士で，「きれいに磨かんと，むし歯になるよ！」と口の中をチェックし合っている様子が見られた．

保育園内の掲示

　「砂糖がこんなにはいっているよ！」（図27）
　販売されているジュースと，そのなかに含まれている角砂糖を展示した．
　「むし歯菌はここがすき！」（図28）
　かわいく見やすい歯の掲示物を貼った．

紙芝居・ビデオ

　「歯ブラシシュシュシュ」の紙芝居や，「ばいき

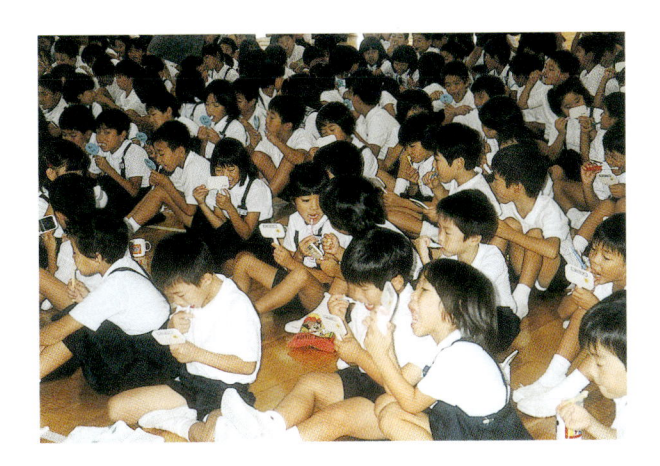

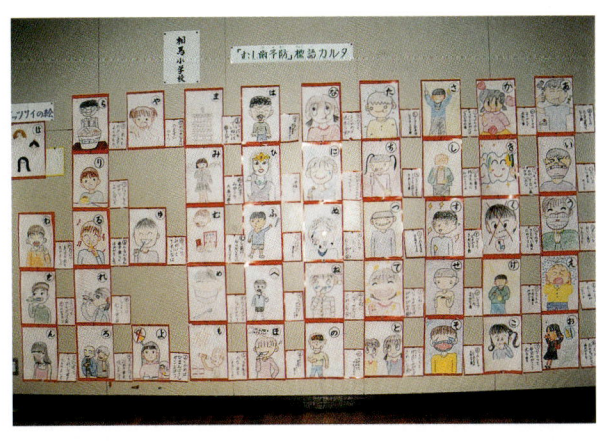

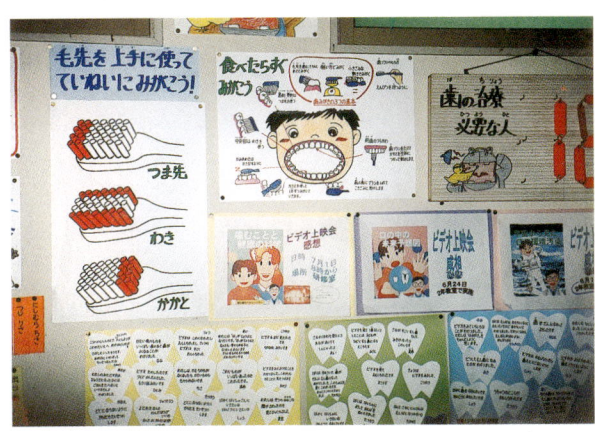

図33 全校歯みがき.
　給食後，歯みがきの音楽とともに始まる歯みがきタイム.
図34 ジャンボかるたでの取り組み.
　歯に関することばや絵を相談しながら，かるたを作成.
楽しい「ジャンボかるた大会」を実施.
図35 わ・ハ・歯コーナー.
　歯科健診の結果や歯についての情報が楽しくわかるように保健室前に歯のコーナーを設置，掲示した.

んて何だろう」というビデオなどを各保育所に設置した（図29）．

[小学校における取り組み（表11）]

ブラッシング指導

　3年，4年，5年生を対象に，歯に関するクイズ，むし歯や歯肉炎の原因と予防の説明，染め出しによる歯みがき指導を実施した（図30）．

おやつ教室

　5年生の家庭科で，噛むことの大切さ，むし歯がないことの大切さがわかる，おやつの種類を考える，おやつ作りの計画を立てるという目標を設け，授業を行った．

かみかみ給食

　学校栄養士より噛みごたえのあるいろいろな食材を給食に取り入れた（図31）．最初は，好まれない物もあったが，子どもたちも徐々に食べるようになってきていた．

歯みがきカレンダー

　家族のふれあいとなるよう，歯みがき週間に，夜の歯みがきカレンダーを配布した．家の人とのコミュニケーションを取りながらの1週間でとてもよかった．

フッ化物洗口

　希望者を対象に，毎週1回フッ化物の洗口実施した（図32）．保健委員が準備し（学校により異なる），各クラスに配る．開始の合図で一斉に洗口液を口に含み，1分間全体にいきわたるようにブクブクうがいをする．

歯科健診

　歯科健診を平成9年度から春と秋の2回実施した．各自が記入した歯の保健調査票を学校歯科医に見せて検査してもらった．歯科医からの個別指導もあり自分の生活習慣を振り返るいい機会になった．

歯科健診結果と事後指導

　歯科健診結果は，結果票で個別に配布した．結果票を見ながら未処置歯や要観察歯の場所を手鏡で確認させた．また，生えかけの永久歯や重なっている歯の磨き方など自分の口腔内を意識しながら歯みがきができるように指導した．

　給食後，鏡をみながら「奥歯が要観察歯だから，ここからみがこう」など工夫してみがいている様子

初期う蝕のマネージメント／う蝕を進行させないために

[中学校における取り組み]

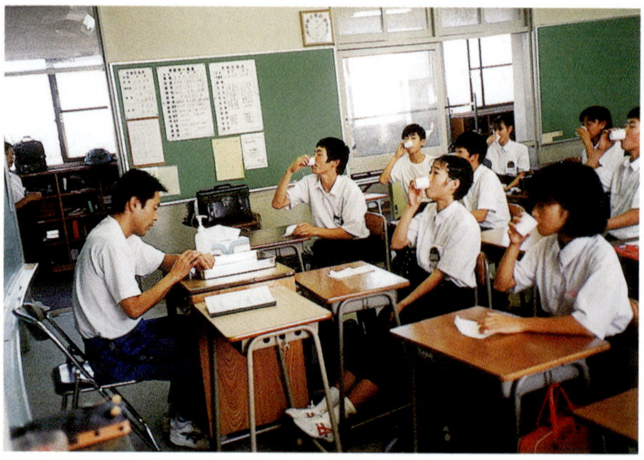

表12　中学校における実施事業.
・『わ・ハ・歯手帳』を利用した歯みがき指導
　『わ・ハ・歯手帳』の説明
　　歯式および記号の見方について
　　3年生全体の歯の実態について
　　歯肉炎について
・フッ化物洗口

◀図36　中学校でのフッ化物洗口.
　当初洗口の様子をふざけて笑わせる生徒がいたり，当人たちも恥ずかしがってできなかった場面もあった．しかし，各クラスで工夫しスムーズに実行できるようになった．

がみられた．

全校歯みがき

　1・2年生は二人ペアでなかよくシュッ！シュッ！　そして先生に口の中を確認してもらい合格したらOK．3～6年生は食堂で手鏡を持ち確認しながらの歯みがきをした（図33）．

ジャンボかるたでの取り組み

　歯に関することばや絵を相談しながら，かるたを作成した．そして，1月に町国際交流員ナッツサイさんと一緒に，楽しい「ジャンボかるた大会」を実施した（図34）．

歯肉炎予防教室

　歯肉炎要観察・要治療の児童を対象に，歯肉炎の原因と予防を説明し，自分の歯肉の健康状況を知らせ，歯肉炎を改善する歯みがきの仕方を学習した．

『児童の感想』

・磨き方がわかったのでよかったです．今日，教えてもらった磨き方で1か月くらい磨いたら，歯ぐきがひきしまるといっていたので1か月間磨いてみたいです．
・歯と歯の間の磨き方がわかったので，良かったです．水で歯ブラシを洗うととても汚かったです．糸ようじを使って歯と歯の間にはさまっているプラークを取るのがおもしろかったです．今日のことを意識してがんばりたいです．

歯科保健掲示物

　わ・ハ・歯コーナー（図35）を保健室前に設置した．

[中学校における取り組み（表12）]

『わ・ハ・歯手帳』を利用した歯みがき指導

　平成10年4月に行われた歯科健診の結果から，学年があがるにつれ歯肉炎や歯周疾患の生徒が多いことに気がついた．また，むし歯のない生徒ほど歯みがきにていねいさがなく学校歯科医より歯周疾患を多く指摘された．

　そこで，3年生全員を対象に本校の実態を知らせひとり一人の歯と歯ぐきの様子を『わ・ハ・歯手帳』を使って学習し，歯肉に対する意識の高揚を試みた．

『生徒の感想』

・歯肉炎は恐いと思った．
・自分には関係ないと思っていたが3年生の仲間にたくさん歯ぐきの悪い人がいるんだとわかった．
・朝晩ちゃんと磨こうと思った．
・80歳まで20本の歯を残そうという意味が初めてわかった．
・自分の歯ぐきは，健康なのか心配になった．
・これから歯みがきをしっかりしようと思った．
・自分は歯がきれいと油断していた．

フッ化物洗口

　中学校でのフッ化物洗口の開始は，平成11年6月からで，洗口をしている生徒は全体の4割．保護者から希望のあった生徒が実施した（図36）．

　小学校では，1分間のカセットテープの案内に合わせて実施しているが，中学校では，担任の合図だけで実施した．毎週月曜日の6限後に洗口時間を設けた．

3-1 フッ化物洗口を併用した地域歯科保健活動／石川県田鶴浜町での試み

[地区組織などにおける取り組み]

▶図37 公民館8020教室．

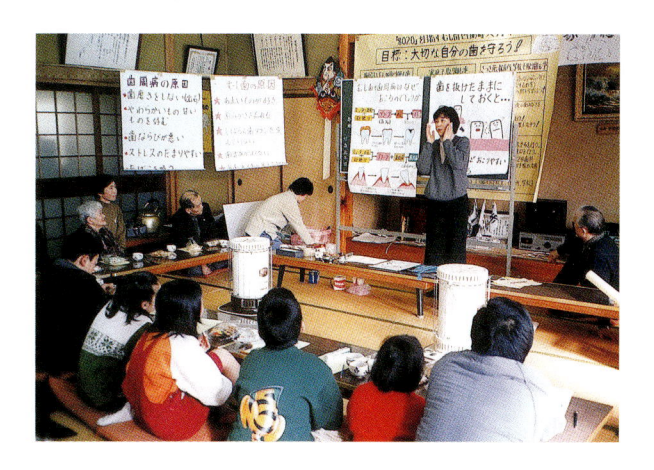

表13 食生活改善推進員の活動内容．

・学習および啓発・普及
　歯に良いおやつや料理について学習し，それを地域に普及した
・公民館8020教室
　カルシウム試食品の調理
　試食品の説明
・「あつまれ！　8020大会」
　歯に良いおやつ調理
　試食品の説明

◀図38 食生活改善推進員活動．

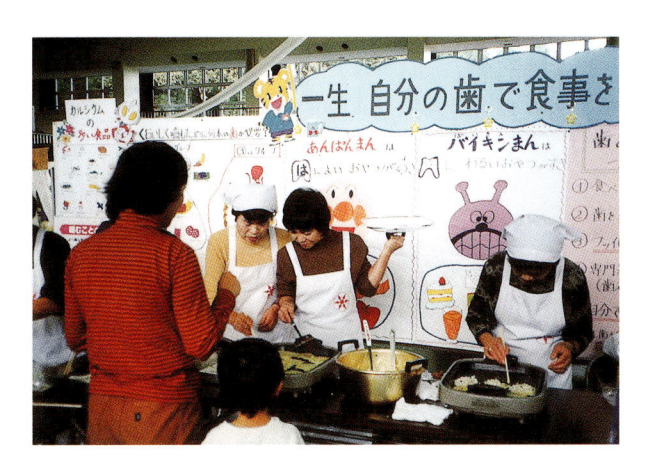

表14 母子保健推進員の活動内容．

・学習（歯科保健に関すること）
　むし歯および歯周病の原因と予防
　ブラッシング
　フッ化物について
　歯に良いおやつと料理　　など
・実習など
　歯に良いおやつと料理
　フッ素塗布，フッ素洗口の体験
　媒体づくり
　『アンパンマン歯に良いおやつ』と『バイキンマン歯に良くないおやつ』の媒体を各保育所にプレゼントした　　など
・出前講座
　保育園児を対象に，保育所（3か所）で「歯に良いおやつ」について実施した
・「あつまれ！　8020大会」での活動発表

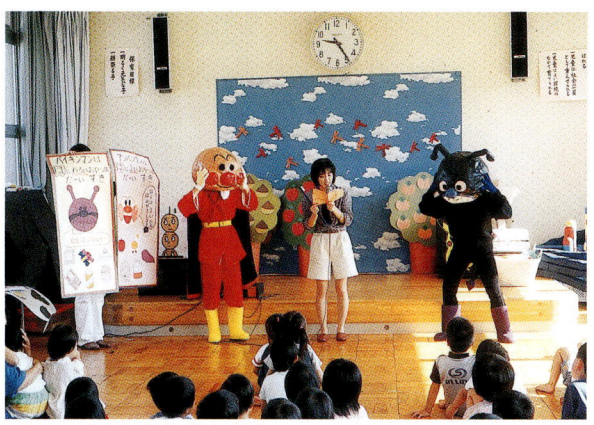

図39 母子保健推進員活動．

[地区組織などにおける取り組み]

　公民館では子どもから高齢者までを，児童館では小学校児童と保護者を対象として，講演（図37）やブラッシング指導（RDテスト，歯間ブラシ，染め出しなど），カルシウムたっぷりメニューの試食や調理実習を行った．

　また，食生活改善推進員（表13，図38）や母子保健推進員（ぴかぴかママ）（表14，図39）による活動も展開した．

[全体における取り組み]

むし歯ゼロだより：歯ピカ

　地域住民に対して，むし歯予防に関する意識向上を測るために，歯科保健活動（8020関連事業）を掲載

[全体における取り組み]

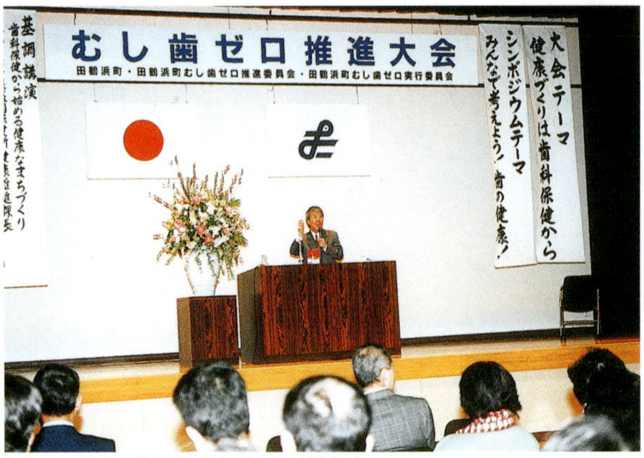

図40 むし歯ゼロ町づくり講演会.

し，歯科保健版の広報としてPRした．町内全世帯，公共機関などに配布した．

むし歯ゼロ町づくり講演会

子どもに関わる全ての関係者が集い，子どもの歯を守るために地域ぐるみでむし歯ゼロ町づくりに取り組むという共通認識を持つために，講演会を3回行った（図40）．

[アンケート調査]

妊婦，保育園児，小中学生，保育所と小学生の保護者と祖父母，高校生，商工会（飲食組合）を対象に，平成9年度には具体的な活動目標と評価指標を設定することを目的に，平成11年度には事業効果を把握することを目的にアンケート調査を実施した．

平成9年度における調査結果から，

① 正しい歯みがきの習慣化が定着していない
② 子どもの歯を守る家族の協力が必要と思われるが十分でない
③ 甘いものや歯にくっつきやすいものを食べる率が多い
④ 歯の健康に関心は高いが，行動がともなわない

という実態が明らかになった．

委員会で検討した結果，歯科保健目標を『食べたらすぐ歯をみがこう！』と決め，啓発普及活動に取り組んだ．

平成11年度の調査結果では，目標がどれだけ達成できたかを評価した．

園児，学童では各関係機関の理解と協力により習慣化が促進された．しかし，家庭（保護者，祖父母）における習慣化は，いまだ不十分であった．とくに，食習慣（おやつの選択，栄養バランスなど）は，大人から子どもに与える影響が大きく，「歯と食習慣」の教育の重要性を再認識した．大人では，まだまだ口腔内の関心が低く，今後も健康教育の充実強化が必要であると思われた．

事業成果

むし歯ゼロ推進委員会において，事業の評価が行われ，事業成果がまとめられた．

① 歯科医師，学校，保護者，保健所などで構成されているむし歯ゼロ推進委員会と実行委員会で，歯の健康づくりの必要性について共通認識が図られた．
② 委員会のメンバーは，保護者会やPTA，推進員や商工会など住民参加型事業の推進を図ることができた．また保育所や学校，教育委員会など関係機関とのネットワークづくりにつながった．
③ 幼児から高校生までの歯科健診結果収集の道筋がついたことで，経年的なデータの蓄積や分析が可能になった．
④ 平成9年度と11年度の「町民歯の健康しらべ」により，歯科保健に関する行動や意識の変容を把握することができた．1日の歯みがき回数や夜寝る前の歯みがき割合が増え，「8020運動」という言葉を聞いたことがあるという割合についても，どの年代も非常に高くなっていたなどの効果がみられた．
⑤ 関係機関とともに，さまざまな啓発・普及事業を実施したことで，町民のむし歯予防意識の向上や環境整備の改善につながったと考える．

継続している事業

3年間の地域保健推進特別事業終了後も，健康づくり推進協議会，むし歯ゼロ会議で関係機関との打ち合わせは継続されており，歯科健診も年2回，保育所，小・中学校で実施されている．

保健センターでのフッ素塗布，保育所，小・中学

校でのフッ化物洗口は続けられ，希望者も増加し，現在，保育所・小学校では90％台，中学校では徐々に増加し70％台となっている．フッ素塗布やフッ素洗口の説明会も歯科健診時や年度初めに開催している．保育所，小・中学校で行われたその他の事業も継続されており，特別事業終了後に新たに歯科健診事業（妊婦，母，成人）を実施している．

フッ化物洗口

導入まで

[導入当時の石川県のフッ化物利用状況]

フッ素塗布については，昭和50年代より幼児歯科健診で実施（イオン導入法）している1市，校医の指導により実施している小学校が1校，平成7年より1市で実施（歯ブラシ法）されていた（平成15年度終了）．

フッ化物洗口については，平成10年11月に小学校1校が校医の指導を受け，県内の学校では初めてフッ化物洗口を開始した（2年間で終了）．また石川県には歯科大学もなく，行政に歯科専門職が1人もいなかった（平成16年4月現在も同様）．

[素人保健師からみたフッ化物導入が難しい現状]

私が知る限りでは，日本にはフッ化物洗口について一部に反対意見を表明している医師（歯科医師ではない）がおり，その内容が学校関係者にかなり周知されている状況かと思う．また歯科医師によってもフッ化物に関する見解は異なっている．さらに，私のような素人保健師を含めた一般人がフッ化物について正しい知識を持てる環境にはない．

このようなこともあってフッ化物の導入は，1市町村の担当者が簡単に導入できるものではない状況にある．またフッ化物洗口導入には，行政の1担当としてかなりの根気を要すると感じる．また導入後の現在でも強くそう感じている．

このような状況であるかぎり，子どものむし歯予防対策は，歯みがきとおやつ指導の2本柱でしかなく，フッ化物導入は難しいと思われる．

[田鶴浜町でフッ化物洗口が導入できたのはなぜか]

最初にフッ化物洗口導入について，担当課長とともに町長に反対運動が起きるかもしれないが導入していきたいという思いを伝えた．そこで「よし，難しいかもしれんけど，やってみろ！」といってもらうことができた．委員会で事業計画のなかに，むし歯予防対策として「フッ化物洗口」を導入したいと表明した．

そこでフッ化物学習会を開始したが，フッ化物に関する正しい知識がなく，フッ化物洗口体験も参加してくれないなど壁にあたってしまった．担当者および行政がよりフッ化物に関する正しい知識を持つ必要があり，その正しい知識を提供してくれる専門機関が必要であることを痛感した．

先進地（新潟県上越保健所）視察を行ったが，一部の反対者の思いは，視察をしても変わらなかった．むし歯ゼロ推進大会でフッ素塗布コーナーを開設しフッ化物に関するPRに努めた．委員会でフッ化物導入案を提示したが，一部の反対者の意見が強く，進めようという雰囲気にはならず，継続して理解と納得を得る必要があった．

モデル校実施依頼後，モデル校フッ化物学習会（教職員），保育士フッ化物学習会，モデル校保護者説明会を開催したが，反対意見がでて，学校側の協力を得るまでに時間がかかってしまった．当時の課長はいつも「あー，胃が痛い！」といっていたのを思い出す（表15）．

このような経緯があったものの田鶴浜町では，ラッキーにもフッ化物の導入ができた．このことは多くの方々（新潟大学の歯科医師，上越保健所の歯科衛生士，地元の2名の歯科医師，保健所など）の多大なる協力と指導によるものである（表16）．

[フッ化物洗口に対する質問や問題]

各説明会で出された質問などをまとめ，「フッ素洗口〜質問と回答〜」というリーフレットを作成，配布したが（表17），種々の問題に遭遇した．

それらをあげてみると，

・学校側に，なかなか腰をあげてもらえない（フッ素の害，責任問題，学校以外の仕事などなど）
・一部の保護者が反対運動を起こし，フッ素洗口を中止するよう町長に直訴した

表15 フッ化物洗口スタートまでの経過.

年度	9年度	10年度	11年度
4月			中学校保護者フッ素説明会 ハイリスク者フッ素塗布事業開始
5月			中学校教職員事前研修
6月		○相馬小学校実施依頼 △保育所フッ化物洗口実施検討会 フッ素塗布検討会	中学校フッ化物洗口開始
7月		○相馬小学校教職員学習会 △フッ化物研修会（保母）	
8月	地域保健推進特別事業国庫補助内示	○ 相馬第1回フッ素説明会 フッ素塗布開始	
9月	推進委員会	○相馬第2回フッ素説明会 QアンドA作成	
10月	実行委員会	フッ化物洗口説明会後検討会 （歯科医師，教育委員会，保健所など） 先進地視察（富山，新潟県）	
11月	フッ化物学習会	○相馬第3回フッ素説明会 ○相馬小学校教職員事前研修 △吉田保育所フッ化物洗口開始	先進地視察 （新潟県）
12月	歯科保健講演会	○相馬小学校フッ化物洗口開始 △伊久留保育所フッ化物洗口開始 ◇田鶴浜小学校教職員学習会 8020大会	
1月	先進地視察 （新潟県） フッ素塗布検討会	△6保育所保護者フッ素説明会 ◇田鶴浜小学校保護者フッ素説明会 ☆金ヶ崎小学校教職員学習会 ☆　〃　保護者フッ素説明会	
2月	推進大会（フッ素塗布体験コーナー）	△6保育所フッ化物洗口開始 ◇田鶴浜小学校教職員事前研修 ☆金ヶ崎小学校教職員事前研修	8020大会
3月	合同委員会 フッ化物洗口導入案	◇田鶴浜小学校フッ化物洗口開始 ☆金ヶ崎小学校フッ化物洗口開始	事業報告書作成

表16 田鶴浜町でのフッ化物洗口導入のカギ！

- フッ化物の導入だけではなく，ヘルスプロモーションの視点で町ぐるみで事業の推進ができたこと（スーパーバイザー；岩手県歯科医師）
- 行政内でフッ化物導入について，合意を持ったこと．（とくに町長，担当課長など）
- 教育委員会の協力を得られたこと
- 町内の歯科医師の協力を得られたこと（県歯科医師会含む）
- フッ化物について，専門的知識を提供してもらえる機関（新潟大学）の協力が得られたこと
- 先進地上越保健所の歯科衛生士から事業推進ノウハウについて細かに指導してもらえたこと
- 事業全般について保健所の指導，協力を受けることができたこと
- 委員会で新潟県のフッ化物洗口実施現場を視察できたこと（地域保健推進特別事業をうけ，予算確保ができた）
- これらに加え，担当者がフッ化物洗口を導入したいという意志を持ち続けること（時には深いため息がでるが諦めない）

表17 フッ化物洗口に対する質問.

- フッ素洗口が学校で実施されると，フッ素洗口を実施する子としない子が出て，しない子は「いじめ」に会うのではないか？
- フッ素洗口について，賛否があるのでしょうか？
- フッ素洗口液の量は，子どもの口に合った量ですか？
- フッ素は毒物か？
- 口の中が痛いときでも大丈夫か？
- フッ素洗口をして，歯にかぶせてある金属の物や，つめてある物が解けるということはありませんか？
- フッ素洗口する前に，おやつ指導や歯みがき指導に力を入れていけば良いのではないでしょうか？
- 歯みがきやフッ素洗口は，家庭の問題ではないか？なぜ学校でする必要があるのか？
- フッ素洗口は家庭でもできないものでしょうか？
- 現在町では，国から補助金をもらってこの事業を進めていると聞いているが，補助がなくなった場合はフッ素洗口は止めてしまうのか？
- 「小学校歯の保健指導の手引き」に，公衆衛生的な方法によるむし歯の予防ということで，フッ素洗口のことがでていますが，「使用に関しては注意深く取り扱う」と書いてあるので心配です
- WHOのテクニカル・レポートには，「6歳未満の子どもたちにはフッ化物洗口法を用いるべきではない」となっていると聞きましたが，どうなのでしょうか
- 病気によっては，フッ素洗口を行ってはいけないものがありますか？
- 腎疾患のある子どもは，フッ素洗口を避けた方が良いと聞いたことがあるのですが？
- フッ素洗口液を捨てることで，環境汚染の心配はありませんか？
- 日本では諸外国と比べて，多くのフッ素を摂取していますか？
- フッ素洗口によって，もし有害作用が起きた場合の責任は誰が負うのでしょうか？

「フッ素洗口〜質問と回答〜」より抜粋

表18 対象者別実施状況.

	回数／週	場　所	対象人数	時　間
4・5歳児	5回	保育所	84人	アサ 9時30分〜
小学生	1回	小学校	316人	アサ 8時20分〜
中学生	1回	中学校	177人	午後 2時50分〜

- 県内の養護教諭の研修で，フッ化物導入反対派の講師を招き，その内容を県内の教諭に流す
- 町外の歯科医師から害の問題（？）で，フッ化物洗口はやめた方がいいよといわれた
- フッ素洗口導入で安易な選択をしたといわれた

などいろいろでてきたのである．

フッ化物洗口の実施

[対象者]

保育所4・5歳児や小・中学生の希望者で，毎年4月に申し込みをとっている．希望確認は各施設で行い，各施設の歯科医師（校医）より「フッ素洗口指示書」をもらい，その指示書に基づいて実施している．

実施場所，時間などは実施施設により違いがある（表18）．

[フッ化物洗口の手順]

薬剤の保管は，各施設長が行っているところが多い．

準備は保育所では担当保育士，学校では養護教諭がしている．

必要物品などは，行政で準備し，年度当初に各施設に搬入している．

器具の準備

器材としてフッ化物洗口剤，紙コップ，トレー，ポリタンク，溶解びん，分注ポンプ，ティシュペーパー，洗口用カセットテープなどがある

洗口剤（オラブリス）は，鍵のかかる棚に保管し出納簿に記入する．

フッ化物洗口液の作成

洗口剤を必要量の水道水をいれたポリタンクに加え，洗口液をつくる．軽く2〜3回ポリタンクを回せば溶解する．

各クラスへの配分

ポリタンクから各クラスのディスペンサー付きボ

[フッ化物洗口希望者率の推移]

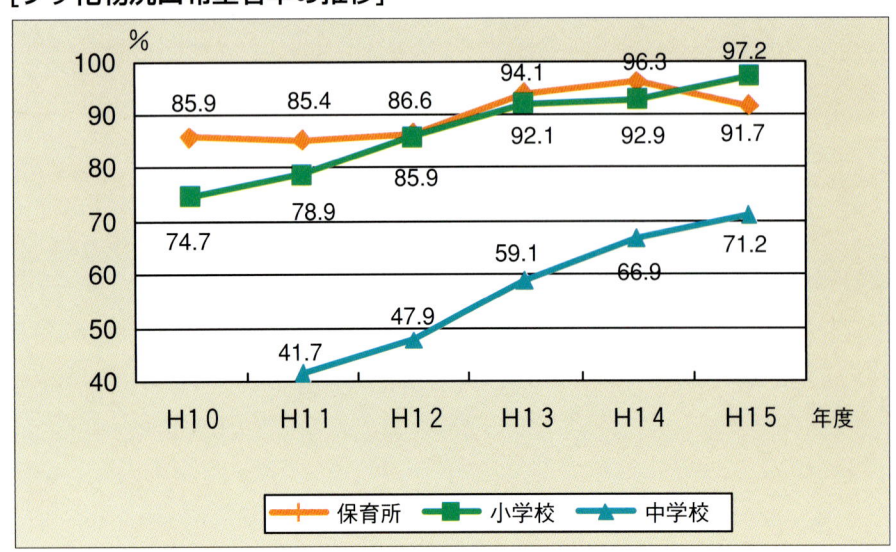

図41 フッ化物洗口の希望者数は徐々に上がってきている．

トルに必要量を移す．人数分に100cc余分に入れる（残り100ccになると正確にでないため）．

生徒への配分

係りが1人分ずつ紙コップに入れる（ポンプ式の場合，2回押しで10ccまたは7cc…保育所は7cc，学校は10cc）

洗口開始

合図（カセットテープ）とともに一斉に洗口（ぷくぷくうがい）を始める．

洗口終了

1分間後各自の紙コップにはき出し，洗口を終了する．

後片づけ

紙コップにテッシュを入れ，トレーに戻す．

器具の消毒

水で洗浄した後に消毒する．300倍液の消毒薬（水1lに対して約3.3ml）に数分間浸し，消毒殺菌しそのまま乾かす．

洗口後の指導

洗口後30分はうがいや飲食を行わないようにする．

間食やブラッシングについても指導している．

フッ化物洗口関係事業実施状況

[フッ化物洗口学習会]

目的：フッ化物について正しい知識をもってもらう．

・新任教職員を対象に学習会を毎年実施している．
・年中児童の保護者を対象に学習会を開催している．

[フッ化物洗口実施状況調査]

保育所と小中学校の実施状況を町の担当課と教育委員会で調査する．

[歯科健診結果のまとめ]

各学校で行っている歯科健診の結果を町でまとめる．まとめた情報は，フッ化物洗口学習会で報告をしている．

成績

[フッ化物洗口希望者率]

保育所の希望率は，90％前後で推移している．小学校では，スタート当初70％台だったが，徐々に希望率があがってきている．中学校での希望率も当初41.7％と低かったが，継続希望者が徐々に増え，平成15年度では70％台と希望率が上がってきている（図41）．

[むし歯発生状況]

小学校

むし歯総本数では，平成10年度976本あったが平

[小学校のむし歯発生状況の推移]

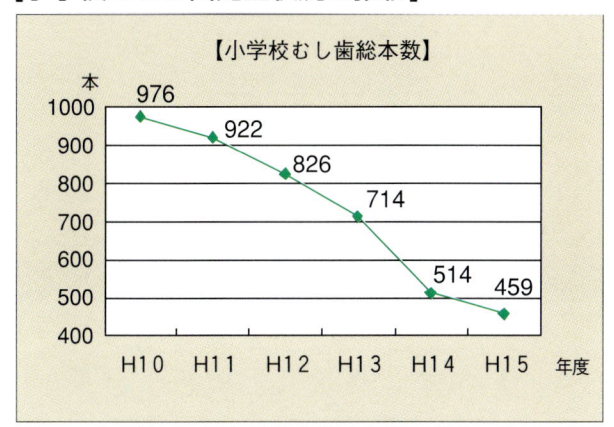

【小学校むし歯総本数】

年度	本数
H10	976
H11	922
H12	826
H13	714
H14	514
H15	459

図42 小学校でのむし歯総本数は急激に落ちてきており，事業開始時期より半減してきている．

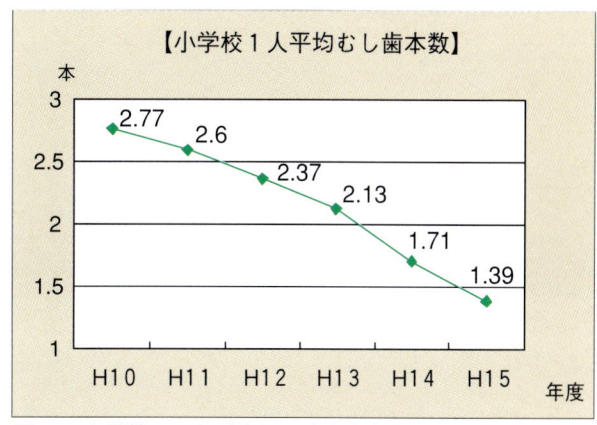

【小学校1人平均むし歯本数】

年度	本数
H10	2.77
H11	2.6
H12	2.37
H13	2.13
H14	1.71
H15	1.39

図43 小学校の1人平均むし虫歯本数も半減してきている．

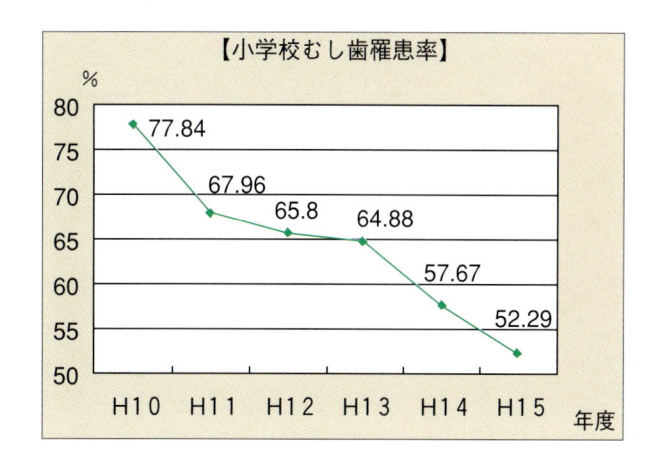

【小学校むし歯罹患率】

年度	％
H10	77.84
H11	67.96
H12	65.8
H13	64.88
H14	57.67
H15	52.29

図44 小学校のむし歯罹患率もかなり落ちてきている．

成15年度は459本に減少し，半減している（図42）．1人平均むし歯本数では，平成10年度2.77本あったむし歯が平成15年度は，1.39本と半減している（図43）．むし歯罹患率も，平成10年度77.84％から平成15年度52.29％と25.5％減少している（図44）．

中学校

むし歯総本数では，平成10年度1,405本あったむし歯が平成15年度は641本に減少し，半減している（図45）．1人平均むし歯本数では，平成10年度6.82本あったむし歯が平成15年度は，3.68本とほぼ半減している（図46）．むし歯罹患率も，平成10年度94.17％から平成15年度80.46％と13.71％減少してきている（図47）．

子どものむし歯予防対策の歯みがきとおやつ指導だけでは限界があり，このようにむし歯の本数は減らなかったと考えられる．しかし反対にフッ化物洗口だけでもむし歯は減らなかっただろう．家庭，保育所，学校，行政の連携の結果により，現在の状況が生れたのだと思う．

これからの課題

むし歯は，生活習慣病のひとつである．小さい頃から甘いお菓子や，ジュースを1日に何回も飲食し，時にはジュースを飲ませながら寝かしつけている保護者もいる．このような生活習慣を続け最初に病的変化として現れるのが「むし歯」である．反対にそのような生活習慣を絶ち，ブラッシングと歯質強化のためのフッ化物を応用できれば十分「むし歯」を予防することができる．

現在，多くの市町村で実施しているむし歯予防対策は，フッ化物応用抜きの「歯みがき指導」と「おやつ指導」である．フッ化物応用については，「歯みがきがきちんとできてから」とか「食習慣がきちんとしてから」などといわれている専門家の方もいる．

[中学校のむし歯発生状況の推移]

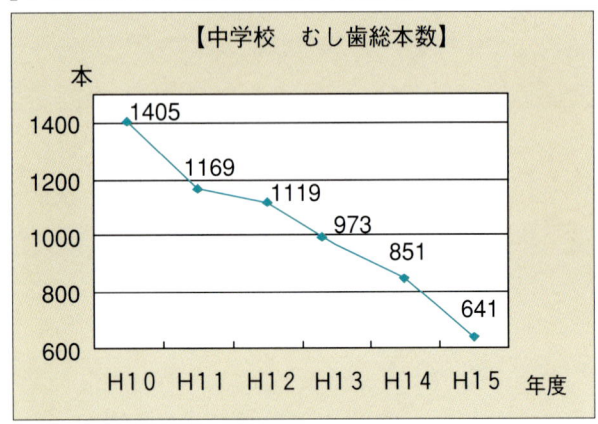

図45 中学校のむし歯総本数は事業開始から比べて半減してきている．

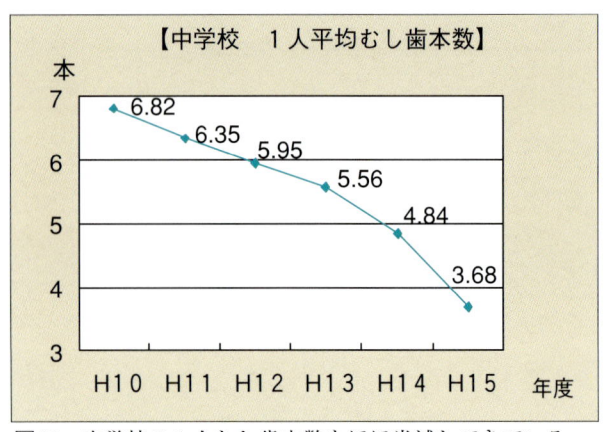

図46 中学校の1人むし歯本数もほぼ半減してきている．

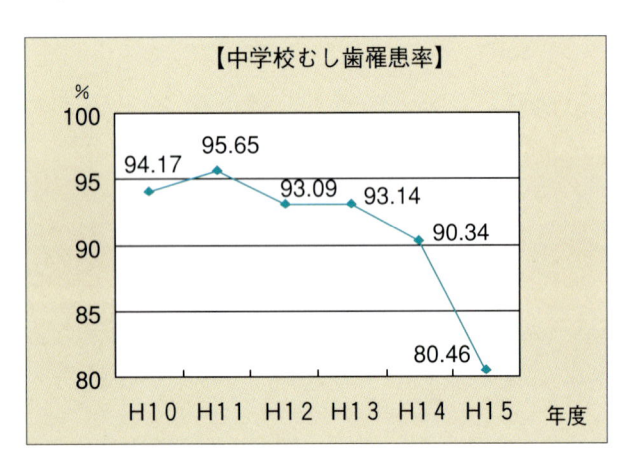

図47 中学校のむし歯罹患率は落ちてきているが，まだ多いようだ．

　私個人は，新潟県が進めているように，
①おやつの適正摂取
②ブラッシング指導
③フッ化物応用
の3種類の対策を同時に推進できれば良いと考えている．

　フッ化物については，近年「日本歯科医師会フッ化物による見解」や厚生労働省から「フッ化物洗口マニュアル」が出され，全市町村に配布された．行政としてフッ化物応用を推進していくときには，専門家の歯科医師の協力が不可欠なのはご承知のとおりだ．

　しかし現状では，フッ化物に関する見解は，ひとり一人の歯科医師の出身大学により異なっていると聞く．また，フッ化物に関する正しい情報も得られる状況にはない．やる気のある行政職員が子どものむし歯予防のために汗をかき，歯科医師の指導の基にフッ化物を導入しても同じ歯科医師の反対により中止ということも現実あった．とても残念である．

　そして，もしかしたら田鶴浜町も中止になるかもしれないという不安もある．むし歯予防のためのフッ化物応用については安全性とその効果がすでに確立しているのになぜ，日本でフッ化物応用が進まないのだろうか？

　田鶴浜町では，むし歯は減ってはいるが，他市町村と比較するとまだまだ多いのが現状である．今後も「子どものむし歯を予防する」という共通の目的をもちながら，家庭，保育所，学校，行政などで，①おやつの適正摂取，②ブラッシング指導，③フッ化物応用という3本柱によるむし歯予防対策を推進していきたい．

　これから市町村合併という大きな壁も目の前に立ちはだかっている．合併しても歯科保健対策はこの3本柱で推進していけるよう歯科医師のご協力，ご指導をいただきたい．一生自分の歯で食事ができるよう，「8020運動」に少しでも近づけるように．

初期う蝕のマネージメント／う蝕を進行させないために

2 グラスアイオノマー系シーラントを併用した地域歯科保健
歌登町での試み

北海道大学大学院歯学研究科口腔健康科学講座

小松久憲

アイオノマー系シーラント塗布と独自の地域歯科保健活動

　北海道歌登町は宗谷管内でも乳歯のう蝕罹患率が高く，永久歯とくに最初に萌出する第一大臼歯への影響が懸念された．第一大臼歯は，萌出時期が3歳児健診と就学時健診の谷間で，しかも萌出途上でう蝕に罹患することが多いが，萌出時期に合った適切なう蝕予防対策が講じられていない．

　そこで，第一大臼歯の萌出時期からのう蝕予防を目的として，町の関係機関と北海道大学歯学部旧歯科保存学第一講座が協力して，アイオノマー系シーラント塗布を組み込んだ独自の地域歯科保健活動『永久歯う蝕予防対策』（以下本活動）を平成元年に開始した．年2回，4歳児（幼稚園年中）から小学3年生までを対象として実施し，平成16年現在も，町の事業として継続している．

　この間，シーラントの改良や指導内容の強化を行い，第一大臼歯のう蝕発生を有効に抑えられたばかりでなく，永久歯う蝕有病者率や1人平均DMF歯数も減少させた．

　本活動は地域歯科保健の一方策として有用であり，今後他地域においても広く導入されるべきと考える．また，この活動を一般歯科医院で活用することにより，効率的なう蝕管理が可能となると思われることから，本活動の概要とアイオノマー系シーラントの特性を紹介する．

永久歯う蝕予防対策

活動の原点

[第一大臼歯のう蝕予防を目標に設定した理由]

　仮に，第一大臼歯がう蝕の進行と治療の繰り返しにより抜歯されたとすると，その欠損部をブリッジで補綴することになり健康な歯を2本削り，時に誤って隣在歯を傷つける場合もある．これらの歯がまたう蝕に犯されるという悲劇が続くとしても，私には特殊とは思えない．

　第一大臼歯がう蝕にならなければ，このような展開にはならない．こう考えてみると口腔の健康管理はまず第一大臼歯のう蝕予防がポイントになってくる．この歯が萌出する4～6歳頃の低年齢児では，歯や口腔の重要性を認識して自己管理を行うことが可能な年齢ではなく，一般に乳幼児に比較して，保護者が管理を弱め始める時期でもある．

　また，第一大臼歯は萌出開始から完了までに歯肉弁に被われた状態が数か月続き，また乳歯列後方に位置するため清掃性が悪く，小学校における永久歯う蝕罹患歯の大多数を占め，効果的なう蝕予防が必要である．

表1 アイオノマー系シーラントの利点．

- 半萌出歯にも応用可能であり，萌出開始直後からの予防処置としても有効である．
- 保健センターのように歯科設備のない場所でもシーラント塗布が可能であることから，本活動のように集団を対象とする場合にとくに有用と思われる．
- シーラントにはフッ素が含まれており，シーラントから歯にフッ素が移行して歯を強化することも期待できる．
- フッ化物配合歯磨剤の併用によるリチャージ効果も期待できる．

［口腔清掃状態と乳歯のう蝕罹患状況］

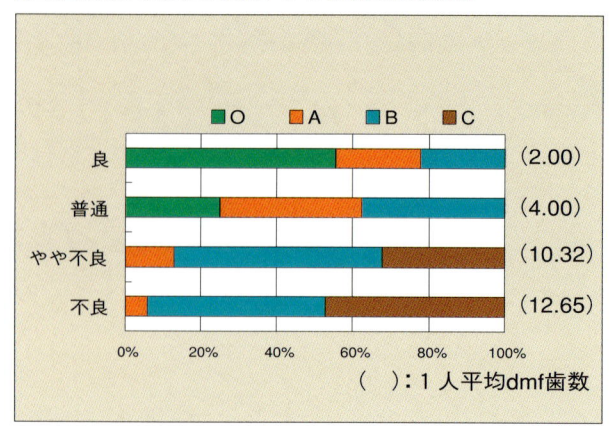

図1 口腔を6ブロックに分け，プラークの付着から3段階（○，△，×）の評価を与え，6ブロックとも○（ほとんど付着なし）の者を清掃度良，×（しっかり付着）がなく○が5～4ブロックの者を普通，×がなく○が3～2ブロックの者をやや不良，その他の者を不良とした．

　口腔清掃が不良な者は，う蝕感受性が高いといわれているB，C型が多く，やや不良と不良群は良・普通群に比較してdmf歯数が有意に高かった．口腔清掃度は，乳歯う蝕罹患型（OABC），dmf歯数と同様に，口腔環境を反映する指標として，口腔清掃指導などに利用できる．まず，口腔清掃度を良あるいは普通の段階にすべきである．

［シーラント塗布を組み込んだ理由］

　通常の歯科保健活動では食生活指導や歯ブラシによるプラークコントロールあるいはフッ化物塗布が行われるが，大臼歯に多い小窩裂溝う蝕に対してはフッ化物塗布の効果は低く，しかも小窩裂溝の形態が複雑であるため歯ブラシによる清掃が難しく，従来の歯科保健活動では解決が困難であると考えられた．

　当時，教室ではアイオノマー系シーラントの開発を進めており，その臨床評価を札幌東保健所の協力のもとに実施した経験があり，集団への応用やその有用性が期待できるものと実感していたことから，シーラント塗布を保健活動に組み込んだ．アイオノマー系シーラントは塗布操作が簡単で，しかも酸処理を必要としないため，酸処理後の水洗設備が不要で，実施場所の制限を受けない利点を有していた．

　また，アイオノマー系シーラントにはフッ素が含まれており，その効果が期待できる（表1）．

経過

　本活動開始当初は，幼稚園・保育園，小学校の教室を借りて実施していたため運営上制約があった．平成3年度に保健センターが完成してからは活動も円滑に運営されるようになった．平成9年には厚生省8020運動推進特別事業補助を受けたのを契機に，関係各機関から構成される連絡会議が発足し，さらに連携が強化された．

　また平成5年度より問診，検診票に改善を加え，①保健師による生活指導や歯科医師による歯科保健指導時，前回の指導内容を踏まえて各受診者に応じた指導を可能にし，②フッ素入り歯磨き剤使用の指導を強化し，③保護者ばかりでなく受診者自身にも歯みがき指導を行うようになった．その他，以下の項目について調査，検討し，活動内容を変更してきた．

［口腔清掃状態と乳歯のう蝕罹患状況］

　平成元年から5年までの初診時が4歳児である65名を対象に集計した（図1）．口腔清掃状態は口腔を6ブロックに分け，プラークの付着を○：ほとんどない，△：少しある，×：しっかり付着の3段階の評価を与え，6ブロックとも○の者を清掃度良，×がなく○が5～4ブロックの者を普通，×がなく○

[初診時の状況と第一大臼歯のう蝕発生]

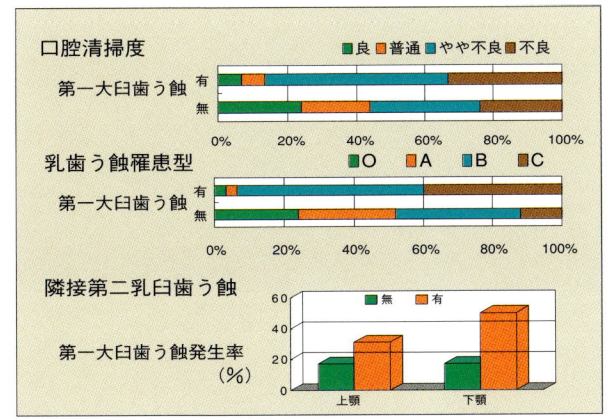

図2　第一大臼歯がう蝕に罹患した群では，口腔清掃度はやや不良，不良と判定された者が多かったが，両群間には有意差はない．乳歯う蝕罹患型では，う蝕に罹患した群でB，C型が多く，隣接する第二乳臼歯のう蝕の有無と，第一大臼歯のう蝕発生は下顎で有意の差を認めた．また，う蝕に罹患した者はしない者に比べ乳歯う蝕本数が多かった．乳歯う蝕が多い者やう蝕罹患型B，Cの者，下顎第二乳臼歯にう蝕がある者は要注意である．

[シーラント保持率]

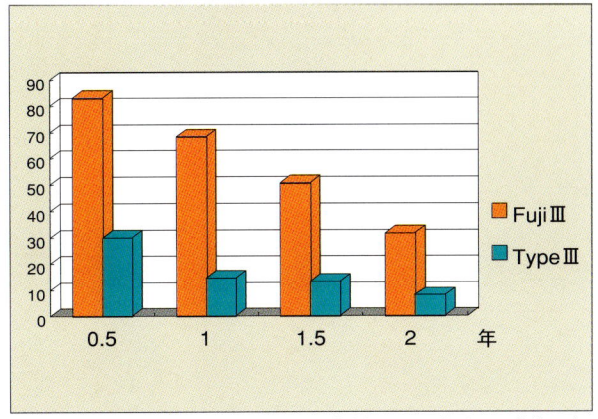

図3　シーラントとしてTypeⅢを用いていたが，平成4年秋から，改良品FujiⅢに変更した．シーラントの消失部位に受診ごと再塗布を行うことから，初塗布歯に対する再塗布を必要としなかった歯の割合を保持率とした．シーラント変更後，保持率が向上して，再塗布の頻度が減り，1回の健診日数が2.5日から1.5日に短縮できた．

[第一大臼歯のう蝕発生率]

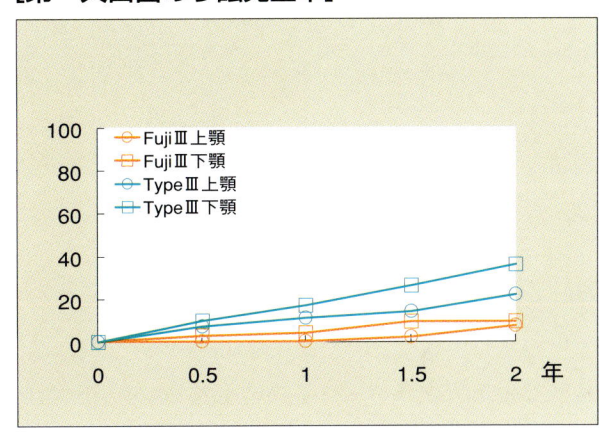

図4　FujiⅢの物性の改善による保持率が向上ばかりでなく，TypeⅢ使用時に多く認められた下顎頬側面溝でのう蝕の発生が，FujiⅢではこの部のシーラントによる封鎖が容易になったために，急激に減少したこともシーラント間のう蝕発生率に相違がみられた理由と思われる．

が3〜2ブロックの者をやや不良，×がなく○が1ブロックの者や△が全ブロックの者，×が1ブロック以上の者を不良とした．

口腔清掃度が良と判断された者は乳歯う蝕罹患型O型が最も高く，次いでA，B型の順であった．良，普通群はやや不良，不良群に比較して1人平均dmf歯数が有意に少なかった．また，C型は1人平均dmf歯数が最も高く（15.11），次いでB型（9.33），A型（3.30）の順であった．

初診時の口腔清掃が不良な者は，う蝕感受性が高いといわれているB，C型が多く，dmf歯数も多いなど，初診時の口腔清掃度は，乳歯う蝕罹患型，dmf歯数と同様に初診時の口腔環境を反映する指標として，口腔清掃指導などに利用できるものと考えた．まず，口腔清掃度を良あるいは普通の段階にすべきである．

[初診時の状況と第一大臼歯う蝕発生]

初診時の状況から第一大臼歯のう蝕発生の危険性を予測することが可能であれば，受診者に応じた効果的な指導を行えることから，第一大臼歯萌出後最低でも1年間追跡できた者と萌出後1年以内でう蝕に罹患した者55名を対象に検討した（図2）．

初診時の口腔清掃度には関連はみられなかったが，初診時に罹患型がB，C型である者や下顎において隣接する第二乳臼歯にう蝕を所有する者は第一

[下顎頬側面溝部のシーラント塗布]

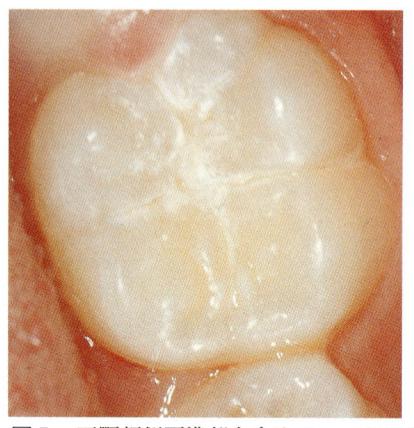

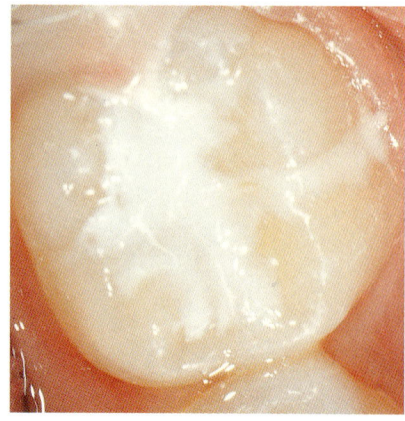

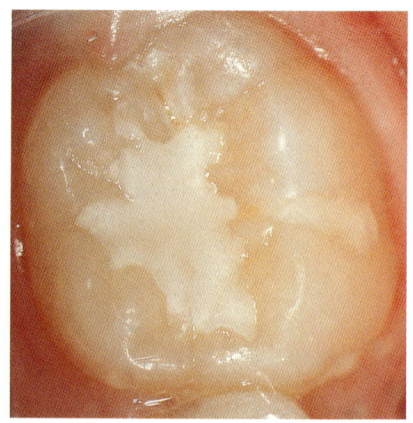

図5　下顎頬側面溝部も含めてシーラント塗布を行うと，FujiⅢでは頬側面溝部での保持も向上した．
　この症例では，シーラント塗布前に裂溝部の白濁が認められ（左），白濁部を被うようにシーラントを塗布した（中）．塗布1年後，遠心部シーラントが脱落したが，白濁は一部消失し，また頬側面溝部ではシーラントが残存していた（右）．

大臼歯がう蝕に罹患した者が多く，またう蝕に罹患した者はしない者に比べ乳歯う蝕本数が多かった．

　この時期に使用していたシーラント（Fuji Ionomer TypeⅢ,GC社製）は保持率が低く短期間で脱落していたため，このような結果が得られたが，シーラントのう蝕抑制効果が高い場合には関連性はなくなるはずであり，シーラントの改良が望まれた．

[シーラントの変更]

　当初はシーラントとしてTypeⅢを用いていたが，札幌での臨床成績では2年後のう蝕発生率は上顎で13.0％，下顎で11.3％であるのに比較して，歌登ではそれぞれ21.8％，36.5％と非常に高くなった．また歌登での保持率も低下しており，満足できる状況ではなかった．

　そこで，平成4年秋から，改良品であるFujiⅢ（GC社製）に変更した．変更後，保持率が有意に向上した．その結果，再塗布の頻度が減少し，1回の活動の実働日数も2.5日から1.5日へと短縮が可能となった（図3）．さらにFujiⅢ使用後，TypeⅢに比較してう蝕発生率が有意に低下し，よりう蝕予防効果が向上し，地域歯科保健活動にシーラントを応用することの有用性がさらに高まった（図4）．

　FujiⅢは，TypeⅢに比較して，操作余裕時間が長くなり裂溝侵入性が改善され，歯質接着性も向上した．そのため，保持率が高まり，歯面を封鎖している期間が延長したことと，TypeⅢ使用時に多く認められた下顎頬面溝でのう蝕の発生が，FujiⅢではこの部のシーラントによる封鎖が容易になったために，急激に減少したこともシーラント間のう蝕発生率に相違がみられた理由と思われる（図5）．

[RDテストとう蝕罹患状況]

　う蝕活動性試験（RDテスト，昭和薬品化工）を行い，食生活などの生活習慣や口腔清掃に関する動機づけに利用していた．しかし，指示書には飲食後2時間経過後唾液採取することとあるが，本活動の実施時間帯を考えると唾液採取時期を規定することは困難であった．また，同一対象者であっても試験を行う時間帯が異なると判定値が変動することや，サホライド塗布経験によってう蝕罹患状況を反映しなくなることも報告されていたので，平成元年から6年までの初診時が4歳児でかつ乳歯列期であった者59名を対象に調べた．

　RDテストの判定値は乳歯う蝕罹患状況を示すdmf歯数やう蝕罹患型とは関連がなく（図6），その後の乳歯（図7）や第一大臼歯（図8）のう蝕発生にも関連性は少なかった．関連性が認めらなかった理由は不明であるが，判定値は口腔清掃状態を反映しておらず，しかもHと判定された者が少ないことから，添付された説明書どおりの指示を個別指導に利用することは避けるべきであると考えた．

[RDテストとう蝕罹患状況]

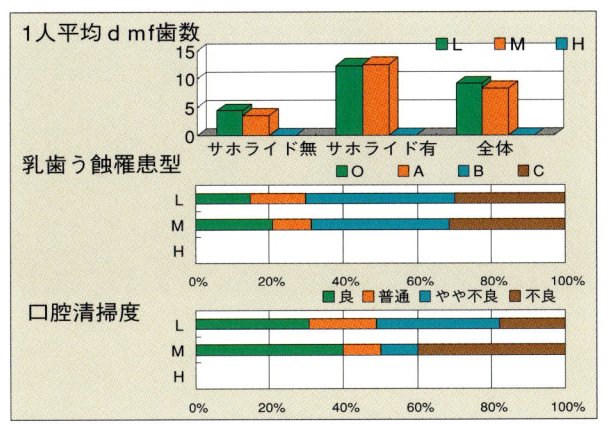

図6　RDテストと初診時の状況．
　　RDテスト値L群とM群における1人平均dmf歯数はそれぞれ9.16, 8.24本であり有意差は認めなかった．サホライド塗布群の1人平均dmf歯数は12.38本で非塗布群の4.00本に比べ有意に高い値を示したが，塗布，非塗布両群ともに初診時のL群とM群間に有意差は認めなかった．OABC型の出現頻度や口腔清掃度の分布にもRDテストの判定値間に有意差はみられなかった．

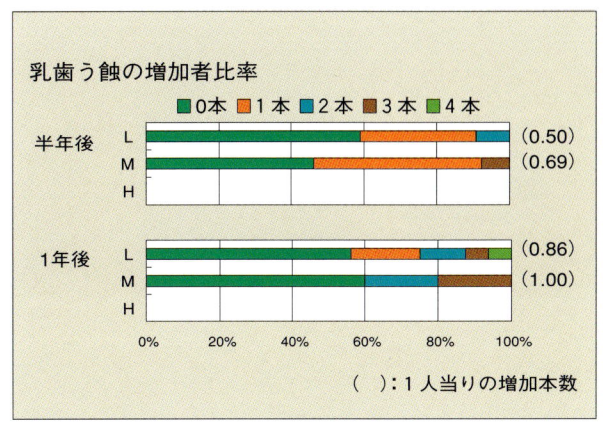

図7　初診時RDテストと乳歯う蝕発生．
　　半年および1年間の追跡に拘らず，L群M群間に有意差はなかった．さらに，すでに多数の乳歯がう蝕になりう蝕数の変化が少ないと思われる乳歯う蝕罹患型 C型を除いた場合もL群とM群間に有意差はなかった．Lと判定された者でも，1年後にう蝕が3～4本増加した場合があり，判定をもとにした指導が難しい．

図8　RDテストと第一大臼歯う蝕発生率（％）．
　　第一大臼歯萌出の半年および1年前のRDテストの判定値で検討したが，いずれの場合においても，第一大臼歯萌出後1年のう蝕発生の有無には判定値間による有意差はなかった．

[母親の協力性]

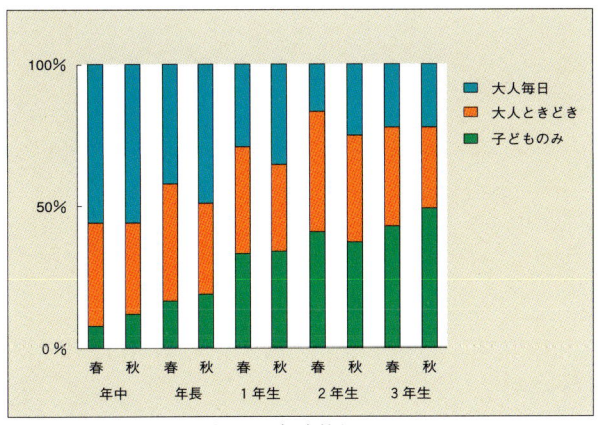

図9　歯みがきへの大人の介助状況．
　　年長秋までは大人が毎日磨く者の割合が一番多く，大人がときどき磨く者を含めると80％以上であった．しかし，就学後大人が毎日磨く者の割合は次第には減少し，子どものみが磨いている者の割合が増加した．3年生秋では半数の者が母親の介助なしで自分で歯を磨ていた．また，いずれの学年においても，介助状況に男女間で相違を認めなかった．

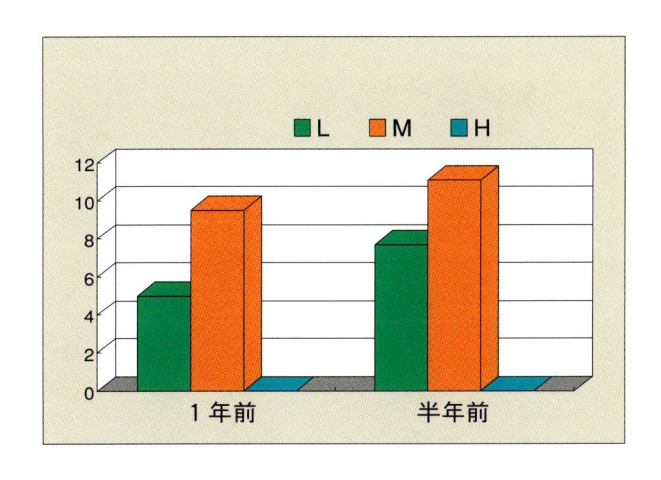

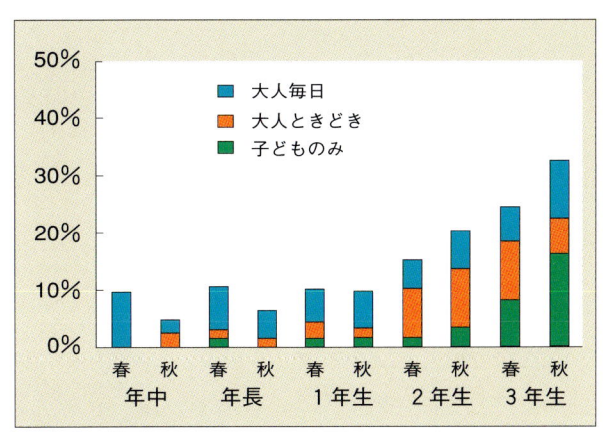

図10　清掃度良の割合．
　　清掃度良の者は，受診初年度では5～10％と低く，1年生秋でも10％程度であった．その後学年が上がるとともに増加し3年生秋では33％に達した．介助状況別でみると，学年とともに清掃度良の者のなかで，子どものみが磨いている者の比率が増えていった．子どものみで磨く群でも清掃度が2年生秋以降顕著に向上することから，その頃から学童が自分で磨く技術を習得し得ることがわかり，学童自身にも歯みがき指導を行うことにした．

[保護者に対するアンケート調査]

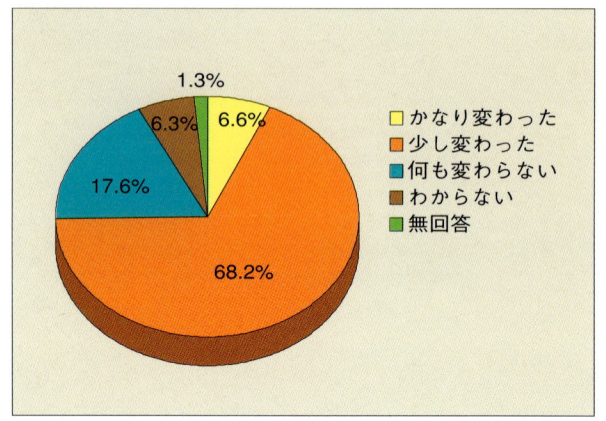

図11 受診前後での歯に対する意識変化に対する回答.

表2 意識の変化（複数回答）.

項　目	人数	(%)
乳歯の頃からの予防の大切さを認識した	36	61.0
ブラッシングの方法を理解した	25	42.4
小学生の仕上げ磨きの必要性を認識した	25	42.4
おやつの食べかたの重要性を認識した	19	32.2
フッ素入り歯磨き粉の有用性を認識した	16	27.1
自分で虫歯予防が可能なことを理解した	13	22.0
歯の強化に食生活の重要性を認識した	12	20.3
保護者も自分の歯に興味を持ちはじめた	5	8.5
家族で歯について話すようになった	4	6.8
虫歯になりにくい甘味料の存在を知った	3	5.1
その他	0	0.0

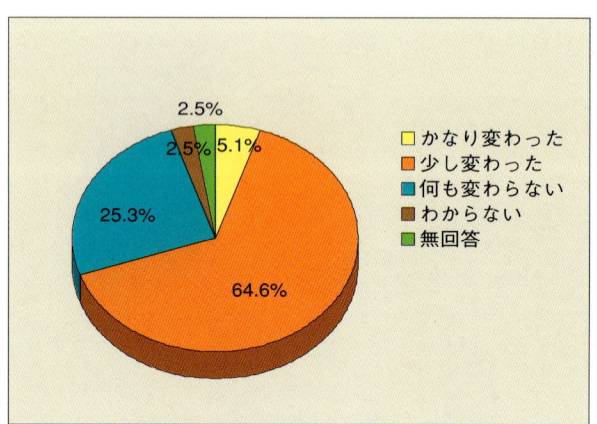

図12 受診前後での生活習慣変化に対する回答.

表3 生活習慣の変化（複数回答）.

項　目	人数	(%)
フッ素入り歯磨材を使用するようになった	24	43.6
お茶や水を飲ませる機会が増えた	24	43.6
子どもの口のなかを見る機会が増えた	22	40.0
虫歯発見後，早期に治療することができた	20	36.4
仕上げ磨きが習慣になった	13	23.6
ジュースの買い置きが減った	13	23.6
おやつの組み合せを工夫するようになった	12	21.8
仕上げ磨きが上達した	10	18.2
仕上げ磨きの回数が増えた	10	18.2
虫歯になりにくい甘味料入りおやつを買う	9	16.4
おやつの量に気を配るようになった	7	12.7
おやつを食べた後うがいするようになった	3	5.5
決まった時間におやつを食べるようになった	2	3.6
その他	0	0.0

[母親の協力性]

本活動では保護者同伴を原則とし，口腔内診査後母親に対して口腔清掃指導を行っている．平成4年から6年までの最終受診学年である小学校3年生85名を対象として，毎受診時の問診表をもとに母親の介助状況（図9）と学童の口腔清掃度（図10）を調べた．

就学前では歯磨きに対する母親の協力が得られ，しかも子どものみでの歯みがきでは清掃度良の者がほとんどいないことから，就学前においては母親の協力が不可欠と思われた．就学後は徐々に母親の介助が減ってきた．これは小学校に入学すると自立への指導をしていく社会的背景，さらに母親も仕事をしている家庭の多い歌登町の地域性によるものと思われ，母親の歯みがき介助の割合をさらに高めることは困難と思われた．

しかしながら大人が介助する群において清掃状況が経時的に向上すること，さらに子どものみが磨く

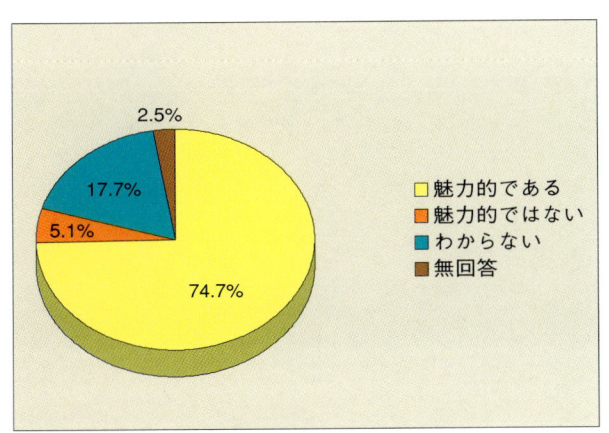

図13 歯科医師の直接個別指導に対する回答.

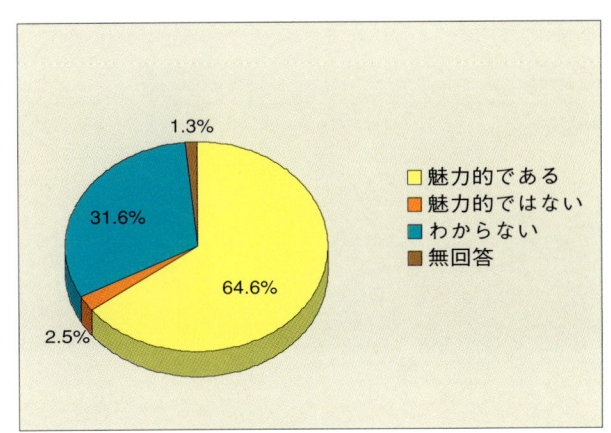

図14 シーラント塗布に対する回答.

表4 本活動への要望（複数回答）.

項　目	人数	（％）
地元歯科医師が検診に参加して欲しい	20	45.5
個人の検診結果をわかりやすくして欲しい	13	29.5
過去の検診データを見せて欲しい	10	22.7
検診の対象年齢を広げて欲しい	9	20.5
保育所，幼稚園，学校でも取組んで欲しい	9	20.5
その他	8	18.2
虫歯予防の商品について教えて欲しい	7	13.6
検診日，場所について検討して欲しい	5	11.4
保護者対象の歯科予防講座の開催	3	6.8
成人の歯の問題を相談する機会が欲しい	3	6.8
保護者の歯の検診も同時に実施して欲しい	3	6.8
歯の健康維持のための励みが欲しい	0	0.0

表5 歯科保健指導の改善のために.

- う蝕の発生機序と予防という根本的な情報を提供し，われわれの指示の根拠を明確にし，保護者・児童が主体的に行動を選択できるようにする
- 保護者の役割と実践力を高める
- シーラントの効果も含めた検診結果のわかりやすい情報提供を行う
- 集団教育の場も重要で，地元歯科医師や保育所・幼稚園，学校などの教育サイドを含めた地域ぐるみの対応を進める
- 本活動を単にう蝕予防対策にとどまらせず子どもの食生活，生活習慣を把握し，ひいては生活習慣病対策の入り口となる重要な機会として捉えるよう関係者の共通認識を高める

群よりも清掃度良の割合が多いことを考えあわせると，母親の協力は依然重要と思われ，技術的向上を期待して継続的に母親への指導を進めている．

また子どものみで磨く群でも清掃度が2年生秋以降顕著に向上することから，その頃から学童が自分で磨く技術を習得し得ることがわかった．したがって小学校2年生頃からは，母親に指導するばかりでなく，指導の対象を学童に広げた．本活動の終了する小学校3年生までに，自立して口腔清掃状態が満足できる程度まで指導することを目指した．

[保護者に対するアンケート調査]

平成11年時点でも，乳歯う蝕が依然多く，う蝕予防を生活のなかで実践する努力が確立していないように思われたため，4歳児から小学3年生までの5学年の保護者に対するアンケート調査を行い（回収率，77.9％），本活動内容を知らない初受診者を除いた受診経験者79名を集計対象とした．

受診後の意識の変化では「かなり変わった」あるいは「少し変わった」を挙げたものは全体の約75％であった（図11）．その内容としては，乳歯の頃からの予防，保護者による仕上げ磨きなどのブラッシング方法，間食を含めた食生活などに意識の変化が確認できた（表2）．

受診後の生活習慣が変化した者は約7割で（図12），フッ化物配合歯磨剤の使用，口腔清掃の監視，お茶や水を飲ませる機会が増えるなどの手軽に変えられるものが多く，間食を含めた食生活の改善や仕

[活動概要]

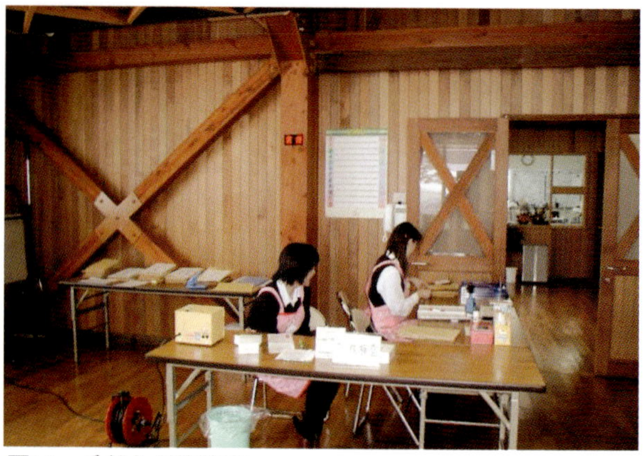

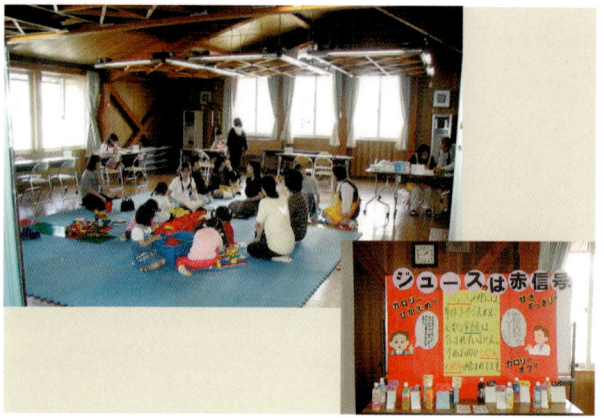

図15　会場・待合風景.
　保護者同伴を原則としているが，都合がつかない場合は代理でもいいことにしている．会場にはその都度工夫した展示物を用意している．

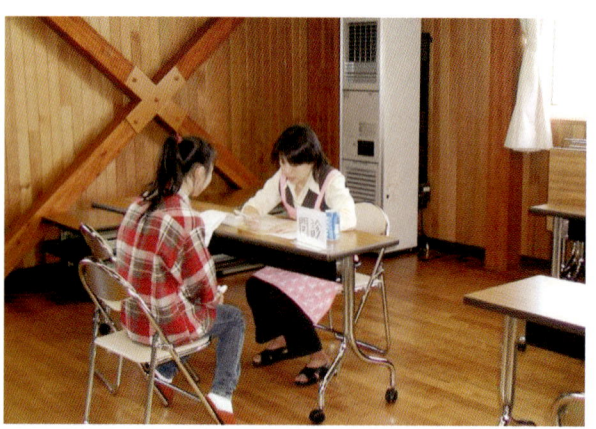

図16　受付とだ液検査.
　受診希望者には，事前に問診表を送付し，記入，持参してもらう．だ液検査にはRDテストを行っているが，最近はだ液緩衝能を検査する場合もある．

図17　問診.
　前回受診時の指導内容を参考に，間食，歯磨きなどの生活習慣での変更点やフッ化物配合歯磨剤の使用状況などを確認する．

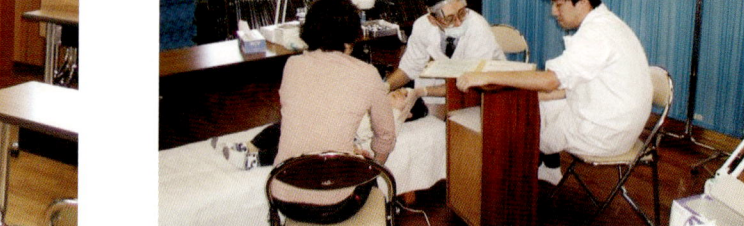

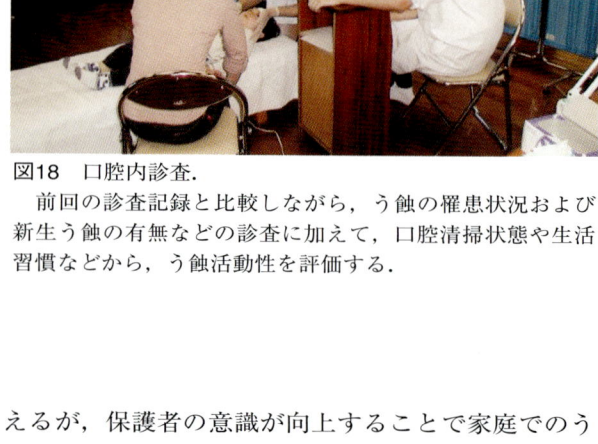

図18　口腔内診査.
　前回の診査記録と比較しながら，う蝕の罹患状況および新生う蝕の有無などの診査に加えて，口腔清掃状態や生活習慣などから，う蝕活動性を評価する．

上げ磨きの習慣化はそれほど高くなかった（表3）．

　一方，歯科医師の直接個別指導に対する期待は大きく（図13），内容としては，「歯の健康状態を確認してもらえる」76.3％，「シーラント塗布をしてもらえる」74.6％，「ゆるみかけていた気を引き締める機会になる」39.0％，「ブラッシング指導をしてくれる」37.3％，「歯の生えそろいかたを説明してくれる」32.2％などであった．

　また，シーラント塗布に対しては，64.6％の人が魅力的であると答えた（図14）．

　本活動に対する要望としては，表4に示すとおりである．

　本活動は，対象者の約7割が常に受診しており，集計結果から，保護者の支持を受けている活動といえるが，保護者の意識が向上することで家庭でのう蝕予防が進むことを期待し，保護者同伴を原則としてきたものの，積極的にう蝕予防を生活のなかで実践していくという姿勢がやや弱いように感じられた．歯科保健指導のさらなる改善が必要である（表5）．

現在の活動

[概要]

　活動概要（図15～21）は3つの目標を設定し，4歳児から小学3年生までを対象として行っており，現在も保護者同伴の原則は維持されている（表6）．保育所・幼稚園および教育委員会の協力を得て，各

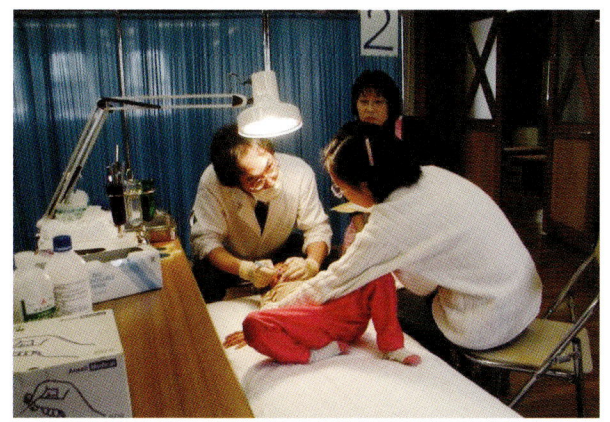

図19 口腔衛生指導，フッ化物塗布．
　本人と保護者に対してブラッシング指導を行い，保護者には児童自身が行う口腔清掃の監視役としての指導も行う．希望者にはフッ化物塗布やサホライド塗布を行っている．

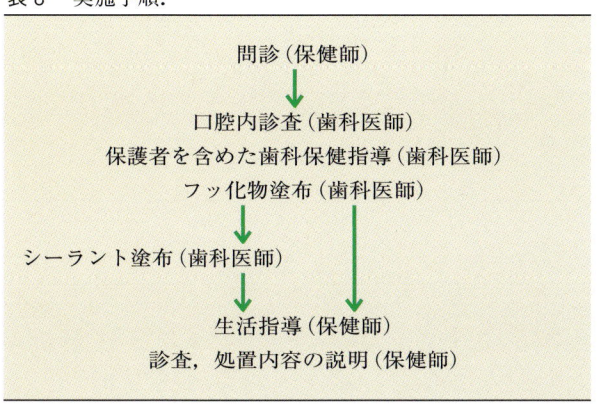

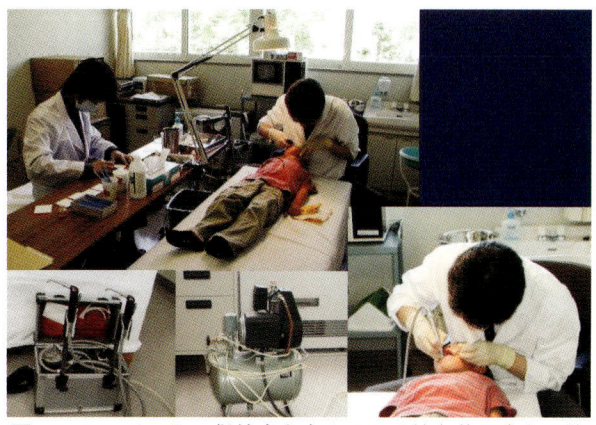

図20 シーラントの保持率を高めるには練和後，直ちに塗布する必要がある．そのため，1歯ごとにシーラントを練和すべきである．歯の清掃をするためのポータブル式電気エンジンと，歯を乾燥するためのエアースプレーとコンプレッサーが必要．

表6　目標と対象．

目標
・第一大臼歯の萌出時期からのう蝕予防
・保護者を含めた歯科保健指導
・フッ化物配合歯磨剤の使用推進・普及
対象
・4歳児から小学3年生まで
　－保護者同伴が可能な者
　－年2回連続10回

表7　協力機関との事前調整．

・日程の調整
　－保健センター，歯科医師，保育園・幼稚園，小学校教育委員会，
・案内書の作成・配布
　－保育園・幼稚園⇒園児⇒保護者
　－教育委員会⇒小学校⇒児童⇒保護者
・参加申込書の収集
　－園児⇒保育園・幼稚園⇒保健センター
　－児童⇒小学校⇒教育委員会⇒保健センター
・問診票の送付

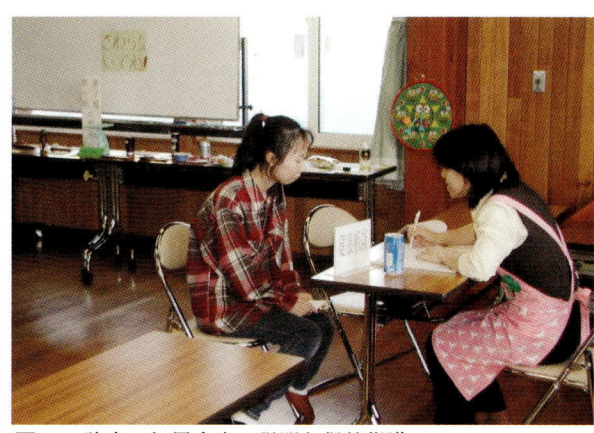

図21 診査，処置内容の説明と保健指導．
　診査結果や問診表をもとに，生活習慣の改善点などを指導する．指導内容をカルテに記載し，次回の資料とする．

表9　実施人員．

・歯科医師
　－検診2名，シーラント塗布1名，唾液検査1名
・保健師
　－問診と生活指導3名
・栄養士
　－生活指導1名
・補助者
　－事務1名，RDテスト1名，カルテ筆記2名、シーラント塗布補助1名

表8　実施手順．

```
　　　　　問診（保健師）
　　　　　　　　↓
　　　　口腔内診査（歯科医師）
　　保護者を含めた歯科保健指導（歯科医師）
　　　　フッ化物塗布（歯科医師）
　　　　　　　　↓
　　　　シーラント塗布（歯科医師）
　　　　　　　　↓
　　　　生活指導（保健師）
　　　診査，処置内容の説明（保健師）
```

表10　歯科保健指導のポイント．

・う蝕活動性（う歯の増加、RDテスト）
・保護者の役割
・児童の口腔清掃状態の保護者への説明
・保護者へのブラッシング法の説明
・小学生へのブラッシング指導
・フッ化物配合歯磨剤の使用の確認・推進
・食生活，生活習慣の指導
・う歯の治療の必要性

初期う蝕のマネージメント／う蝕を進行させないために

[シーラントの塗布]

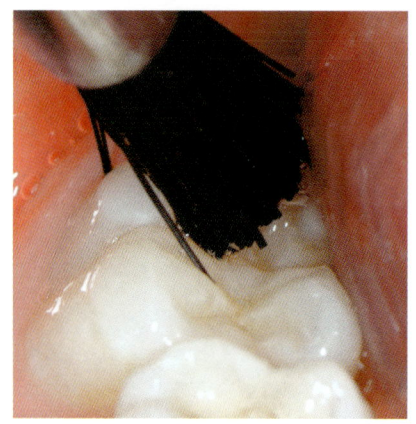

図22-1　歯面清掃．
電気エンジンとブラシコーンを用いて，咬合面ばかりでなく，頰側あるいは口蓋側の裂溝部周囲歯面も清掃する．研磨剤は使用しない．

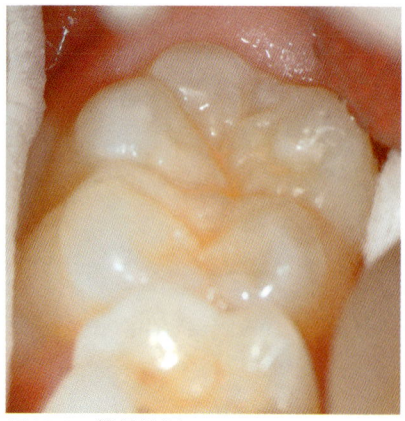

図22-2　簡易防湿．
清掃後，唾液の流出が多い場合は吐き出してもらい，その後，ロール綿で防湿する．手指でロール綿を固定し，バーニッシュの乾燥まで防湿を続ける．

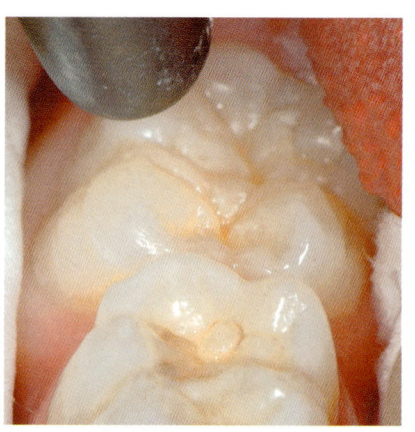

図22-3　歯面乾燥．
エアースプレーを用いて，歯面，とくに裂溝部の乾燥を十分に行う．上顎臼歯では，乾燥の確認が難しいので，注意が必要である．

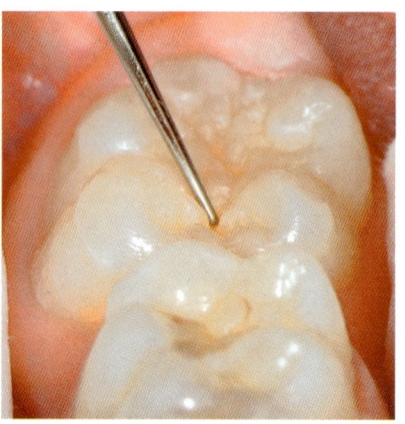

図22-4　裂溝の走向の確認．
アプリケーターで，裂溝の走向や深さを予め確認しておくと，塗布操作がスムーズに行える．

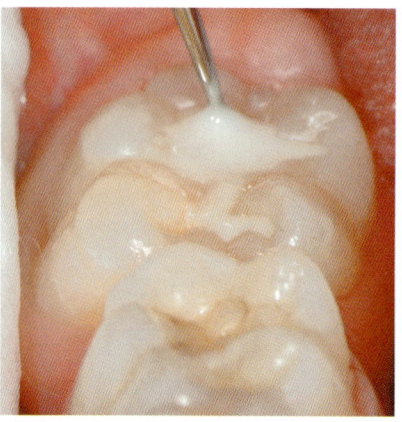

図22-5　シーラント塗布．
小窩では，空気の封入を避けるために，シーラントを小窩に直接塗布せず，周囲裂溝からシーラントを流し込むようにする．

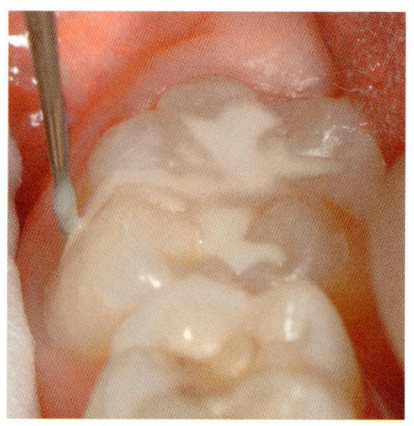

図22-6　頰側や口蓋側への塗布．
頰側や口蓋側の裂溝部にも，必ずシーラントを塗布する．シーラントのフッ素による歯質強化が期待できるので，塗布範囲は裂溝部に限定する必要はない．

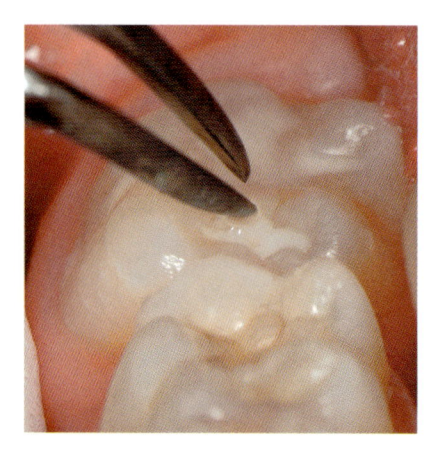

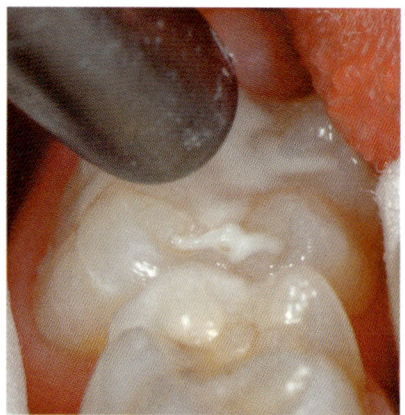

図22-7｜図22-8

図22-7　バーニッシュ塗布．
シーラント塗布後，直ちにピンセットを用いてバーニッシュをシーラントに滴下し，エアーで広げ，シーラントをバーニッシュで完全に被う．

図22-8　バーニッシュの乾燥．
バーニッシュの溶媒をエアーで揮発させ，ビニール被膜を作り，感水を防止する．口腔内が唾液で満たされている場合，上顎では口を少し閉じても感水することがあるので，注意が必要である．

施設に案内を送付し，希望者のみが受診している（表7）．

実施項目は，問診，口腔内診査および口腔衛生指導，フッ素・サホライド塗布，シーラント塗布，生活指導で（表8），実施日に必要な人数は13名である（表9）．指導内容は，保護者へのブラッシング法の説明，小学生へのブラッシング指導，フッ化物配合歯磨剤の使用促進，食生活・生活習慣の指導などで

3-2 グラスアイオノマー系シーラントを併用した地域歯科保健／歌登町での試み

[症例3-2-1]

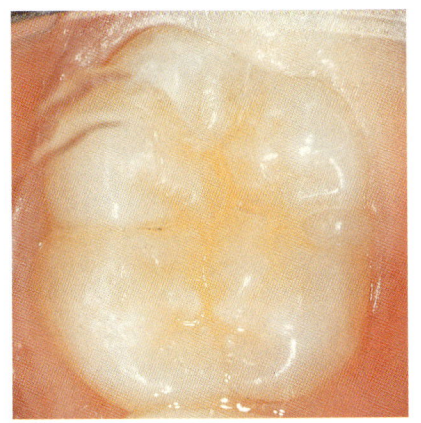

3-2-1a 下顎右側第一大臼歯．シーラント塗布前．

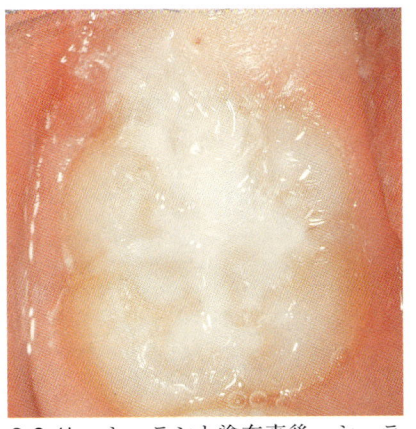

3-2-1b シーラント塗布直後．シーラントからのフッ素の移行を期待して，裂溝部に限定せずに，広範囲に塗布する．

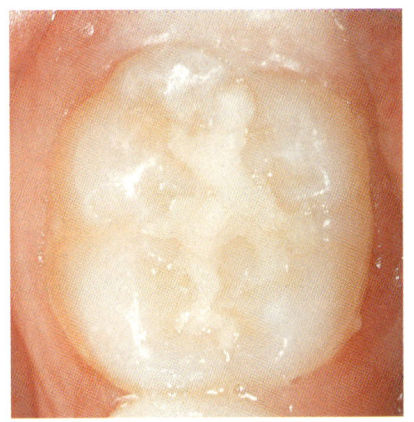

3-2-1c シーラント塗布1年6か月後．下顎での保持率は上顎に比較して良好である．唾液などの吸引ができない場合には，とくに上顎では十分防湿に留意すべきである．

[症例3-2-2]

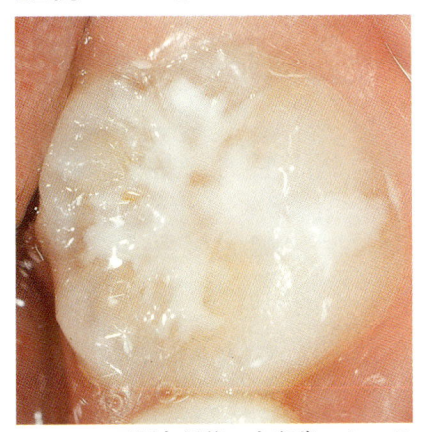

3-2-2a 下顎左側第一大臼歯．シーラント塗布直後．咬合面部ばかりでなく，頰側面裂溝部にもシーラント塗布を行う．

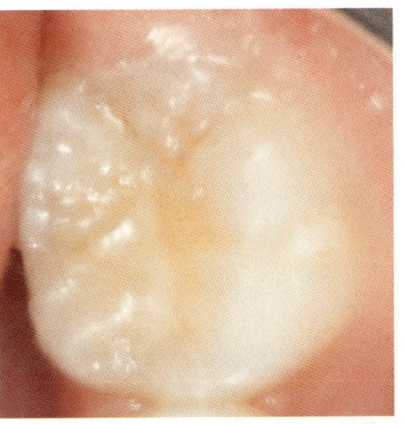

3-2-2b シーラント塗布1年6か月後．咬合面近心部と頰側面裂溝部にはシーラントが残存していたが，咬合面遠心部では消失していたので，その部に再塗布を行った．

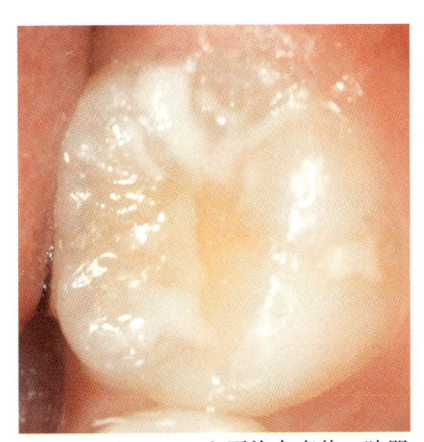

3-2-2c シーラント再塗布直後．時間の経過にしたがって，シーラントの被覆面積は減少する場合が多いが，再塗布によって被覆期間を延長できる．

[症例3-2-3]

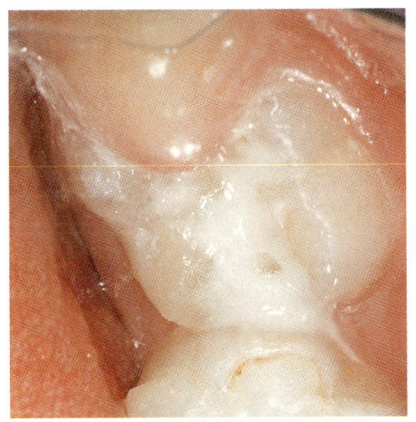

3-2-3a 下顎左側第一大臼歯．シーラント塗布直後．遠心部歯肉が咬合面を一部被っている場合には，歯肉下の歯面にもシーラントの塗布を試みる．

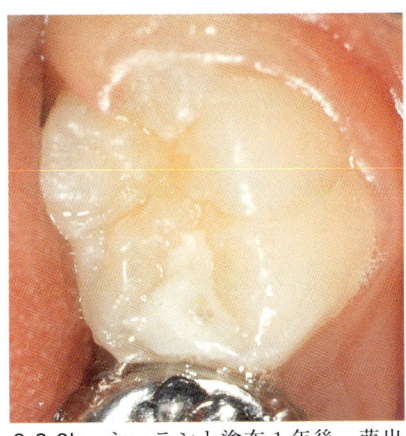

3-2-3b シーラント塗布1年後．萌出に伴い咬合面が露出したので，残存しているシーラントを除去せずに，露出した裂溝部にシーラントの追加塗布を行った．

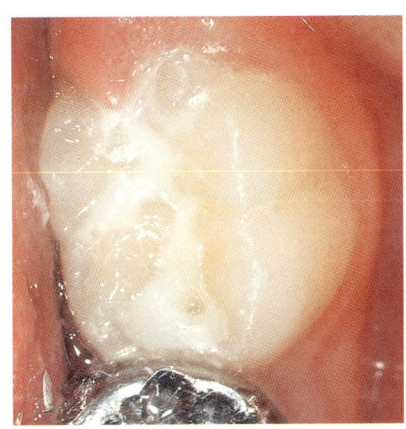

3-2-3c シーラント塗布直後．半萌出歯にも塗布ができ，萌出状態に合わせて追加塗布が可能なことは，萌出途上の脆弱な歯質の保護に最適な予防手段である．

3 初期う蝕の予防と管理

初期う蝕のマネージメント／う蝕を進行させないために

[シーラント塗布開始時期]

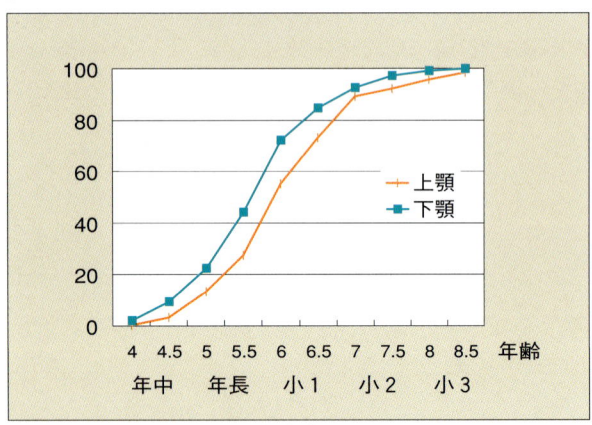

図23　第一大臼歯の萌出率（％）．

萌出後最初の受診時にシーラント塗布を行うが，初診である4歳児にシーラントを塗布する場合や小学3年で初めてシーラントを塗布する場合もある．第一大臼歯の萌出時期は児童による差が大きい．

[フッ化物配合歯磨剤]

表11　フッ化物配合歯磨剤の使用．

- 初診時，69.3％の使用であったが，本活動終了時には91.0％がフッ化物配合歯磨剤を使用していた．
- 使用上の注意として，歯磨剤の味が残る程度にうがいを少なく．
- う蝕が多い児童には，朝食前の歯磨きを推奨する．
- 成人でもフッ素が有効であることを示し，家族全体でフッ化物配合歯磨剤の使用を目指す．

[う蝕罹患状況]

表12　小学3年生でのう蝕罹患状況 の年次推移．

	対象者（中断者）（人）	う蝕有病者（人）	う蝕有病者率（％）	1人平均 DMFT (SD)	う歯数/現在歯数（本/本）		上下顎6番う蝕罹患率（％）	初診（4歳）時 1人平均dmft (SD)
					上顎6番	下顎6番		
平成6年	5（0）	1	20.0	0.20 (0.45)	1/10	0/8	5.6	6.33 (5.86)
平成7年	11 (13)	3	27.3	0.64 (1.21)	2/11	5/11	31.8	7.00 (6.41)
平成8年	22 (8)	6	27.3	0.55 (0.86)	3/44	7/44	11.4	11.10 (6.58)
平成9年	20 (7)	4	20.0	0.25 (0.55)	2/38	3/40	6.4	6.36 (6.26)
平成10年	17 (11)	3	17.6	0.35 (0.86)	3/32	2/34	7.6	9.00 (5.32)
平成11年	15 (14)	1	6.7	0.13 (0.52)	0/28	2/28	3.6	9.43 (8.15)
平成12年	19 (6)	3	15.8	0.16 (0.37)	0/38	2/38	3.9	7.74 (4.81)
平成13年	25 (12)	2	8.0	0.16 (0.62)	2/48	2/50	4.1	3.88 (5.33)
計	134 (71)	23	17.2	0.30 (0.72)	13/249	24/253	7.4	7.53 (6.37)

ある（表10）．

[シーラント塗布]

上下顎第一大臼歯を対象として，萌出後最初の受診時にシーラント塗布を行っている（図22，症例3-2-1）．再受診時シーラントが脱落し，裂溝が露出している歯に対して残存シーラントを除去せず再塗布をしている（症例3-2-2）．歯肉弁に一部覆われている萌出途上歯にもシーラント塗布を試み，次回受診時にシーラントの追加塗布を行う（症例3-2-3）．

現在もシーラントはグラスアイオノマーセメントであるFujiⅢを使用している．このシーラントの使用にあたり，歯の清掃をするためのポータブル式電気エンジンと，歯を乾燥するためのエアースプレーとコンプレッサーだけが必要になる．そのため歯科設備のない場所や保健センターでもシーラント塗布が可能になることから，本活動のような集団を対象とする場合にとくに有用と感じている．

[シーラント塗布の開始時期]

萌出直後がう蝕に最もなりやすい時期であることから，永久歯の萌出開始直後からのう蝕予防を目指した．そのため，初診を4歳児としたが，初診時にシーラントを塗布する場合もあることから，開始時

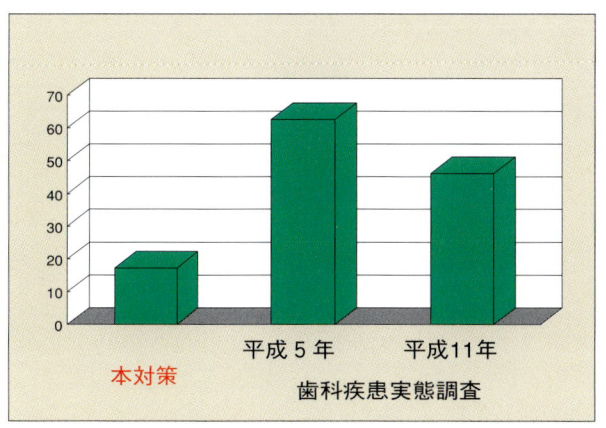

図24 小学3年生におけるう蝕有病者率（％）

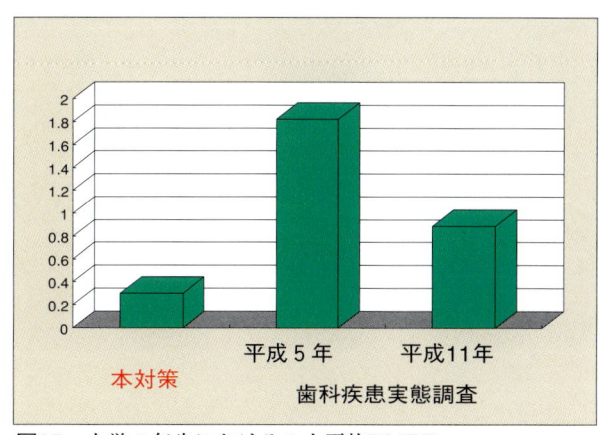

図25 小学3年生における1人平均DMFT

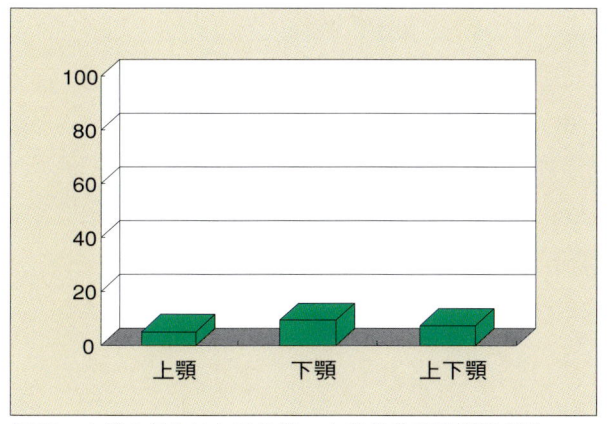

図26 小学3年生における第一大臼歯う蝕罹患率（％）.
　シーラントを塗布した第一大臼歯のう蝕罹患率は，全体で7.4％であった．シーラント改良前のTypeⅢの28.5％（144歯中41歯）と比較して，大きく改善されていた．

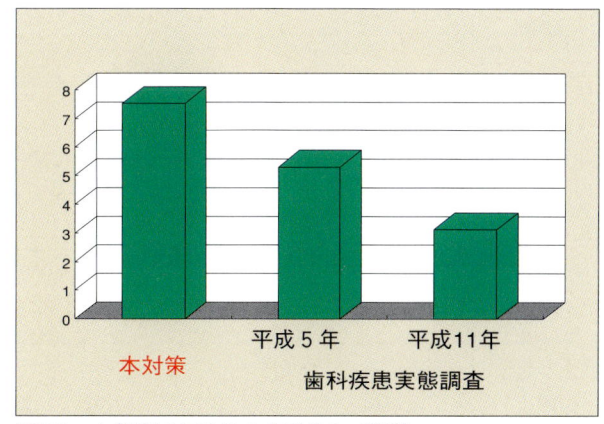

図27 4歳時における1人平均dmf歯数．
　本活動を15年以上継続し，永久歯ではシーラントの併用によって，ある程度，成功を収めたが，本活動受診前に罹患する乳歯う蝕はあまり減少していない．町民全体の意識をたかめる町ぐるみのう蝕予防活動も必要である．

期として適当と思われる．小学3年で初めてシーラントを塗布する場合もある（図23）．

[フッ化物配合歯磨剤]

　フッ化物配合歯磨剤の使用を強く推進するために問診表・カルテを改良してきた（表11）．初診時，69.3％の使用であったが，本活動終了時には91.0％がフッ化物配合歯磨剤を使用していた．29.1％の児童が歯磨剤をフッ化物配合に変更していた．

　一方，小学2，3年でフッ化物配合歯磨剤を使わず，歯を白くするものや薬用歯磨剤に変更する者もいた．子ども用歯磨剤から保護者と同じ歯磨剤に変更するためと想像される．成人でもフッ素が有効であることを示し，家族全体でフッ化物配合歯磨剤を使用するよう指導すべきである．

　フッ化物配合歯磨剤の効果を高めるには，できるだけうがいを少なくして，口腔内にフッ素を多く残し，その後の飲食を控えてほしいが，う蝕の発生が多い児童には，寝る前ばかりでなく朝食前に歯磨きをしてもらい，プラークの少ない状態で食事をするように指示している．

[う蝕罹患状況（平成13年までの集計）]

　初診が4歳児で，その後シーラント（FujiⅢ）を塗布された205名のうち，小学3年生時に診査を受けた者134名（65.4％）を集計対象とした（表12）．

　永久歯う蝕有病者率は27.3％から8.0％の範囲で変動し全体では17.2％であった（図24）．1人平均DMF歯数では，平成7年での0.64が最も高く，平成11年以降は0.2以下を維持しており，全体として0.30であった（図25）．平成5年，11年歯科疾患実態調査報告の8歳と9歳の平均では，う蝕有病者率がそれ

[児童ブラッシング教室]

表13 児童ブラッシング教室 実施手順.

- 1．ブラッシング(児童)
- 2．歯垢染色液の使用法とブラッシングチェック表の記入法の説明(保健師)
- 3．歯垢染色(児童)，チェックと手助け(保健師，養護教諭)
- 4．ブラッシングチェック表に記入(児童)
- 5．ブラッシング法の個別指導(歯科衛生士)
- 6．指導内容・OHI指数の記入(保健師)
- 7．チェック表の返却

[新たな活動を開始するために]

表14 新たな活動開始への検討事項.

- ・対象者の把握(4歳開始が基本)
- ・協力機関との調整(組織の立上げ)
- ・人員の確保
- ・経費
- ・場所の確保

表15 活動開始時経費.

- ・検診用器材
  - －ライト，ベット
- ・シーラント用器材
  - －電気エンジン(歯面清掃)
  - －エアースプレーとコンプレッサー(歯面乾燥)
- ・検診用具
  - －ミラー，ピンセット，探針
- ・消毒用具
- ・事務用具

表16 実施経費.

- ・材料：フッ素製剤，シーラント
- ・消毒用薬剤
- ・事務費
- ・事務連絡費
- ・会場費

ぞれ62.6%，46.2%，1人平均DMF歯数が1.82，0.89であるのに比較して，低い値を示した．

シーラントを塗布した第一大臼歯のう蝕罹患率は，全体で7.4%であった(図26)．シーラント改良前のTypeⅢでの28.5%(144歯中41歯)よりも大きく改善されていた．本活動の時期におけるう蝕発生の大部分は第一大臼歯であることからう蝕発生の抑制にはシーラントの利用は不可欠と考える．

4歳時における1人平均dmf歯数は11.10から3.88と大きく変動し，平均で7.53であったが，歯科疾患実態調査報告と比較すると，平成5年の5.31，平成11年の3.12よりもいずれの年度も高い傾向が認められた(図27)．初診時の乳歯のう蝕罹患状況から判断すると，町民の意識を変えるまでには到っていないと思われる．

歌登町における新たな試み「児童ブラッシング教室」

保護者に対するアンケート調査の結果，保護者からの要望に「本活動の対象年齢の拡大」があげられていたこともあり，本活動をさらに充実・発展させることが重要であると感じ，平成11年から本活動対象年齢以降の者を対象に児童ブラッシング教室を開始した．養護教諭をはじめ，担任教諭など学校側の理解・協力を得ることができ，保健センターに集合する形式ではなく，放課後を利用して学校で開催することができた(表13)．

対象者は原則として歌登町在住の小学4から6年生までの児童としたが，規模の小さい郡部2小学校においては学校側の要望もあり，対象者を全学年に拡大した．1校あたりの実働時間は45～85分である．まず，案内書・申込書を保健センターが作成し，学校経由で保護者に配布するとともに，児童に対しても，う蝕予防におけるブラッシングの重要性を記載した用紙を配布し参加希望者を募った．

ブラッシング教室では，参加者全員に歯垢染出法を用いて，児童本人を対象とした個別指導の場を設けることができ，児童自身が自分の歯の萌出状況に合わせたブラッシングの方法を習得する機会を持つことができた．このような機会は，ただ単に児童の

[症例3-2-4]
シーラント塗布2年後

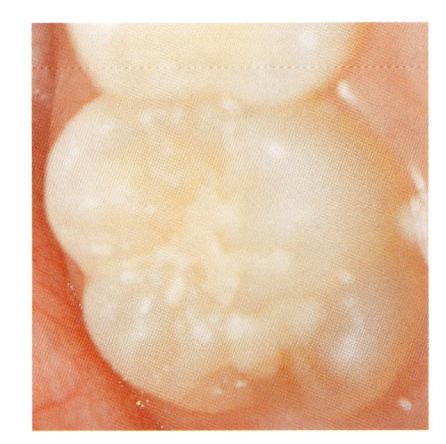

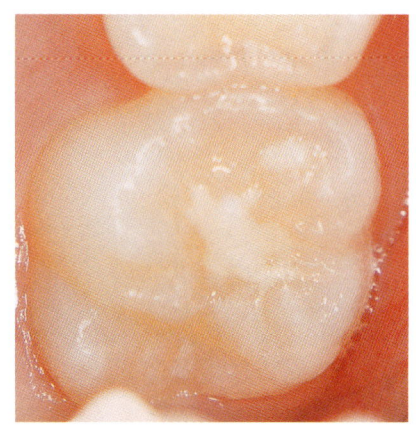

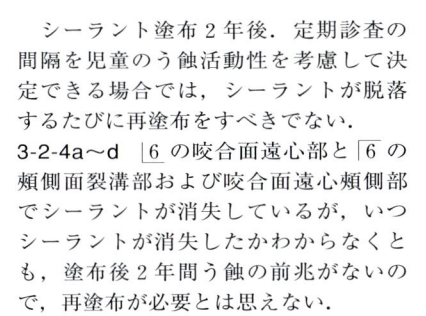

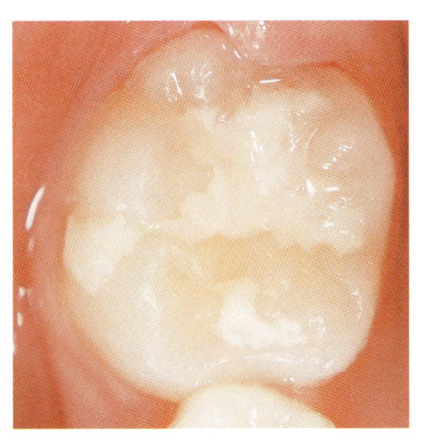

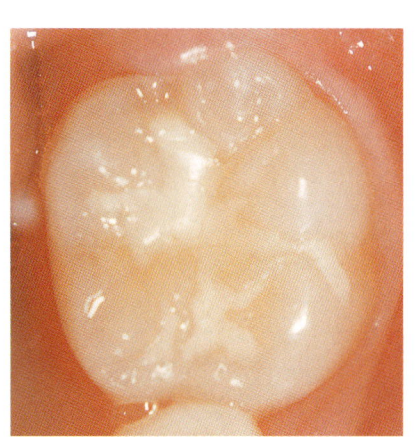

シーラント塗布2年後．定期診査の間隔を児童のう蝕活動性を考慮して決定できる場合では，シーラントが脱落するたびに再塗布をすべきでない．
3-2-4a〜d ｜6 の咬合面遠心部と 6｜ の頬側面裂溝部および咬合面遠心頬側部でシーラントが消失しているが，いつシーラントが消失したかわからなくとも，塗布後2年間う蝕の前兆がないので，再塗布が必要とは思えない．

ブラッシング技術を向上させるばかりでなく，口腔清掃指導を通して口腔衛生に対する自己管理力を訓練する場にもなっている．

新たに活動を開始するために

[市町村としての活動]

活動開始のためには，まず関係機関，とくに教育委員会や地元歯科医師との調整が重要である（表14）．実施には保健センターなどで行われている歯科健診にフッ化物塗布やサホライド塗布，そしてシーラント塗布を追加する程度の準備と考えられ，器材としては歯面清掃用電気エンジンと歯面乾燥用としてエアースプレーとコンプレッサーが必要となる（表15）．

上記塗布費用は受診が年2回5年間計10回として1人あたり約550円しかかからず，本活動における1人DMFTは0.30（表12）であることから，平成11年歯科疾患実態調査報告（8, 9歳の1人DMFT 0.89）と対比すると，この経費で1人あたり0.59本のう蝕治療費を軽減できることになる（表16）．この金額をどう評価するかは，健康であることを金額に換算してみなければ答は得られないように思われる．

歯科医師の確保が問題になるが，隣接市町村の共同事業とし各地元歯科医師に協力してもらう方法や歯科衛生士の参加，協力を仰ぐことも考えられる．新事業の目標は，う蝕予防に限定せず，児童の食生活，生活習慣が把握できることから，生活習慣病対策として位置づけることも可能である．

また，小学3年生での永久歯う蝕の大多数が第一大臼歯であること，シーラント塗布により第一大臼歯のう蝕罹患率も非常に低いことから，第一大臼歯へのシーラント塗布は重要であるが，集団を対象とする場合，他の永久臼歯へのシーラント塗布は避けるべきであると考える．

[診療室での活動]

診療室で行う場合は，まず保護者の役割を明確にし，協力を得ることが重要と思われる．フッ化物配合歯磨剤使用の徹底と生活指導・口腔衛生指導の効

初期う蝕のマネージメント／う蝕を進行させないために

[フッ素による効果]

図28 フッ素含有修復物周囲におけるフッ素の移行．
　修復物から溶出したフッ素はプラークに蓄積するか唾液に希釈される．歯質へのフッ素の移行は，直接接触する面からとプラークに蓄積したフッ素や修復物と歯質にできた隙間に停滞したフッ素による．フッ素製剤からのフッ素も直接あるいはプラークを介して歯質に移行することもある．修復物によってはフッ素を吸収し，再度溶出させる（リチャージ）ものもある．

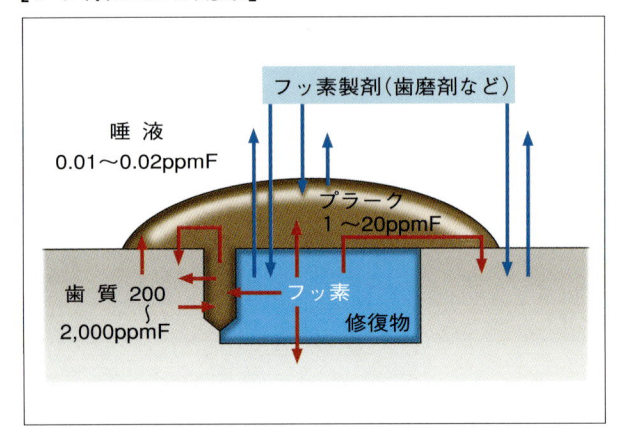

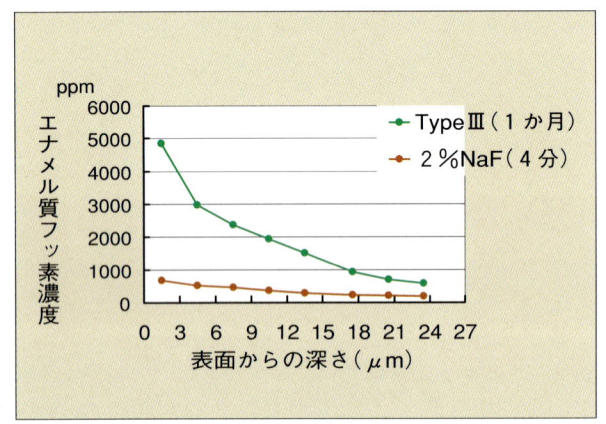

図29 TypeⅢからのフッ素の取り込み．
　TypeⅢをヒトエナメル質に塗布し，1か月経過すると，フッ素の移行は，2％フッ化ナトリウムによる局所塗布よりも多い量になる．エナメル質へのフッ素の移行はエナメル質の耐酸性を向上させる．したがって，アイオノマー系シーラントを塗布することは，効率の良いフッ化物局所塗布と考えられる．

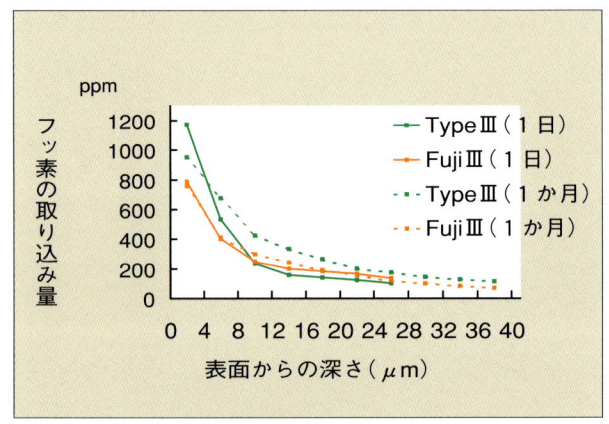

図30 FujiⅢからのフッ素の取り込み．
　図29ではフッ素の取り込みをエナメル質のフッ素濃度で表示したが，この図ではFujiⅢからエナメル質に移行したフッ素量（取り込み量）を示している．FujiⅢのフッ素取り込み量は，TypeⅢと同程度で差がないので，耐酸性の向上は十分に期待できる．

果判定，保護者の意見，要望の把握が肝要と思われる．シーラント塗布に関しては，診療室では吸引装置が備わっているので防湿が簡単，確実であることから，保持率はさらに向上するものと思われる．

しかし，歌登町での長期間にわたる実施経験にもかかわらず，どのような裂溝から短期間でシーラントが脱落するかを提示できない状況であるので，どんな歯でも短期間で脱落する可能性があることを念頭に置き，脱落を起こしやすいことを事前に説明するのが大切である．脱落するたびに来院し，再塗布するのはかなりの負担になるので，グラスアイオノマーセメントにおけるフッ素の効果を説明し，定期診査の間隔を固定し，理解を得るようにすべきである（症例3-2-4）．

アイオノマー系シーラントの特性

[フッ素による効果]

　グラスアイオノマーセメント粉末にフッ素が含有しており，硬化セメントからフッ素が溶出することはよく知られているが，溶出フッ素量は経日的に減少するうえ，溶出と同時に唾液で希釈される．しかし，フッ素が溶出するシリケートセメントの二次う蝕が少ないことと，隣接面にシリケートセメントを充填すると，向かい合わせの歯面がアマルガムの場合に比べてう蝕の発生が少なかったことなどの臨床

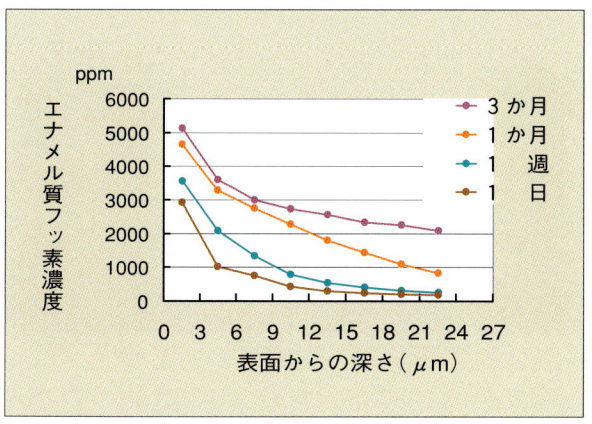

3-2 グラスアイオノマー系シーラントを併用した地域歯科保健／歌登町での試み

図31 取り込み量の経時的変化．
修復物に含まれているフッ素は，練和直後，硬化前が最もフッ素の可動性があり，硬化すると低下する．しかし，TypeⅢとエナメル質との接触時間が長くなるにしたがって，エナメル質のフッ素濃度は増加する．これは時間の経過とともに耐酸性が向上することを意味している．エナメル質の内部でのフッ素の増加（拡散）は耐酸性が向上した部位が厚くなることを示している．

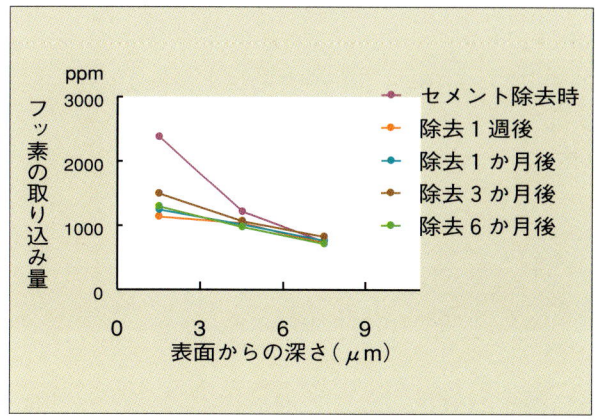

図32 TypeⅢから取り込まれたフッ素の口腔内での変化．
TypeⅢからエナメル質に取り込まれたフッ素が口腔内でどのように変化するかを調べた．TypeⅢ塗布1か月後にセメントを除去し，取り込み量を調べ，その後の変化を確認した．除去1週後では最表層で取り込み量は減ったが，その後，除去後6か月まで減少はみられなかった．シーラント脱落後，フッ素の一部は口腔内へ流出するが，その後のフッ素流出はほとんどなく，フッ素の効果は持続すると思われる．

的観察から，フッ素を含有する材料のう蝕抑制効果が注目されている．う蝕がどのように抑制されるかは，歯質がフッ素を取り込むことによる耐酸性の向上と溶出フッ素による再石灰化，さらには細菌に対する作用が考えられている．

フッ素含有修復物におけるフッ素の動きを図28に示した．

修復物から口腔内に溶出されたフッ素は，多くの場合唾液によって希釈され歯質に取り込まれることは少ないものと思われる．しかしプラークの存在する状況ではプラーク中に溶出フッ素が蓄積され，このフッ素が再度周囲歯質に取り込まれる可能性もある．

次に，修復物からフッ素が直接歯質に移行し，この歯質のフッ素含有量の増加によって歯質の耐酸性の向上が期待できる（図29，30）．修復物中のフッ素は，練和直後，硬化前が最も可動性があり，硬化すると低下するが，グラスアイオノマーセメントが歯質に接触すると，経時的に硬化後もセメントから歯質にフッ素が移行する（図31）．したがって接触期間が長くなるほど，耐酸性が向上すると考えられる．さらに，移行したフッ素は拡散して深部へ広がり，接触時間が長くなると耐酸性が向上した歯質の厚さが増えて歯質がさらに強化される．この耐酸性の向上は，シーラントの場合，シーラントが脱落，消失した後に歯質が口腔内に露出したとき，初めて有効になる．

また，フッ化ナトリウムなどの局所塗布によっても歯質にフッ素が取り込まれるが，時間の経過にしたがって，取り込まれたフッ素が消失することが知られている．これは，取り込まれたフッ素が歯質と強固に反応（フルオロアパタイト）したものではないため，容易に口腔内にフッ素が流出するためと考えられている．しかし，アイオノマー系シーラントでは最表層でのみ移行したフッ素の一部が口腔内へ流出するが，その後のフッ素流出はほとんどない（図32）．

アイオノマー系シーラントの臨床成績では，保持率が低く封鎖期間が短いわりにはう蝕抑制効果が認められることから，歯質に取り込まれたフッ素の効果による耐酸性の向上が臨床的に有効であると考えられる．一般的には，耐酸性の向上が臨床的に有効であるためには，歯質のフッ素濃度上昇が1,000ppm以上必要との報告があるが，アイオノマー系シーラントの長期保持によってこの濃度を獲得できるものと考える．

溶出フッ素による再石灰化は，脱灰が進むときに，フッ素が存在するとフルオロアパタイトが析出する

3 初期う蝕の予防と管理

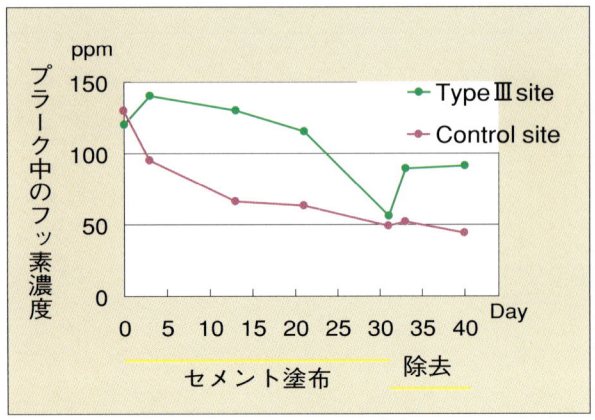

初期う蝕のマネージメント／う蝕を進行させないために

図33 TypeⅢ周囲プラークのフッ素濃度．
　TypeⅢを上顎第二大臼歯頬側面に塗布し，その周囲と反対側同名歯のプラークのフッ素濃度を比較した．被験者にはフッ化物配合歯磨剤の使用を中止してもらった．TypeⅢ周囲では，塗布後3週までは反対側よりプラークのフッ素濃度は高い傾向にあったが，その後，同程度のフッ素濃度になった．セメントを除去すると，プラークのフッ素濃度は上昇した．セメントからのフッ素の溶出は周囲のプラークのフッ素濃度に影響を与える．

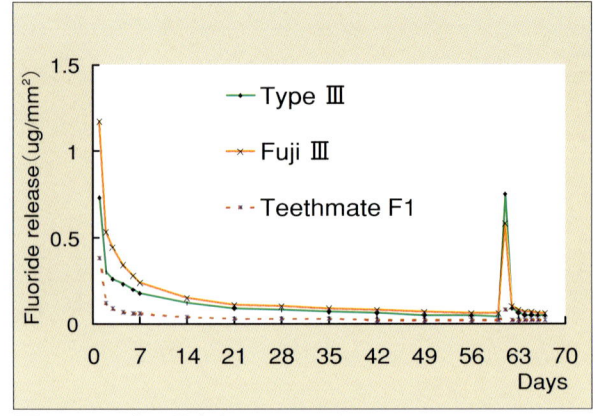

図34 フッ素の溶出とリチャージ．
　アイオノマー系シーラントからのフッ素溶出量は，フッ素含有レジン系シーラント（TeethmateF1）に比較して，高い値を維持している．1,000ppmのフッ素溶液に4分間浸漬すると，溶出フッ素量は増加（リチャージ）するが，フッ素含有レジン系シーラントではその効果はほとんどない．臨床では，フッ化物配合歯磨剤などのフッ素製剤の使用によって，この効果が発揮される．さらに毎日連続してフッ素製剤を使用すると，リチャージ量はさらに増加する．

ため，脱灰成分の消失がなく，う蝕の進行が抑えられる作用と考えられている．フッ素が利用，消費されることから，次々にフッ素が補給されないと効果は維持できない．溶出フッ素がプラークに蓄積，濃縮されて，そこからフッ素が供給され再石灰化が亢進するものと考えられる（図33）．

　シーラントが歯質から剝離すると，唾液がこの隙間に侵入し，フッ素の溶出が再開されるが，隙間が狭ければ唾液による希釈は少ないものと考えられ，この部位では高濃度のフッ素が維持できるものと思われる．そのため，シーラント下の清掃不能な部位のう蝕発生を抑制できるものと考えられる．

　歯磨剤や洗口剤などのフッ素製剤から修復物がフッ素を吸収（アップテイク）し，再度放出すること（リチャージ）が確認されている．材料自身からのフッ素は経時的に減少するため，外部から補充されることによって持続性をもたせ，有効性を維持していくものと考えられる（図34）．

　細菌に対する作用としては，まず細菌の発育抑制作用がある．この効果は歯面に細菌が残っている場合に臨床的な助けになる．この作用は，練和直後のもので，硬化後は期待できない．次に，セメント周囲プラーク中の細菌に対する効果では，シリケートセメントでの臨床観察によると，セメント充塡後1年以上経過しても細菌の糖代謝に影響を与えることが確認されている．また，グラスアイオノマーセメント周囲プラークでは St.Mutans の比率が低下することも報告されている．さらに，歌登町でのシーラント塗布の経験から，一度シーラントを塗布した歯面は，シーラント脱落後も，プラークが付着し難いと感じる．これらはセメントからの溶出フッ素による効果と考えられる．

[レジン系シーラントとの比較]

　レジン系シーラントにおいてアイオノマー系シーラントとの相違は，まず酸処理が必要か否かである．レジン系シーラントでは水洗，乾燥ができる設備がなければ，集団を対象とすることは難しい．

　また対象歯は必ずしも健全ではなく，萌出途上歯では裂溝などが白濁している場合も多い．この白濁は再石灰化によって回復される可能性があるが，この可能性は酸処理によって消滅するし，脱灰量が多いとう窩のような状態を作り，う蝕を進行させたことになる．このような症例では，シーラントが脱落すると，次は充塡処置が必要となるものと予想される．

　レジン系シーラントを使用することは，窩洞形成をする代わりに酸処理によって歯質を切除すること

[レジン系シーラント直下のう蝕]

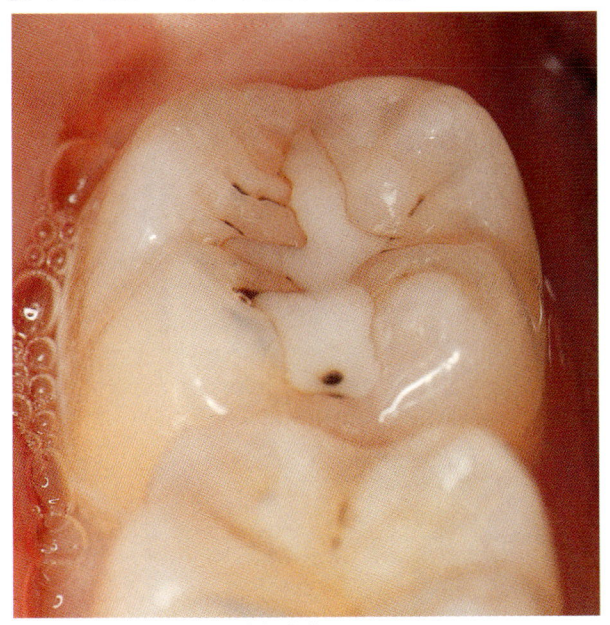

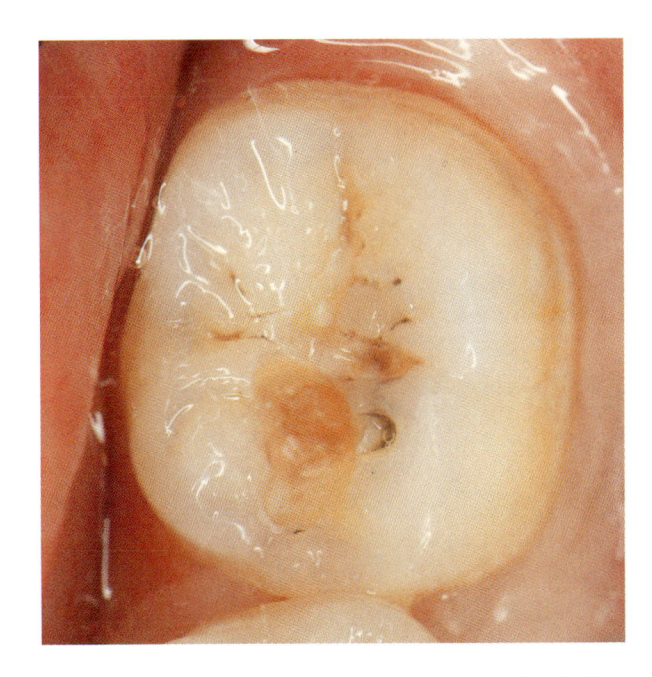

図35 取り込み量の経時的変化.
　レジン系シーラントは保持率が高く，脱落が少ないとされているが，外観は問題ないようにみえるシーラントでも，簡単に探針ではずれる場合がある．この症例もシーラントを探針ではずせた．シーラントの下ではう蝕が進行していた．シーラントが脱落するまでには，接着が壊れ剝離を起こし，歯質との間に隙間ができた状態がかなりの時間続くものと思われ，その期間にう蝕が発生し進行していく．剝離部が簡単に脱落するのが望ましい．

[レジン系シーラント周囲のう蝕]

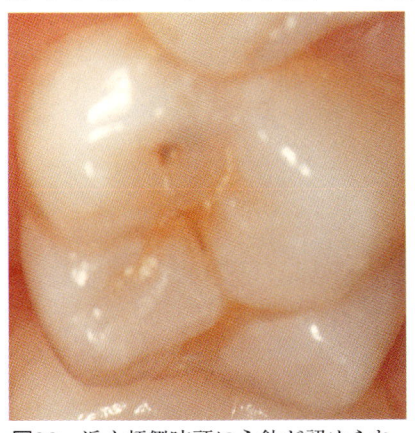

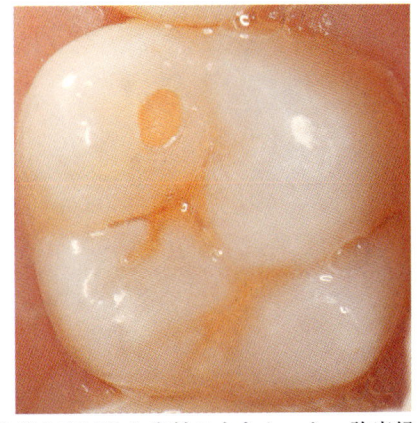

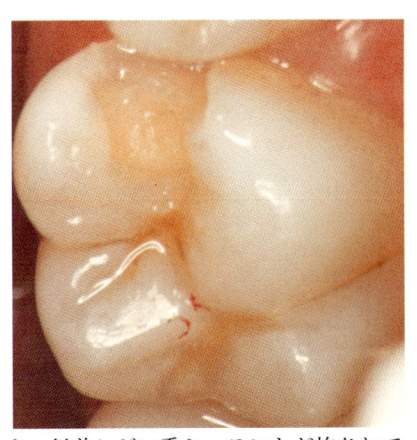

図36 近心頰側咬頭にう蝕が認められ，う窩を広げると意外に大きかった．診療録から，以前レジン系シーラントが施されていたことがわかった．う蝕の発生はシーラント辺縁が剝離したことによると思われる．シーラントが脱落しており，シーラントの履歴がわからなければ，不思議なう蝕と思うだけだろう．シーラントの臨床報告でも同じようなう蝕が指摘されているが，シーラントとう蝕が離れていることで，シーラントと関連がないとされている．視診でわかる大きさになるには時間が必要であることを考えると，う蝕を発見するまでにシーラントが摩耗して距離ができたものと思われる．

を意味しており，予防処置というよりも治療にあたる．う蝕が多い社会で，放置するとう蝕が必ず発生する場合には止むを得ないが，う蝕の発生率が減って，必ずしもう蝕に罹患するとは限らない状況では予防処置に伴う危険性（歯質への侵襲）は容認されるべきではない．その点，アイオノマー系シーラントでは酸処理を必要としないので，歯質への侵襲はない．

保持率が高いレジン系シーラントでも脱落は避けられない．脱落にいたる過程を考えると，まずシーラントの剝離が起こり，その面積が増大して保持できずに脱落するものと思われる．剝離部が破折あるいは脱落すれば問題はないが，この剝離部は封鎖性がなく細菌の侵入が可能で，しかも清掃ができないため，この状態が長く続くとう蝕を誘発する（図39，40）．必ずしも，保持率が高いことが材料の選択基

準とはならない．必要な期間だけ機能を発揮し，必要がなくなると消失するシーラントが理想である．

一方，アイオノマー系シーラントでは，剥離部は容易に破折するものと予想でき，しかもフッ素の効果もあり，破折しない場合でもレジン系シーラントに比較して危険性は低いものと思われる．さらに，白濁部を破壊することもなく，場合によっては溶出フッ素により修復する可能性もある（図5）．

保持率の低さを再塗布で補う煩雑さを考慮しても，やはり危険性が少ないアイオノマー系シーラントを選択すべきであると考える．いつまで再塗布を続けるかが問題となるが，萌出が完了し，対合歯とも接触し，咬合に参加できる時期を目安にすべきであるが，口腔衛生に対する自己管理が可能であることも条件とすべきであると考える．

萌出直後からシーラントを塗布し，経過観察を続け，必要に応じて再塗布を行いながら，この期間に口腔衛生に対する児童の意識を高め，自己管理の知識と技術を習得させられたら最高である．

う蝕管理には萌出時期に合った適切なう蝕予防対策が必要

効率的なう蝕管理には萌出時期に合った適切なう蝕予防対策が必要である．その参考のために，第一大臼歯の萌出時期からのう蝕予防を目的とした歌登町におけるアイオノマー系シーラントを併用した活動を紹介した．

第一大臼歯のう蝕予防にはアイオノマー系シーラントの利用が不可欠であると実感できたことと，保健指導や口腔衛生指導では，家庭でのう蝕予防が進むような生活の改善まで期待するのは難しいことから，やはり有効な手段，臼歯部ではアイオノマー系シーラントを，臼歯部隣接面を含めた他の部位ではフッ化物配合歯磨剤を積極的に使用する必要があると思われる．

北欧での実状や日本におけるフッ化物配合歯磨剤の普及率を考えると，将来，アイオノマー系シーラントも必要でなくなる可能性もあるが，その前提として，日本におけるう蝕にならない生活パターンを提示する必要がある．

謝辞
本稿は多くの方々との共同研究の成果，ならびにご助言に拠った．記して深く感謝申し上げます．
井上哲，小林洋一，吉村学（北海道大学歯学部旧歯科保存学第一講座），井上宏，広橋賢（歌登町立歯科診療所），棚橋美幸，高橋公子，横山真由美，若松泰子，浜口貴子（歌登町保健センター）

初期う蝕のマネージメント／う蝕を進行させないために

3 う蝕の微生物学的リスク低減治療
Dental Drug Delivery System(3DS)による病原口腔細菌の制御

1.国立保健医療科学院口腔保健部　2.国立感染症研究所細菌部第6室　3.東京都新宿区開業　4.神奈川県綾瀬市開業

武内博朗[1,4]／阿部井寿人[3]／泉福英信[2]／花田信弘[1]

Dental Drug Delivery Systemの概要

う蝕の歯科臨床検査は，う窩や白斑を見いだすための視診や触診が主流を占めてきた．しかし臓器の形態に変化が生じる頃には，疾患がすでに進行しているので，こうした"疾病発見"が目的(の検査は手遅れの場合が多い)といえる．

これに対し疾患が生じる原因，すなわち"リスク"発見を目的とした生化学的，微生物学的な歯科臨床検査が第一線の歯科診療所で稼動し始めている．う蝕については，個人の細菌学的リスク評価がある程度可能になった．う蝕細菌検査の結果をみるかぎり，健常者とう蝕傾向者の両者間のバイオフィルムには，著しい細菌学的"質の差"が認められる(図1a,b)．従来，予防歯科臨床では，"デンタルプラーク"の危険性を量的問題に関してのみ取り扱ってきたが，これに加えて質的な問題，すなわち"病原性の強い特異的バイオフィルムの良質化"も重要な課題といえる(図2)．

こうした"細菌のリスク因子"を直接制御する方法論が臨床に必要不可欠と考え，考案されたのがDental Drug Delivery System(3DS)である(図3)[1〜6]．3DSは，機械的バイオフィルムの破壊とそれに続く化学療法による浮遊細菌の除菌から構成されており，バイオフィルムの再生を効率よく抑制するよう考案された口腔バイオフィルム感染症予防のための専門的な除菌プロトコールである．

このシステムは，ミュータンスレンサ球菌(以下MS菌)に対するモノクローナル抗体を用いた受動免疫療法の研究[7]における，コントロール実験(抗菌剤のみを用いた)の結果から派生した技術である(図4，5)[7]．

プラークコントロールの目的は，"口腔細菌叢を良質化すること"であるが，3DSも広義のプラークコントロール技術に属すると思われる．

このように疾患形成前のリスクを明らかにして，リスク低減治療を施す．こうした流れは，集団を対象とした1次予防に加え，医療機関では個人を対象とした2次予防の分野が今後さらに充実していくことを示している．現在の歯科臨床中にあるプラークコントロール技術と3DSの位置関係を示す(図6)．

3DS全体の臨床スケジュールを図7に示す．

3DSの臨床細菌学

う蝕の主な原因菌であるMS菌[8]には*Streptococcus mutans*と*Streptococcus sobrinus*があり，図8に示す病原性保持が口腔常在レンサ球菌群との大きな違いである．MS菌は，菌体表層タンパク質抗原PAcによって，ペリクルの成分を介し，歯面に緩やかに結合する．次いで平面的に増殖しマイクロコロ

初期う蝕のマネージメント／う蝕を進行させないために

[健常者とう蝕傾向者のバイオフィルムには著しい細菌学的"質の差"がある]

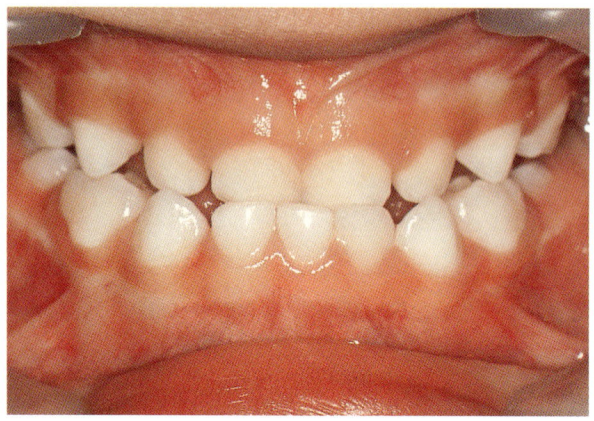

図1a　カリエスフリーの乳幼児（2歳10か月）固有のフローラが形成されている．

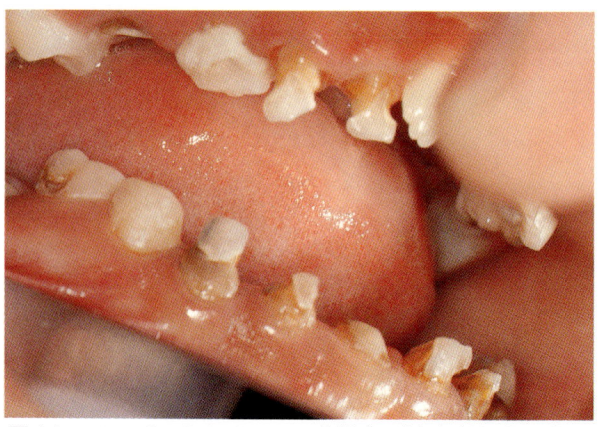

図1b　ランパントカリエスの小児（6歳）う蝕細菌優勢な状態である．

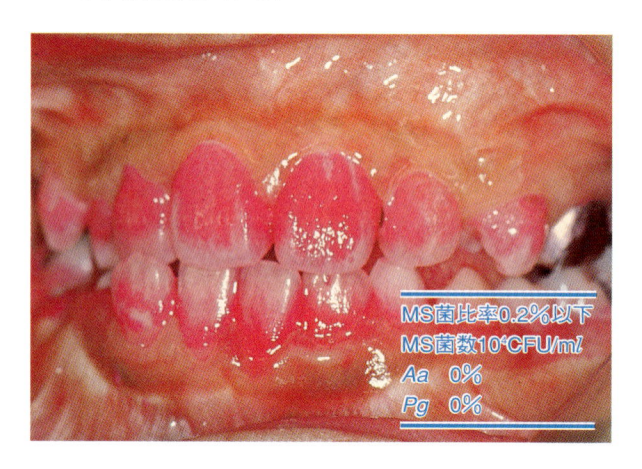

図2　どのような細菌主体のバイオフィルムなのかを診断する．
　"プラークの質"も考慮すべき項目であり，プラークの量的コントロールに加え質的コントロールが可能になる．

[3DS (Dental Drug Delivery System)]

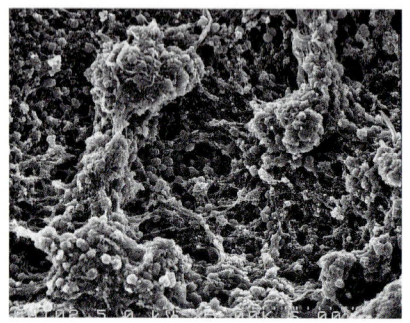

図3a　図3b

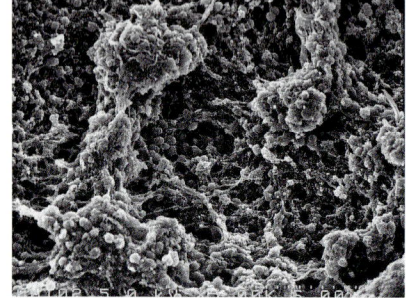

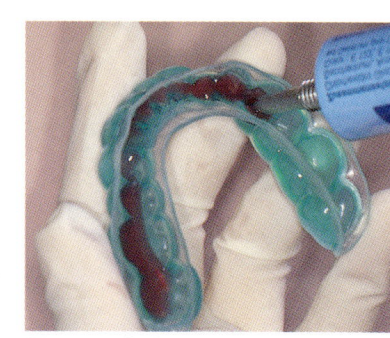

図3a　バイオフィルムの質（MS菌／総レンサ球菌の比率，量）を評価．
図3b　MS菌優勢なバイオフィルムを破壊，薬剤に細菌が接触しやすくする．

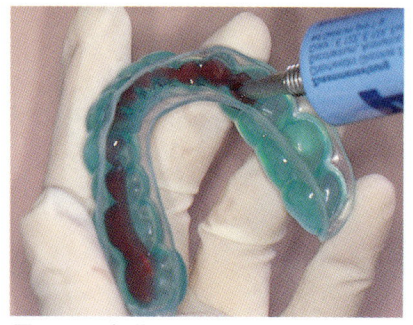

図3c　浮遊細菌が薬剤による除菌の対象．

図3d,e　化学的に除菌し，歯面を空席にする．
(Takeuchi H et al.:Clinical study of mutans streptococci using 3DS and monoclonal antibodies.JJID.2001;54:34-36)

3-3 う蝕の微生物学的リスク低減治療／Dental Drug Delivery System(3DS)による病原口腔細菌の制御

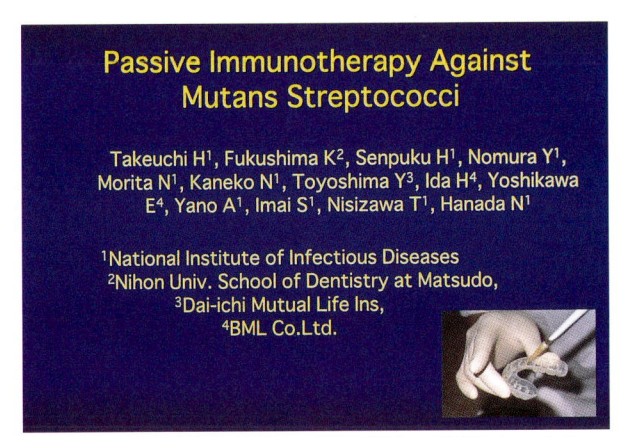

図4 3DSは受動免疫療法の臨床試験の副産物といえる．
(IADR 79th; J Dent Res 80, IADR Abstracts 2001より)

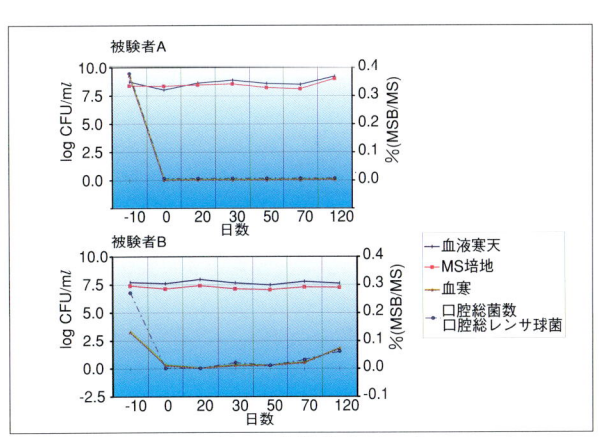

図5 臨床試験での抗MS菌抗体を用いないコントロール実験（抗菌剤で歯面清掃を行った）の結果，常在菌群は影響されず，MS菌特異的に除菌されていた．

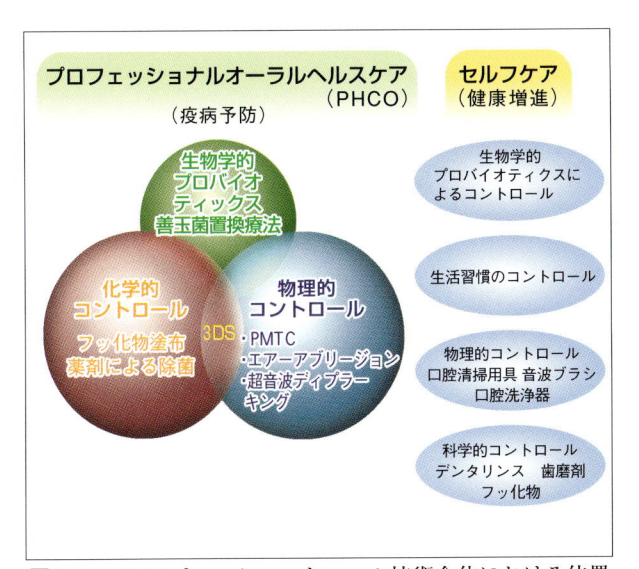

図6 3DSのプラークコントロール技術全体における位置関係．

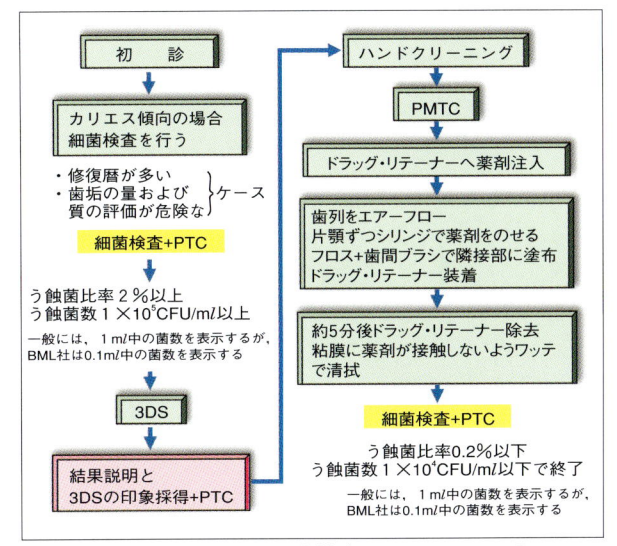

図7 3DSによる一般的除菌外来のフローチャート．

ニーを形成する．

ここにスクロースが供給されると，MS菌はGTF（グルコシルトランスフェラーゼ）により，スクロースを基質にグルコースを重合し，菌体外多糖を合成する．前途のマイクロコロニーは，バイオフィルムに覆われ本格的に定着が始まる．グルカン中のグルコース残着の多くが $\alpha 1.3$ か，$\alpha 1.6$ 結合をとるかの違いで，水溶性グルカン（WSG）か，非水溶性グルカン（WIG）となるかが決まる（図9）．

WIGは，歯面に粘着して唾液の緩衝，抗菌作用を遮断し，その内部で有機酸などを蓄積させ歯を脱灰する．含嗽剤，抗菌ペーストにも抵抗性を示すため，化学療法ではその破壊が前提になる．

3DSの作用機序

エナメル質表面には，ペリクル（唾液由来の糖タンパク質が吸着した無構造被膜）が生成している．初期定着菌群と呼ばれる細菌叢（健全なフローラ）は，これら唾液成分に対し親和性を有しており初期バイオフィルムを形成する．この健全なフローラ構成のなかにMS菌は含まれていないのである[9]（図10）．これは3DSが目標とするMS菌を含まない非う蝕原性バイオフィルムである．

3DSによるMS菌除菌の原理は，MS菌が生態学的に主として歯面に定着しているのに対し，他の口腔常在菌の一部は歯面にも口腔粘膜にも定着可能である性質に基づいている．歯面に限定して除菌を行

初期う蝕のマネージメント／う蝕を進行させないために

[う蝕の病原菌]

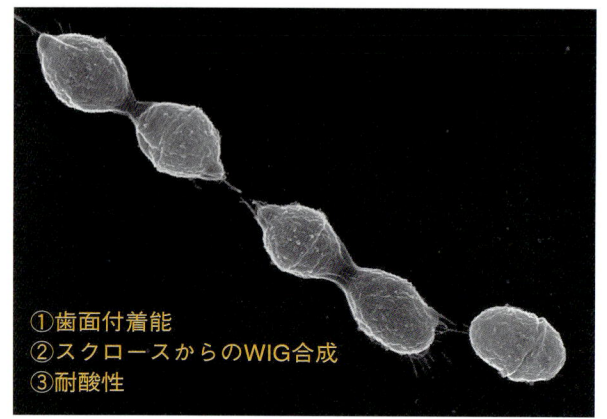

①歯面付着能
②スクロースからのWIG合成
③耐酸性

図8　ミュータンスレンサ球菌の病原性．う蝕原性細菌の必要条件ともいえる．

[バイオフィルム]

スクロース（ショ糖）

グルカンの結合様式
グルコース＋フルクトース
α1β2結合

グルコース　フルクトース

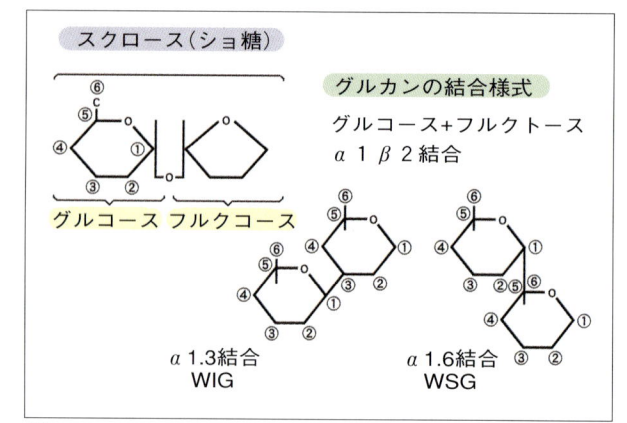

α1.3結合　WIG
α1.6結合　WSG

図9　スクロースはグルコースとフルクトースがα1β2結合した2糖類である．
　グルコース分子中の炭素原子は6個あり，1〜6の番号で示され，グルカンのα1.6，α1.3結合とはそれぞれ1位と6位，1位と3位の炭素の結合を意味する．非水溶性グルカン（WIG），水溶性グルカン（WSG）の構造イメージ．

[定型的口腔バイオフィルムが形成される過程]

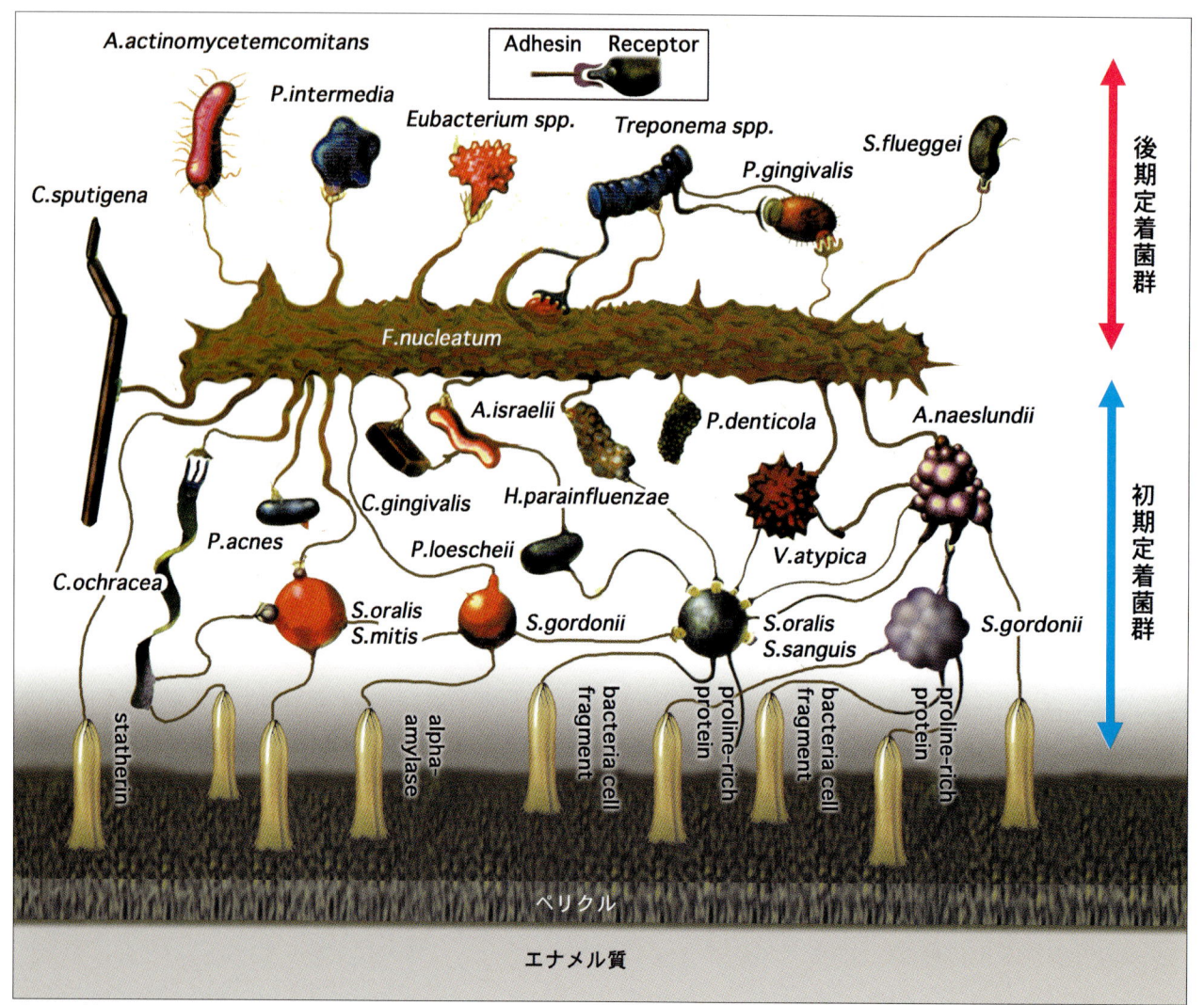

図10　新しいバイオフィルム，成熟したバイオフィルムを構成する細菌群は，初期定着菌群，後期定着菌群に分かれる．この構成菌種にMS菌は含まれていない．"口腔から排除してはいけない菌"ではない．

（参考文献9より改変引用）

[3DSによる歯面細菌叢の推移]

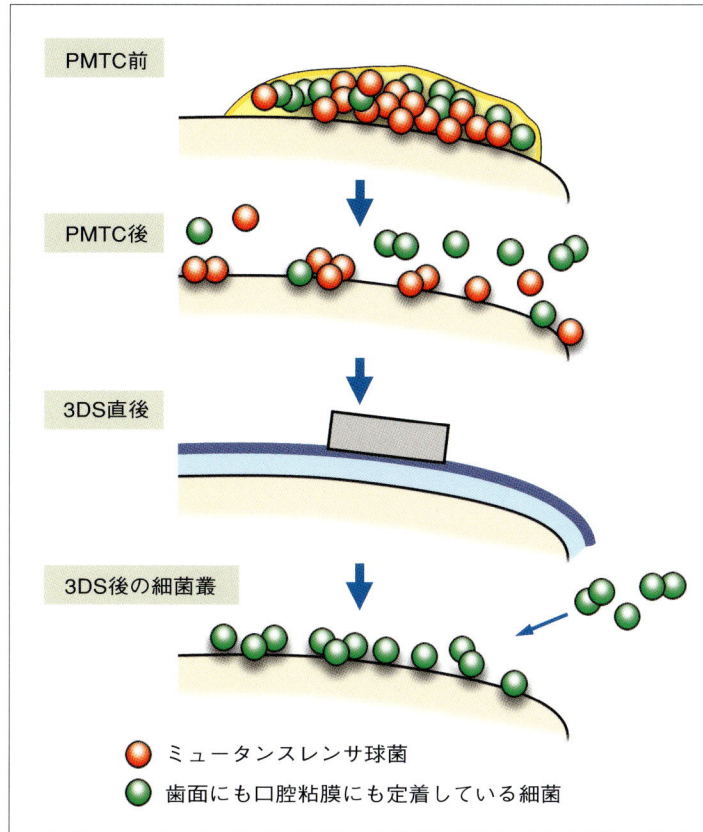

図11　3DSにより歯面の表層の病原性バイオフィルムが健全なバイオフィルムへと置換される.

右側の説明：

1．古いバイオフィルム中の細菌は，代謝活性が低下している．したがって，薬剤感受性も低く抵抗性がある．外部から孤立した生態系を形成しているため，物理的に破壊しない限り菌叢に変化は起こらない．

2．古いバイオフィルムが破壊され，細菌量は減少するが，菌種間の構成比率は変化していない．このまま放置すれば，結果としてもとのバイオフィルムが再生する．
フレッシュな細菌が，増殖し始め，マイクロコロニーが再形成され始める．

3．歯の表面に残存する細菌はバイオフィルムを形成する前に，3DSにより化学的に除菌される．

4．歯面にも粘膜にも定着できる常在菌が粘膜から供給されてくる．

5．歯面にミュータンスレンサ球菌以外のフローラが形成されると，MS菌の再定着は困難となる．数回の3DS実施により図のような機序で歯面表層の病原性バイオフィルムが健全なバイオフィルムへと置換されると考えられる．

[3DSによる口腔バイオフィルムの質的な変換]

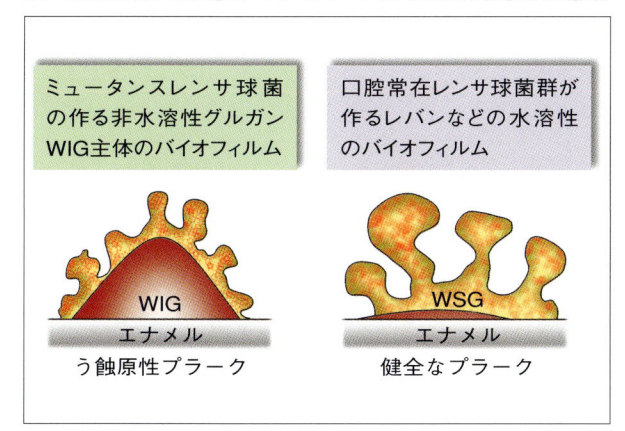

図12　3DSを境に，う蝕傾向患者のバイオフィルムが，MS菌含有率の低いバイオフィルムへ置換する．

表1　う蝕原性，非う蝕原性プラークの臨床的比較．

	う蝕リスクの高いプラーク（非水溶性グルカン）	う蝕リスクの低いプラーク（水溶性グルカン）
染色性	難染色性	良好な染色性
歯面固着性	歯ブラシなどでの除去は困難	容易に除去
スクロース摂取頻度	高い	低い
厚さ	薄く皮膜様	厚い
MS菌構成比率	高い	低い

うことで，選択性を持たせるのである．3DSを繰り返すことで，MS菌優勢なバイオフィルムが，他の口腔常在菌群のバイオフィルムに置換されると考えられる．図11はその過程を示している[1〜6]．

3DSは歯面に定着したMS菌優勢なバイオフィルムを極めて短期間に収束させ，バイオフィルム中のMS菌の比率を下げる一方，本来の初期定着菌群由来のバイオフィルムを受動的に歯面に定着させる．セルフケア単独で，MS菌の比率を有効な水準まで下げるのは，多くの場合失敗するか，それなりの時間と労力を要すると考えられる．バイオフィルムの変換の概念を図12に示す．

表2 カリエスフリー児6名とほ乳ビンう蝕児6名のdmfs，歯垢中のMS菌構成比率. (文献10より改変引用)

	乳幼児	年齢	dmfs		プラーク中の総レンサ球菌に対するMSの占める割合		母親の唾液中のMS菌量（log）
ほ乳ビンう蝕の乳幼児	1	2	0		12%		6.5
	2	3	0		86		5.3
	3	2.5	0		35		7.5
	4	2.5	0		8		4.2
	5	3	0		98		未測定
	6	3	0		30		6.5
カリエスフリーの乳幼児	7*	1.5	3	0	1%	1%	5.5
	8*	1.5	3	0	1%	1%	5.8
	9	1.5	0		1		5.4
	10	3	0		3		3.8
	11	2.5	0		1		4.5
	12	3	0		2		3.8

データは，ほ乳ビンう蝕児の歯垢中のMS菌比率が，カリエスフリー児のそれと比較して明らかに高い値を示している．
＊7と8の乳幼児は，1.5歳と3歳時にそれぞれサンプリングしている

表3 歯科臨床検査の運用法．
① 視診とは無関係に一律に安価な細菌スクリーニング検査を実施し，リスク者を抽出する
② 視診など主観的臨床所見を得た後，必要と思われる症例に精度の高い（高価な）細菌検査を実施する

表4 3DSの細菌学的特性．
① 3DSは，MS菌を特異的に除菌するsystemではない
② 3DSは，歯面のバイオフィルムを除菌する
③ 3DSは歯を占拠した病原性菌群を除去し，間接的に口腔細菌叢を良質化するもので，積極的に正常細菌叢を移入する処置ではない
④ 3DSは，カリエスフリー者には希望しても行うべきではない　→　PMTCで対応

表5 3DSの適応症例．
① 重度う蝕症のコントロール
② 小児のランパントカリエスからの健全永久歯列への感染防止
③ カリエスリスクの高いケースの矯正術前，術中コントロール
④ MS菌の母子感染防止
いわゆるWindow of infectivity の時期（＊生後19〜31か月）に母親に対し除菌処置を行い，ブラッシング単独より効果的に感染を防止する
⑤ 唾液分泌量が減少しているケースでの根面カリエス防止
⑥ 歯周病関連プラークの抑制

表6 う蝕予防における3DS開始時の条件．
① マクロ的バイオフィルムが存在しないこと（TBIが終了していること）
② マイクロコロニーが標的である
③ 化学療法開始の診断基準をプラーク量ではなく，細菌感染レベルに置く

表7 外注検査の有利点．
① 診療所内で生体由来の臨床検査サンプルを培養しなくて済む
② 報告書を作成しなくてよい
③ 施設が異なっても検査結果が均一である
④ 総レンサ球菌中のMS菌比率がわかる
⑤ 検査の手間が不要

3DSの適応診査

　う蝕多発者と，カリエスフリー者では，プラークの量も去ることながら，プラークを構成する多糖やプラーク中の細菌が異なっている．

　表2は，カリエスフリー児6名とほ乳ビンう蝕児6名の細菌の構成比率のデータ[10]で，カリエスフリー児と比較してほ乳ビンう蝕児のプラーク中には，明らかにMS菌が多く含まれている．う蝕罹患傾向の有無を，多発性カリエスの状態やう蝕原性プラークに覆われているかなどから診断しておく．う蝕原性プラークの特徴と評価項目を表1に示す．これらの臨床的所見を得て，細菌検査へ移行する．3DSの実施には，必ず細菌検査を行い，歯面のバイオフィルムが，う蝕細菌優勢な状態であり排除すべきレベルにあることを確認する[11]．

　筆者は，細菌検査を実施する時期を，う蝕傾向患者の現症の処置を含む初期治療終了時に設定している．生活習慣指導，口腔衛生実施指導を行い，セルフケアと生活習慣の補正を行った後，なお残留する改善困難なリスクに対し3DSで対処している．つまり特殊な症例を除くと，自助努力がある程度なされたレベルからの除菌が3DSの役割とする考え方である．

表8 う蝕の歯科臨床検査一覧.

製品名	検査項目	原理	検体	判定時間
サリバチェックSM[*1]	ミュータンスレンサ球菌の検出 定量評価	抗原抗体反応	唾液	15～30分
う蝕関連菌検査[*2]	ミュータンスレンサ球菌の検出 乳酸桿菌の検出	検査会社による専門的培養	唾液 プラーク	3日
CRT buffer[*3]	唾液緩衝能	酸・塩基反応	唾液	5分
CRT bacteria[*3]	ミュータンスレンサ球菌の検出 乳酸桿菌の検出	診療所で培養	唾液	2日
RDテスト[*4]	主としてG(+)の活性測定	診療所で判定	唾液	15分
ミューカウント[*4]	ミュータンスレンサ球菌の検出	診療所で培養	唾液	1日
カリオスタット[*5]	細菌の醸酸性	診療所で培養	プラーク	1～2日
Dentobuff Strip[*6]	唾液緩衝能	酸・塩基反応	唾液	5分
Dentocult SM[*6]	ミュータンスレンサ球菌の検出	診療所で培養	唾液 プラーク	2日
Dentocult LB[*6]	乳酸桿菌の検出	診療所で培養	唾液	4日

[*1]ジーシー, [*2]ビー・エム・エル, [*3]白水貿易, モリムラ, [*4]昭和薬品化工, [*5]デンツプライ三金, [*6]オーラルケア

表9 歯科臨床検査の値を正確に得るための注意事項.

抗生物質服用中は検査ができないこと
検査する時間帯は，できる限り同一患者ごとで統一する
唾液採取の2時間前より飲食，口腔清掃を徹底して禁止していただく
検査前日に殺菌性の含嗽剤などを使わないよう指導する

表10 患者への歯科臨床検査の説明事項.

①MS菌の基準値（正常値）と除菌が必要と思われる値について
②MS菌とは，歯を溶かす酸を作り，歯ブラシで落としにくい歯垢を合成する菌であり，多いからといって不潔であるとか，恥ずかしく思う必要はないこと
③検査で良好な値を得ようとして殺菌性含嗽剤などで口腔清掃を行う患者がいるので注意する．口腔清掃を行った場合，仮にMS菌が低く出ても，通常ほぼ一定であるはずの口腔総レンサ球菌の値が極端に低い値になり，検査はエラーとなる．検査前には「くれぐれも殺菌性含嗽剤などでむりやり清潔にしないで下さい」と説明する
④唾液を取るだけの検査である．そのなかに含まれる全体のばい菌に対する虫歯菌の比率，数を知ることができる．それらを正常値と比較して虫歯菌のコントロールの必要性を診断する

歯科臨床検査の運用には，以下の進め方があり，対象とする患者によってどちらが合理的かを臨床医が判断する（表3）．

3DSの特徴は，"歯面上のバイオフィルム"の破壊であり，MS菌を特異的に除菌する処置ではないので，MS菌レベルが基準値以下のケースでは，本人が希望しても適応しない．また健康観の強い患者には，PMTCで対応するのが望ましい（表4）．適応症例であっても，ドラッグ・リテーナーの関係から乳歯列や混合歯列には適応しにくい．

筆者は主として永久歯列を対象にしている（表5）．また3DSをメンテナンスのどのステージで開始するかは，議論がなされるところであるが，セルフケアが困難な特殊な場合を除いては，表6のような条件を満たすようにしている．処置の前後においてはセルフケアが満足いくレベルに達している必要がある．

細菌検査の実際

う蝕細菌のレベルを知る目的で，3DSの実施前後で細菌数，比率などがどう変化したかを必ず明らかにしておく．細菌検査には，大きく分けて院内と院外外注検査があるが，ここでは，BML社が行っている唯一の外注歯科臨床検査を取り上げる．外注検査が優れている特徴を表7に示す．今後，検査が複

初期う蝕のマネージメント／う蝕を進行させないために

[3DSの実施前後の細菌学的評価]

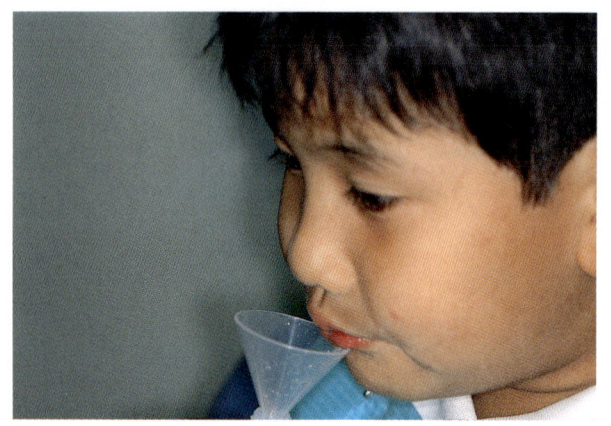

図13a　3DS実施前の細菌学的評価．
MS菌　　　　$1×10^5$CFU/ml以上
MS菌比率　　2.0％以上で除菌

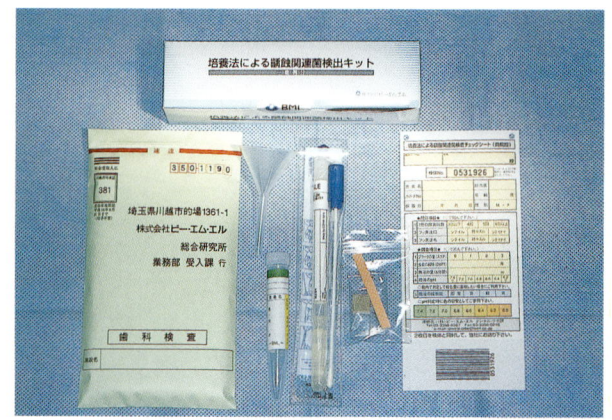

図13b　3DS実施後の細菌学的評価．
MS菌比率　　0.2％以下
MS菌数　　　10^4CFU/ml以下で終了
それ以上の検査結果であれば1クール追加実施する．

表11　う蝕細菌検査の評価基準：唾液検体によるう蝕細菌の量および比率：学童期のデータである．現在これらの値をもってリスク判定基準としている．

調査・問診項目	対象時期（年齢）	学齢期（6〜12歳）
	リスクスコア	評価基準
乳酸桿菌スコア（刺激唾液中）エビデンス（有）	ノーリスク	非検出
	ローリスク	log CFU/ml < 2.8
	リスク	2.8 < log CFU/ml < 4.0
	ハイリスク	4.0 < log CFU/ml
ミュータンスレンサ球菌スコア（刺激唾液中）エビデンス（有）	ノーリスク	非検出
	ローリスク	log CFU/ml < 4.3
	リスク	4.3 < log CFU/ml < 5.0
	ハイリスク	5.0 < log CFU/ml
ミュータンスレンサ球菌比率スコア（刺激唾液中）エビデンス（有?）	ノーリスク	非検出
	ローリスク	〜 0.2％
	リスク	0.2％ 〜 2％
	ハイリスク	2％ 〜

3DS
$1×10^5$CFU/ml
MS菌比率　2％

矯正治療予定者
唾液の緩衝能分泌量の低い人
糖質摂取頻度の高い人
DHFTの高い人

ラボ
ボーダー
$1×10^4$CFU/ml
MS菌比率　0.2％
（BML社の表示$1×10^3$CFU）

唾液の緩衝能分泌量の高い人
糖質摂取頻度の低い人
DHFTの低い人

3DS終了　通常のメンテナンス

（新潟大予防歯科　金子昇先生提供）

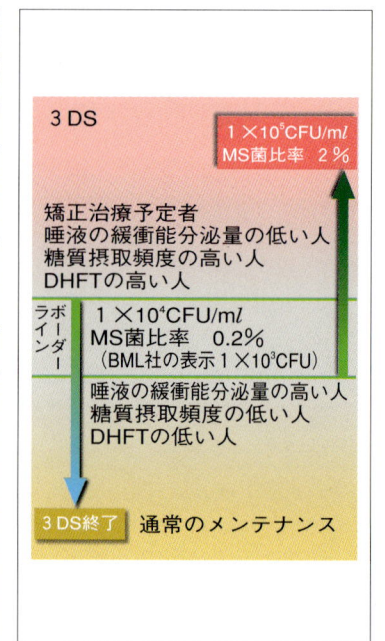

雑になるほど外注検査の重要性は増すと思われる．
　その他の検査システム（表8）を使って評価する場合は，基本的に各社の検査マニュアルにしたがって実施する．また検査前の一般的注意事項は，どのメーカーの検査システムでも共通である（表9）．
　細菌検査が必要な理由について患者に話をする際，不必要な不安，羞恥心に十分配慮し，以下に示す基本的事項を説明している（表10）．

検査結果の判定

　予測される結果と判定基準については，結果の出る前にあらかじめ，判定基準とその対策などについて説明しておく．これにより検査を受けた本人は，結果に高い関心を持つことができる（図13）．
　歯垢中の総レンサ球菌に対するMS菌の占める割

合は重度う蝕群とカリエスフリー群との間で異なり，う蝕群では高い値を示すことが知られている[3]．そしてMS菌の占める割合は1％前後が発症のボーダーであると考えられる．

う蝕細菌検査の結果は，現在のところ**表11**[11]を基準に3DSを実施するかどうかを判定している．

- う蝕が多因子疾患であることから，主たる因子と考えられる細菌が高リスクであれば必ず実施する．
- 検査値が基準値：ボーダーライン（1×10^4CFU/ml　MS菌比率0.2％）か，やや下回っていても，細菌以外のリスク因子（DMFT，唾液の性状および量，糖質の摂取頻度）が高い場合や，矯正治療開始前では，実施の対象と判断している．
- 検査値が基準値：ボーダーラインか，やや上回っていても，細菌以外のリスク因子（DMFT，唾液の性状，量，糖質の摂取頻度）が低い場合やカリエスフリー者などには実施していない．

検査値の読み方

MS菌CFU/ml

唾液中に混合したMS菌のmlあたりの菌数：10^4〜10^5CFU/ml以上がリスクとなる．BML社の検査では，0.1ml中の菌数表示のため，10^3〜10^4 CFU/（0.1ml：綿棒）となるので注意が必要である．

$$MS菌比率(\%) = \frac{MS菌\ \ CFU/ml \times 100}{総レンサ球菌\ \ CFU/ml}$$

（口腔総レンサ球菌中のMS菌の占める割合）

総レンサ球菌数

唾液中に混合したすべての口腔レンサ球菌の1 mlあたりの菌数：正常な口腔では通常，

$$10^7 < CFU/ml < 10^8$$

が標準である．

口腔清掃の良，不良が判定できる他，検査が上手く実施できたかの陽性コントロールになる．したがって10^6以下では，直前の口腔清掃，消毒が疑われMS菌の値が低く検出されても信頼性は低い．

検査例

MS菌スコア　上昇
MS菌比率　低下

MS菌数は増加している．総菌数もそれ以上増加しているため比率は低下している．口腔清掃が悪化している．

MS菌スコア　低下
MS菌比率　上昇

MS菌数は減少している．MS菌よりも総菌数は減少しやすいため，相対的比率は増加している．

BMLの報告書の2例を示す．このように各リスク因子を視覚的に表示し，患者に説明しやすい形となっている．**図14a**は，細菌学的リスクが高く，生活習慣のリスクが高いタイプ，**図14b**は細菌学的リスクが高く，生活習慣のリスクが低いタイプのモデルである．参考にしていただきたい．

3DSの実施プロトコール

術前細菌検査の値で除菌が決定したら，**図15**のプロトコール[5]にしたがって機械的方法により極限までバイオフィルム除去を行う．ただちにドラッグ・リテーナーで除菌ペーストを歯列へ輸送して化学療法（浮遊細菌除去）を行う．除菌処置当日は，スクロースの摂取を控えていただく．

ホームケア用歯ブラシは，新しいものと交換し，歯ブラシからのMS菌の再感染を防止する．ブラッシング後に，ホームケア専用のゲルなどを1日1回ドラッグ・リテーナーに入れて5分塗布してもらう．上記除菌処置をおおよそ1週間程度の間隔で2回以上実施し終了とする．

終了日から約2か月後の術後細菌検査で，基準値以下（MS菌/総レンサ球菌比率で0.2％，10^4CFU/ml以下：BML社の値では，10^3CFU/0.1ml：綿棒）を確認して3DSを終了する[5, 11]．

初期う蝕のマネージメント／う蝕を進行させないために

[う蝕菌検査結果報告書]

図14a　細菌学的リスクが低く，生活習慣のリスクが高いタイプのモデルである．

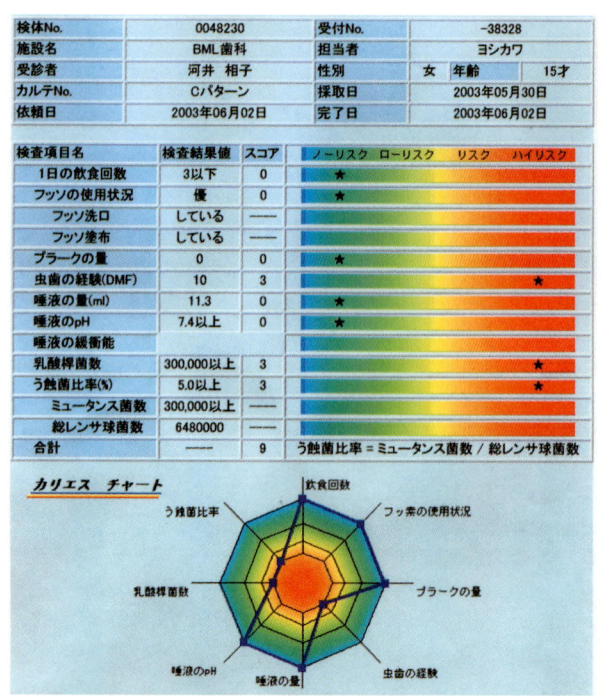

図14b　細菌学的リスクが高く，生活習慣のリスクが低いタイプのモデルである．

[3DS実施のプロトコールの1例]

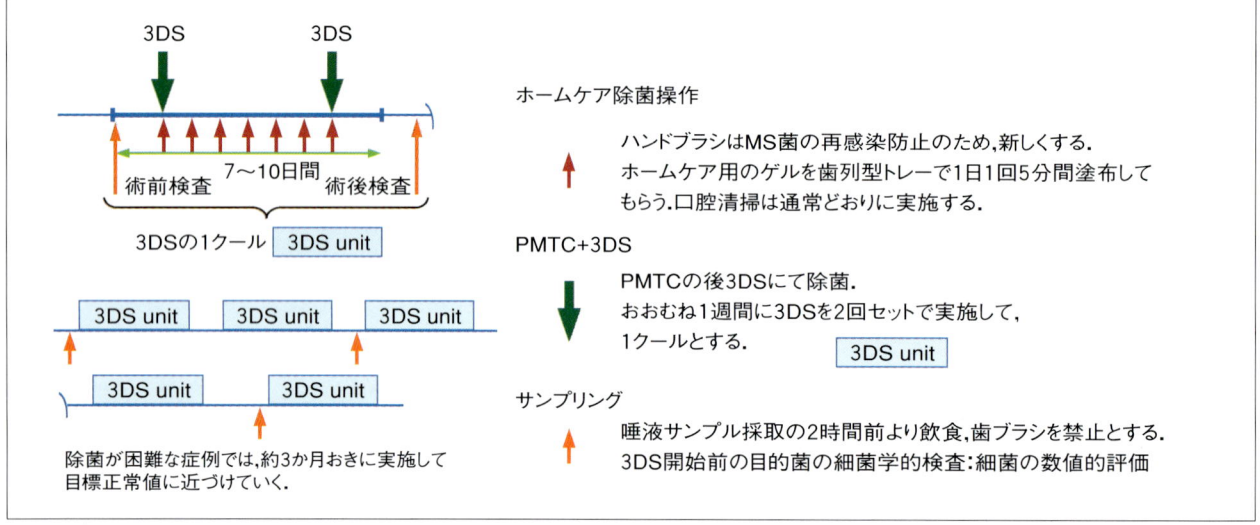

図15　う蝕予防のための3DS．現時点で推奨できるプロトコールである．

3DSの使用薬剤

3DSのための薬物選択の基礎としてまず，消毒薬と化学療法剤とを整理しておく．

[消毒剤]

微生物を完全に殺滅することを「殺菌」といい，そのための薬物を「殺菌剤」という．病原微生物を対象にして殺滅することを消毒といい，そのための薬品を「消毒剤（Disinfectant）」という．

消毒剤は化学療法剤と異なり，数秒で薬物効果を現すが，微生物と宿主の両方に作用するため，生体

[3DSの使用薬剤]

表12-1 化学療法剤と消毒剤のまとめ.

	化学療法剤	消毒薬
薬品名	ペリオフィール,ペリオクリンなど内服抗生物質抗菌剤	ポビドンヨード(イソジン®ゲル)クロルヘキシジン(Plak Out® CORSODYL®)
作用機序	細菌,ウイルスなどの寄生体に取り込まれて作用	細菌,ウイルスなどを直接的に変性,破壊
適応部位	全身,組織内創傷部位	基本的には外用である.消化管には適応されている(クレオソート)
作用時間	代謝されるため,非即効性であり,数時間必要である	寄生体と接触後15秒前後と即効性に働く

表12-2 3DSで用いられる薬剤と作用目的.

対象疾患	使用薬剤	臨床応用の目的
う蝕	フッ化ナトリウム	エナメル質のフルオロアパタイト形成による臨界pH低下
う蝕	クロルヘキシジン	口腔乾燥症,要介護老人の根面う蝕防止
う蝕	フッ化第一錫	MS菌の母子感染防止,乳歯から永久歯への感染防止
う蝕	グルカナーゼ	PMTC後のグルカン分解,矯正装置装着症例でのグルカン分解
う蝕	ハイドロキシアパタイトペースト*	PMTC後の歯面上の細菌を吸着
う蝕	サイクロデキストラン*	MS菌のグルカン合成阻害
う蝕,歯周病日和見感染症	モノクロナール抗体*	標的病原体のフローラからの選択的排除
日和見感染症歯周病	ポビドンヨードまたは抗生物質	歯周病関連細菌の除菌

＊入手困難

塗布は健全な生体部位に限定され,創傷面の使用ではアナフィラキシーショックなどの副作用が起きる.クロルヘキシジンのほかにヨウ素剤(ポビドン・ヨード,ヨード・グリセリン),アクリノール,塩化ベンゼトニウム,塩化ベンザルコニウムなどがある.

[化学療法剤]

生体,寄生体間で選択毒性を発揮し,生体にあまり害を与えず,病原微生物の増殖を抑える薬物をいう.化学療法剤は宿主である動物細胞と微生物細胞間の構造や機能の相違に基づいて合成されているので安全性に優れている.選択毒性が発揮されるには,病原微生物の代謝や増殖の時間が必要で,消毒剤のような即効性はない.

う蝕予防を目的として歯面に薬物を短時間塗布するときは,化学療法剤ではなく即効性のあるクロルヘキシジンなど消毒剤を選択する.一方,歯周炎では歯周組織に創傷面があるので,粘膜の創傷部位への適用が認められた消毒剤(ヨウ素剤など)か化学療法剤を選択する.化学療法剤を選択した場合は,長時間(就寝中のトレー装着など)の塗布が必要である.

3DSも以上の考え方に基づき薬剤(表12-1)を選択する.

[3DSの臨床で用いられる薬剤]

残念ながら3DS専用薬剤はまだ入手できず,既存の抗菌ペーストなどを適用外使用しなければならない.患者には事前に説明しておく.

3DSの臨床で用いられる薬剤と臨床目的を表12-2に示す.クロルヘキシジン製剤では,Plak Out®(0.2%CHXゲル)や,CORSODYL®(1%CHXゲル)が,ポビドンヨード製剤では,イソジンゲルが利用しやすい(図16).これらのペーストを用いて除菌を行う.

近年ホームケア専用ゲルが入手可能でありフッ化物,クロルヘキシジン,キシリトールの組み合わせで処方されている.抗菌剤の濃度は低く設定されているが,3DSで用いることも可能である(図17).

初期う蝕のマネージメント／う蝕を進行させないために

[プロフェッショナルケア用]　　[ホームケア用]

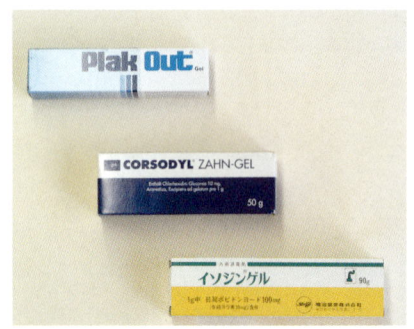

図16　プロフェッショナルケア専用ゲル．上から0.2%CHXゲル（Plak Out®），1% CHXゲル（CORSODYL®），ポビドンヨードゲル（イソジン®ゲル）．

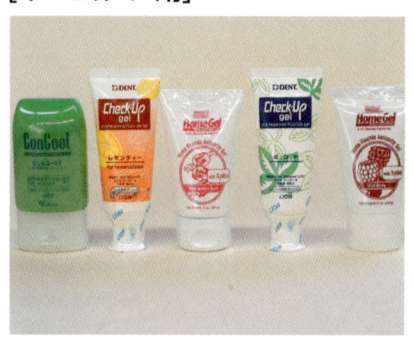

図17　ホームケア専用ゲル．抗菌剤濃度は低いが3DSで応用すれば，除菌効果はある．左からジェルコートF，チェックアップゲル（レモンティー），ホームジェル（バブルガム），チェックアップゲル（ミント），ホームジェル（ワイルドベリー），いずれもフッ化ナトリウム，フッ化第一スズ，キシリトール，クロルヘキシジンの2剤以上を組み合わせている．

図18　口腔バイオフィルムの化学療法の条件．

[3DSに先立つ機械的バイオフィルムの破壊]

表13　バイオフィルム抑制に対する機械的方法と化学療法の優利点と特性．

	バイオフィルム	浮遊細菌	マイクロコロニー
機械的清掃	破壊に最適	器具の接触した部分を除きほとんど残存	
化学的除菌	ほとんど無効	効果的に除菌	

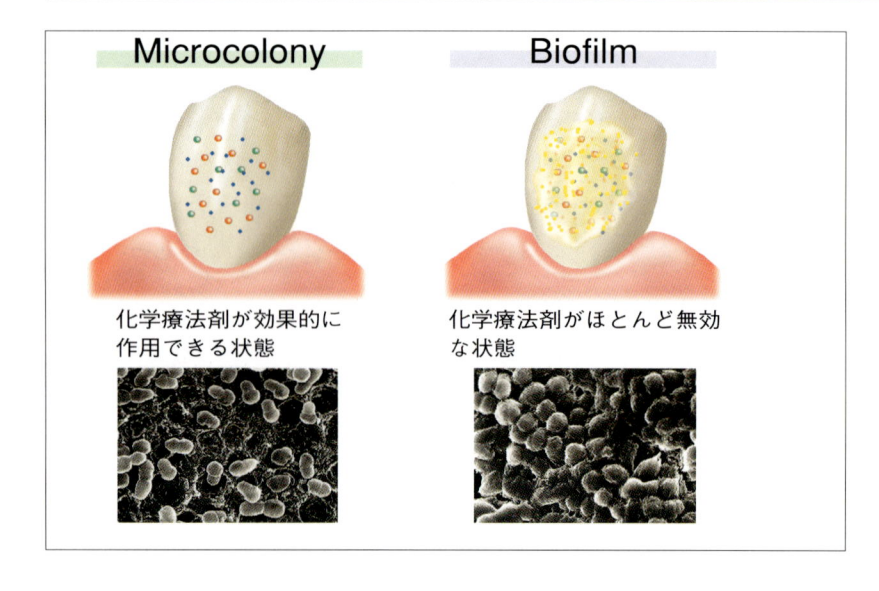

図19　バイオフィルムの状態は化学療法に適さない．そのため，機械的清掃により感受性のある浮遊細菌やマイクロコロニーの状態に仕上げておく．

クロルヘキシジン製剤は，MS菌の除菌効果に関する最も多くの論文が存在し，第一選択薬剤として用いられてきた経緯がある[12]．ポビドンヨードはバイオフィルムを形成していない，裸の細胞である遊離の細菌細胞（planktonic cell）に対し，グラム陽性，陰性菌を15秒以内に死滅させる．

3DSの実施にあたりクロルヘキシジン，ヨードに対する過敏症には，術前の問診などを実施して注意を怠ってはならない．

問診では，アトピーの既往，薬剤，食品に対するアレルギーの有無（ポビドンヨードでは，昆布に対するアレルギー），などを確認しておく．極めて重篤なアナフィラキシーショックは，薬剤の反復感作によっても起こり得るので，以前の使用時に症状が出

[バイオフィルムの検出]

表14 バイオフィルム染色を確実に行う手順.

① アングルワイダー，ロールワッテなどで歯列を防湿
② バイオフィルムを乾燥させる
③ 染色液の濃度を維持（唾液で希釈させない）
④ 十分量の染色液を使用
⑤ 1次染色し，バイオフィルム除去，2次染色でエラーを確認

図20 各種の歯垢染色液．2トーンは古いバイオフィルムと新しいバイオフィルムとを染め分け検出できる．今後さまざまな物質を標的に検出できる診断機能を持ったものが望まれる．

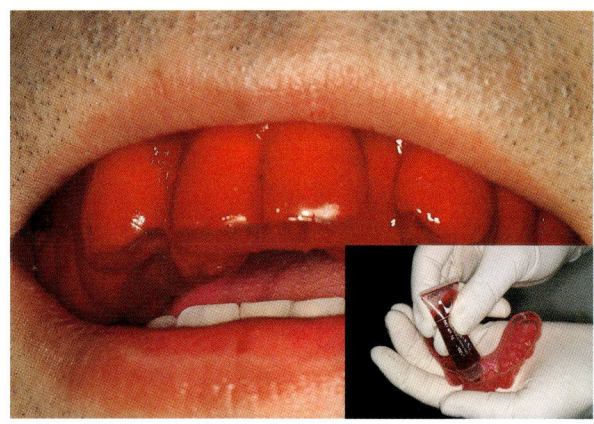

図21 染色ゲルを入れるので，赤色のトレーを用いている．徹底したバイオフィルムの検出ができるが，患者にとっては敬遠されるので特殊な症例を除いてルーチンには実施しない．

現しなくても，突然出現することがあるので，救急薬品などは常備しておく．

3DSに先立つ機械的バイオフィルム破壊

一般にバイオフィルムは，薬剤に抵抗性があり，バイオフィルム中の細菌も浮遊細菌の状態と比較して代謝活性が低下しているため薬剤感受性が低い．これまで口腔バイオフィルムに対する化学療法がいま一つ進展し得ない理由には，大量のバイオフィルムを対象としたこと，しばしば機械的方法と対比され消極的に論じられてきたことなどがあげられる．しかしバイオフィルム抑制における両方法の特性は全く異質なのである（表13）．

そのため口腔バイオフィルム感染症に化学療法を実施する前提条件として，バイオフィルムの可能な限りの減量と浮遊細菌の状態にコンディショニングしておくことがあげられる．すなわち薬剤感受性が低いバイオフィルムを破壊して，薬剤感受性の高い浮遊細菌の状態にすることで，使用薬剤の効果をあげたいのである（図18, 19）[6]．

バイオフィルム検出の実際

バイオフィルム検出には，現在染色法が一般的である．バイオフィルムの特性を考慮して確実に染色し，ビジュアル化する大変重要なステップである．一般的には，簡易防湿を施し，エアーシリンジで唾液を乾燥させたうえ，潤沢な染色液量で染め出す（表14）．

防湿を怠ると染色液（図20）が唾液に希釈され，必要な濃度が一定時間プラークに接触せず，ムラが生じてしまう．また非水溶性グルカンはとくに水溶性グルカンや，レバンと比較して著しく難染色性を示す．さらに除菌操作の目的に特化したドラッグ・リテーナーを用いた染色法・スーパーディスクロージング法がある．これはすべてのバイオフィルムを確実に検出する目的で行う（図21）．

さまざまな口腔バイオフィルムの機械的破壊・除

初期う蝕のマネージメント／う蝕を進行させないために

[ハンドクリーニング]

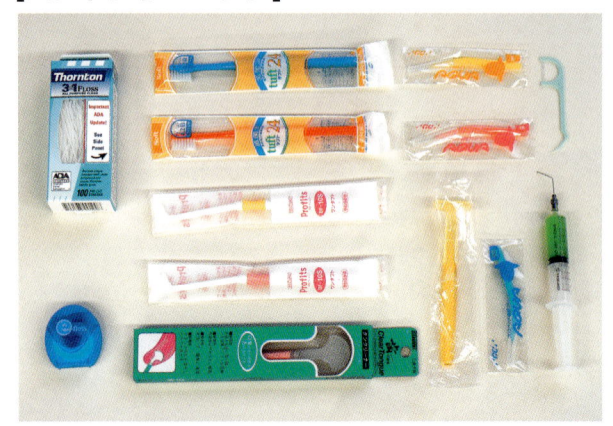

図22 主に補助的清掃用具を駆使して術者がソフトなハンドクリーニングを行う．歯周軟組織周辺のバイオフィルム除去が目的である．

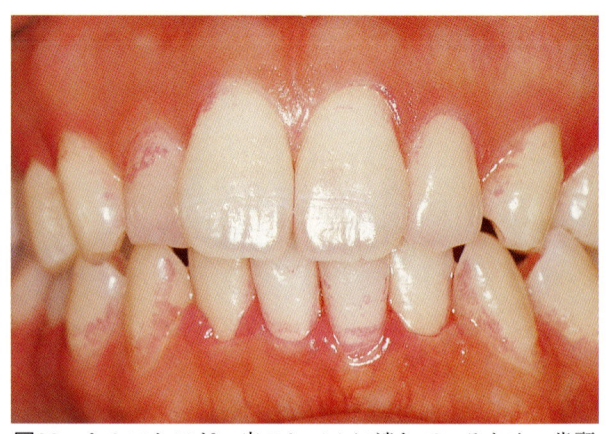

図23 セルフケアが一定のレベルに達しているため，歯頸部辺縁部が染色されている．

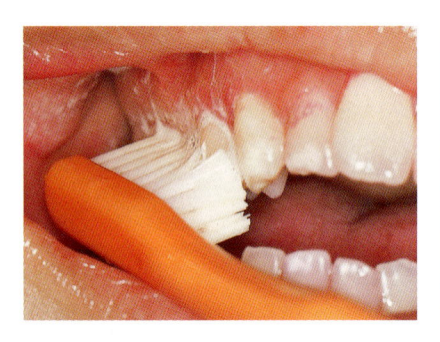

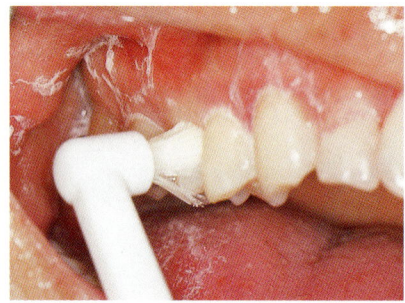

図24 歯ブラシ，ワンタフト系ブラシを用いる．

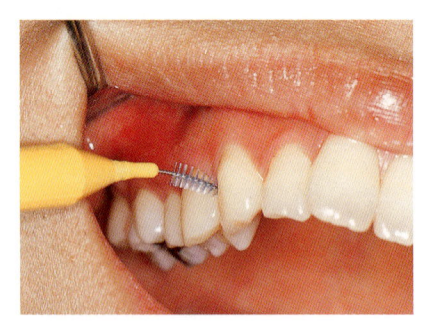

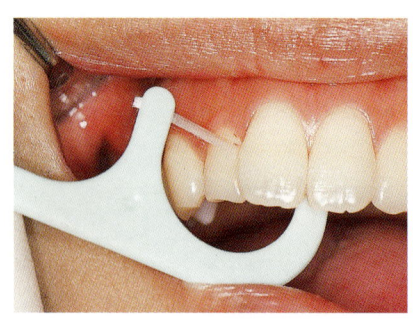

図25 フロス，歯間ブラシで接触点，鼓形空隙を清掃．

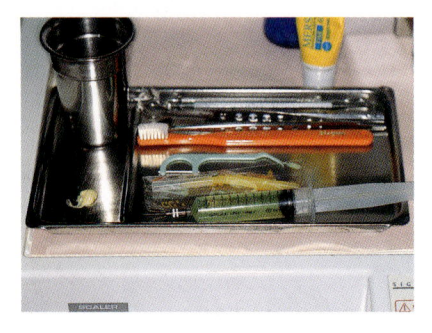

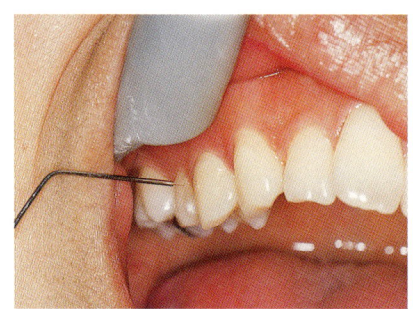

図26 バイオフィルム，細菌デブリスを洗浄除去する．
　機械的バイオフィルム除去項目のなかで，「洗浄」も重要な項目である．

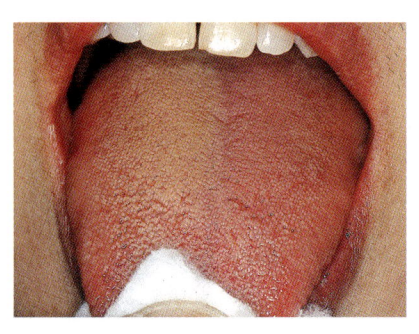

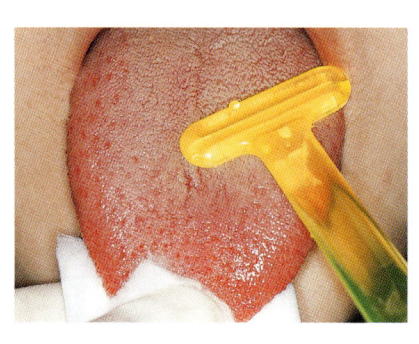

図27 舌背のバイオフィルムも歯ブラシ，舌ヘラなどでケアする．
　左図は舌背右半分を清掃した．

表15 ハンドクリーニングの進め方：TBIとは目的が異なることも伝えておく.

目的
①プラークフリーを体感してもらう
②歯周軟組織の改善（出血防止）
③口臭の改善
④患者さんが認識する症状の改善

実施手順
①ハンドブラシ+メルサージで，歯頸部のプラークをねらう（汚れの程度に伴って研磨粒子を荒くする）
②うがい（ホームケアとの違いを理解してもらう）
③フロス1/4顎ずつかけた後，必ず洗浄する．歯間部がきれいになったことを伝える
④歯間ブラシ：1/4顎ずつかけた後，必ず洗浄する
⑤うがい（出血について説明する）
⑥舌苔を除去する：ガーゼで舌尖を保持し，力を抜いてもらう．舌を前方に索引して，舌1/2を掃除する．手かがみで確認してもらう口臭除去効果を説明する
⑦うがい薬を処方する

表16 ハンドクリーニングの運用上のポイントとなる項目.

①小物類をチェアーサイドに潤沢に配置する
②バイオフィルム除去は，十分ウエットな条件で
③バイオフィルム除去と洗浄を交互に組み合わせる
④洗浄には，微温湯を用いる
⑤PMTCのようにまとまった時間が不要，頻繁に実施可能

[PMTCなどの機械的クリーニング]

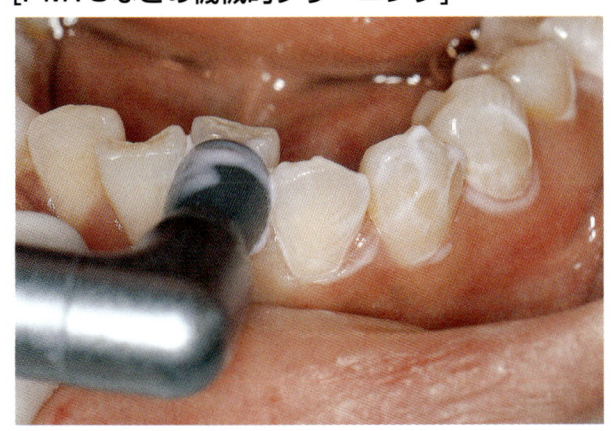

図28 歯の表面に対し回転機具など，メカニカルなツールを駆使した清掃法である．

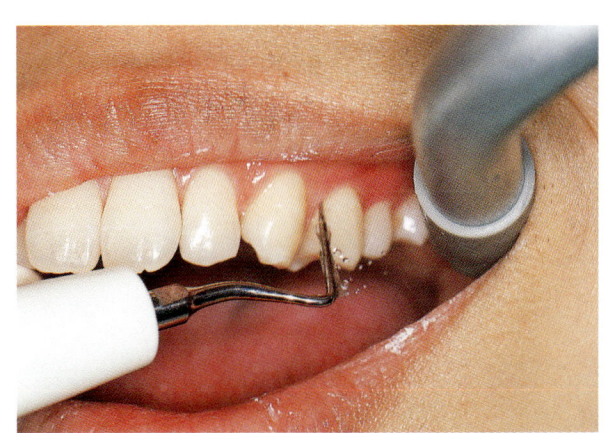

図29 除石ではなく，古いバイオフィルムの破壊を行う．

去法があるが，大きく分けてハンドクリーニング，PMTC，エアーアブリージョンの3つのカテゴリーがあげられる．これらを効率よく組み合わせ，バイオフィルムを除去していく．

[ハンドクリーニング]

歯ブラシ，補助的清掃用具を用いて歯間部，隣接面，歯肉溝，歯周ポケット，舌背など，軟組織と歯の周辺のバイオフィルムを除去する（図22～27）．

日常臨床のPTCのメインメニューであり表15に目的と実施手順を示す．また実施時のポイントを表16に示す．

舌苔は，MS菌と直接関連はないが，バイオフィルム関連菌の物理的リザーバーであるため減量，清掃しておく．舌苔の清掃は舌ブラシ，舌へらなどを用いて微温湯などで，十分舌背を湿潤させてから除去を開始する．ガーゼ，ワッテなどで舌尖を保持し，力を抜くよう指示する．舌を上下に振動させながら前方に引き出しへらを強く圧接し短いストロークで除去すると，嘔吐反射が起きにくい．

[PMTCなど機械的クリーニング]

主として歯面の表面積の大きな部分のバイオフィルム除去，並びに粗造な歯面の滑沢化を目的とし，硬組織に特化した方法である[13]（図28）．

また歯周組織には超音波スケーラーによるポケット内のディプラーキングを行う（図29）．

初期う蝕のマネージメント／う蝕を進行させないために

[エアーアブリージョン]

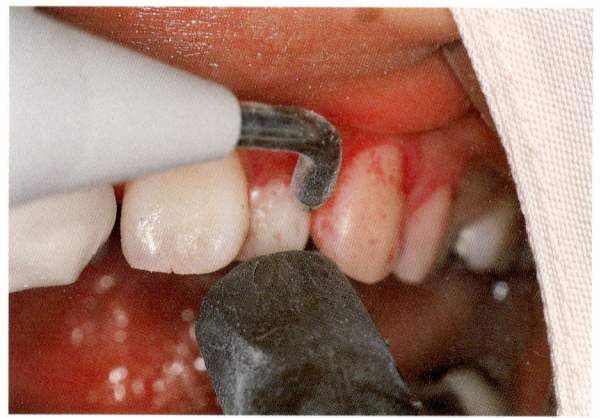

図30 アンダーカット部，小窩裂溝の清掃に優れている．

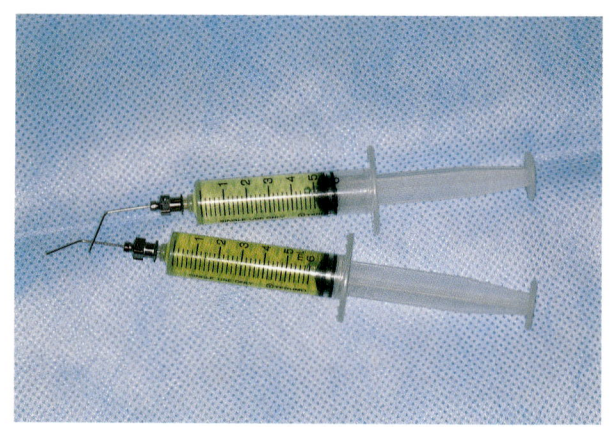

図31 バイオフィルムの確実な除去のコツは処置部位やブラシなどを十分に湿潤させておき，バイオフィルムの成分を水層に移行，溶解させながらLPSを主体とする起炎物質やその他のデブリスなどを徹底して洗浄除去する．

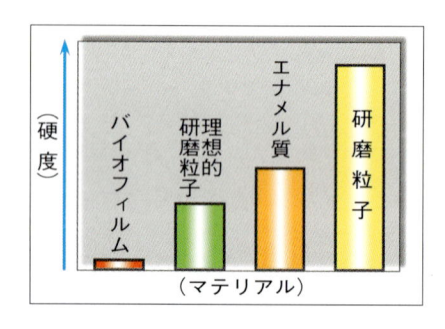

図32 バイオフィルムに硬度はない．研磨材は，いかにエナメルの硬度以下のマテリアルを手がけるかが重要な課題である．

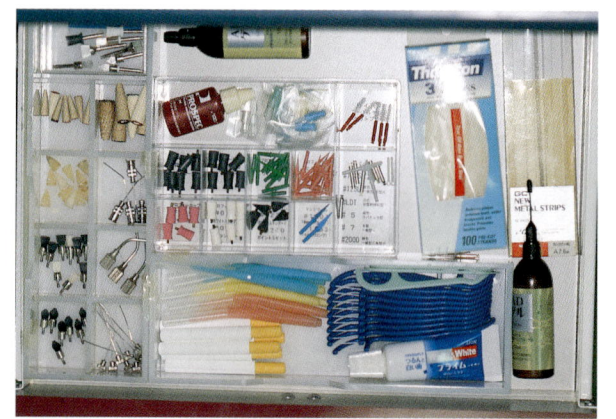

図33 近年，バイオフィルム除去に用いられるツールは非常に多く，それらが高頻度，高稼動となるよう配置，整備することも大変重要である．

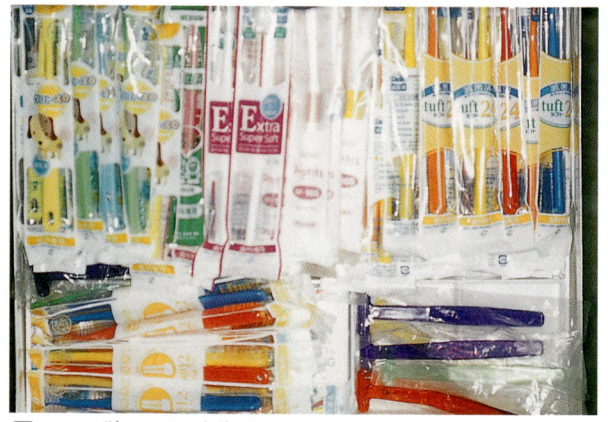

図34 口腔ケア関連物品のスペースは，頻度の低くなった医療物品との置き換えによって捻出する．

[エアーアブリージョン]

　修復物の間隙などのアンダーカット部のバイオフィルム除去に優れている．噴射される研磨粒子による"表面荒れ"の問題が解決されれば，対時間効率，除去効果ともに大変優れた方法である．しかし現在の仕様は，バイオフィルム除去を目的として開発されているわけではない（図30）．

　以上，機械的バイオフィルム破壊について述べてきた．詳しい手順などはPMTC実践専門書籍を参考にしていただきたい[14]．共通していえることは，乾燥した状態で行ってはならないことである．バイオフィルムは，多糖類，生体由来タンパク質，菌体，酵素，毒素，その他有機分子などから構成されているが，これらの分子は互いに親和性が強く，破壊しても放置すれば会合して再生の原因となってしまう．

3-3 う蝕の微生物学的リスク低減治療／Dental Drug Delivery System(3DS)による病原口腔細菌の制御

[ドラッグ・リテーナー]

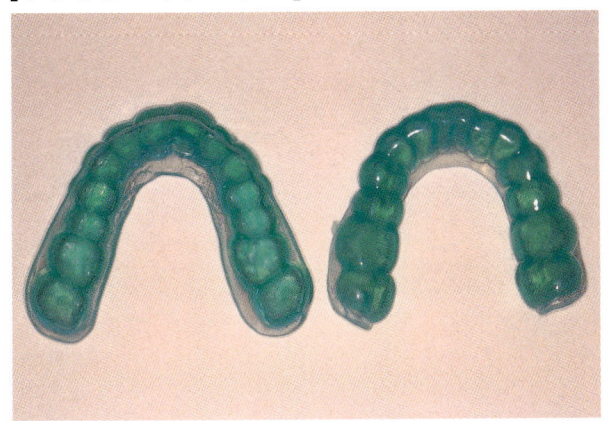

図35 ドラッグ・リテーナー．歯の周囲にバブル型にクスリが貯留するスペースを持つ．
（横浜市大医学部附属病院歯科・口腔外科歯科技工室：早川浩生氏作製）

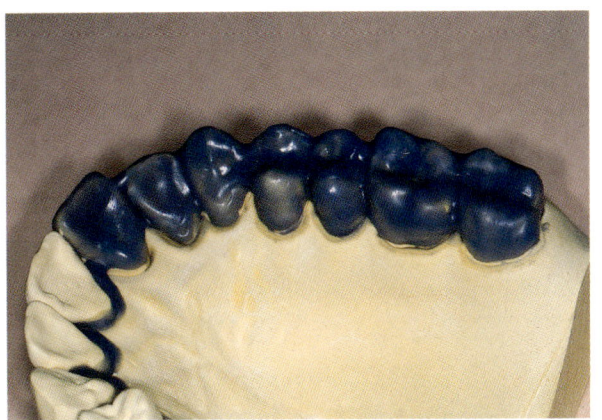

図36 薬剤貯留スペース（ブルーの部分）が設けてある．

　水分子が中に入ることで成分が希釈，撹拌されるのである．確実な除去のコツは，処置部位やブラシなどを十分湿潤させておき，バイオフィルムの成分を水層に移行，溶解させながらLPSを主体とする起炎物質，その他デブリスなどを徹底して洗浄，除去する（図31）．

　バイオフィルムの破壊，除去には研磨粒子の存在が効率的である．研磨材使用の是非について肯定派，否定派と見解が分かれているが，これは研磨材の性能が悪いために起こる議論であり，問題の本質は，エナメル質，セメント質，補綴物を傷つけない硬度のものが供給されていないことにある．

　研磨粒子の荒さをRDA番号によって使い分けるのがメーカーの姿勢である．

　硬組織より硬度が低く，バイオフィルムを破壊できる（天然素材などを加工した）マテリアル開発こそ，メーカーに是非手がけていただきたい課題である（図32）．

　診療室では，ただちにクリーニング処置が行えるように，関連用具をユニット周辺に潤沢に配置しておくシステム作りも欠かせない（図32～34）．

ドラッグ・リテーナー

　ドラッグ・リテーナーは薬剤が口腔内に拡散したり，唾液で薄められないよう歯面に輸送する装置である．これは化学療法の対象である歯列を完全に覆い薬剤濃度，作用時間などの条件を確保して反応を局所的かつ確実に進行させる．これにより歯面表層細菌を選択的に除菌する反面，口腔粘膜組織や正常細菌叢を保護する．

　一般的なドラッグ・リテーナーを示す（図35）．アンダーカット部に対応し，かつ吸着性が得られる軟性タイプが基本である．カリエス用と歯周病用があり，薬剤輸送部位の違いにより図36のように光重合型のスペーサーレジンを用い，それぞれ貯留スペースを設置する．筆者らは，モルテンメディカルのポリオレフィン系軟シート製のドラッグ・リテーナーを使用している．詳しい作製過程は文献[2, 5, 15, 16]を参照いただきたい．

ドラッグ・リテーナーの装着（除菌処置）

　除菌処置は，バイオフィルム除去を行った直後に実施する．

　まず，ドラッグ・リテーナーに除菌ペーストを注入する．アングルワイダーなどで口唇を排除し，上顎歯列を孤立させる．この際，歯を極端に乾燥させない．咬合面にペーストを載せていく．デンタルフロスで，隣接面，鼓形空隙にペーストを送り込む．ドラッグ・リテーナーを装着し，余剰な薬剤を外科

初期う蝕のマネージメント／う蝕を進行させないために

[ドラッグ・リテーナーの装着手順]

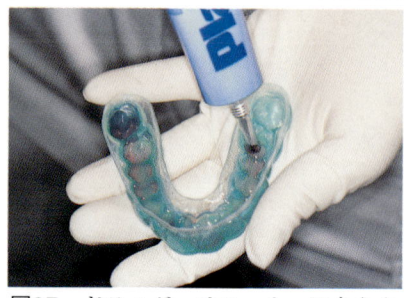

図37　ドラッグ・リテーナーにあらかじめ除菌薬剤を上顎約1.8m*l*，下顎約1.5m*l*入れておく．

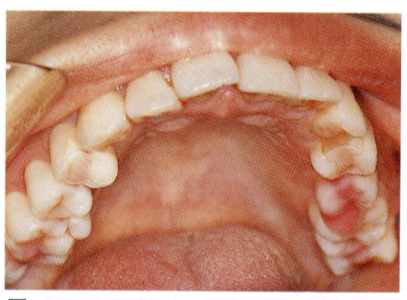

図38　アングルワイダーで口唇を排除しておく．

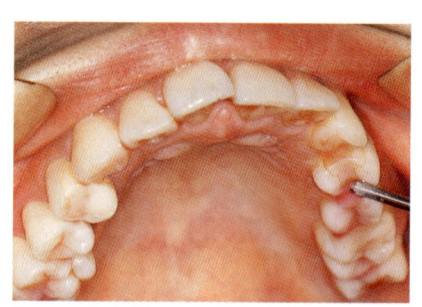

図39　咬合面にペーストを載せる．

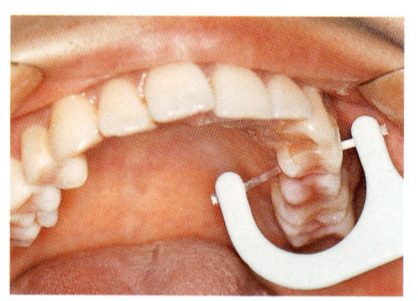

図40　デンタルフロスで隣接面に薬剤を送り込む．

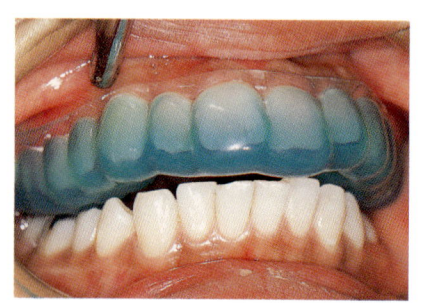

図41　上顎からドラッグ・リテーナーを装着し，余剰ペーストを外科用サクションで吸引する．

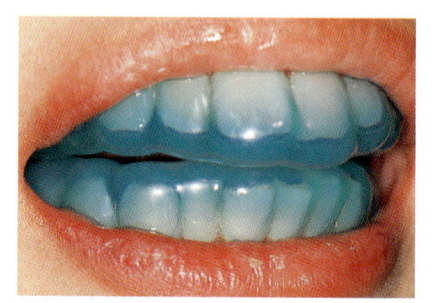

図42　同様の手順で下顎も装着する．アングルワイダーを外し除菌している間は，側を離れず唾液を吸引する．

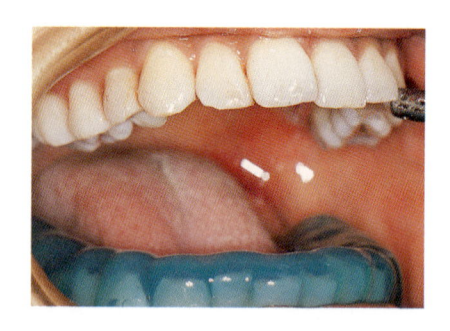

図43　アングルワイダーを装着し，上顎からドラッグ・リテーナーを除去し，外科用サクションで大半のペーストを吸引する．ワッテなどでペーストを拭き取り，アングルワイダーを外してうがいさせる．

用サクションで吸引する．下顎も同様の手順でドラッグ・リテーナーを装着，除菌を行う．

除菌時間終了後，口腔粘膜にペーストが接触しないように注意してドラッグ・リテーナーを外し，外科用サクションで歯列上のペーストを吸引する．その後十分に洗口させる（図37〜43／実習編）．

3DS術後の細菌学的評価
終了・継続・再開をどうするか？

3DS終了後の，効果判定時期について示す．誰しも早く除菌効果を知りたいのだが，処置直後はすべての菌種が最小値を示すため，検査時期として不適当である．またMS菌の値は，唾液検体の場合，バイオフィルム破壊後30日前後で，見かけ上は初期値を上回ってしまう現象が報告されている（図44）．

この現象はMS菌の検査が，パラフィンブロックを噛んで，唾液中に剥離してきた菌体・グルカン複合体を寒天培地上に展開，培養し形成されたコロニー数を測定しているので，その数は歯面上の菌量に関わりなく唾液中に剥離してくる細菌塊の数を反映する．この傾向は，バイオフィルムの断片化に伴って解消されるので，見かけ上，初期測定時は実際の細菌数より少ない値を示し，除菌後は歯面からマイクロコロニーが唾液中に移行しやすいため多い値を示す傾向にある（図45）．

こうした状態もおおむね50〜60日で安定するので，3DS後の除菌効果判定の細菌検査は，この頃

3-3 う蝕の微生物学的リスク低減治療／Dental Drug Delivery System(3DS)による病原口腔細菌の制御

[3DS終了後の細菌学的評価]

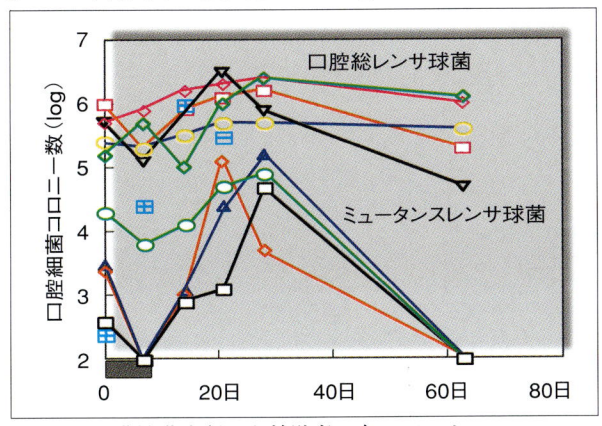

図44 MS菌除菌を行った被験者5名のデータ．MS菌の菌数が除菌から約30日後に初期値を上回る値を示す．

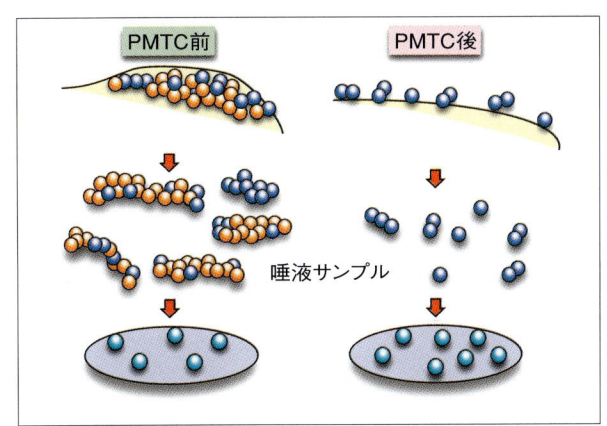

図45 3DS前の検査時では，バイオフィルムの断片化や細菌の唾液中への移行が起こりにくい．剥離してくる1塊のバイオフィルム中には，おびただしい細菌が含まれているにもかかわらず，培地に展開すると1コロニーしか形成しない．●死菌体 ●フレッシュな生菌体
　これに対し，処置後はバイオフィルムまたは，マイクロコロニーがよりほぐれやすい状態であるため，菌の唾液中への移行が起こりやすい．したがって実際の菌数に対するコロニー数（数値）は，処置前は少な目に，処置後はより一致する傾向となる．

[3DSの臨床成績(口腔内の総レンサ球菌数とMS菌数・比率の推移)]

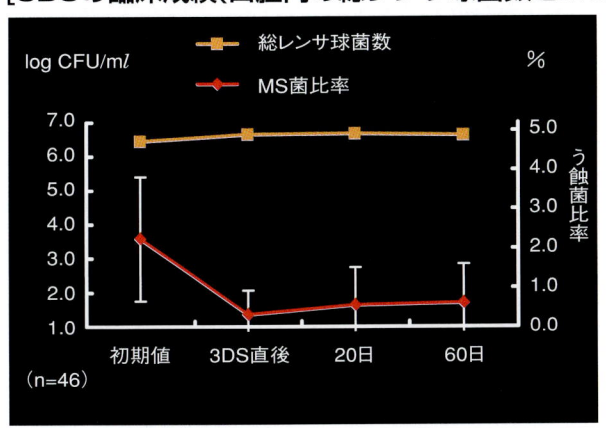

図46a 3DS実施後，口腔総レンサ球菌数の値（オレンジ線）に問題となる変化は認められない（n=46名）．3DSで除菌を行うと口腔総菌数，総レンサ球菌数は処置前後で変化せず，MS菌比率（赤線）が処置後著しく低下した後，そのレベルを持続している．持続期間は修復物の多さ，唾液，生活習慣の影響を受ける．

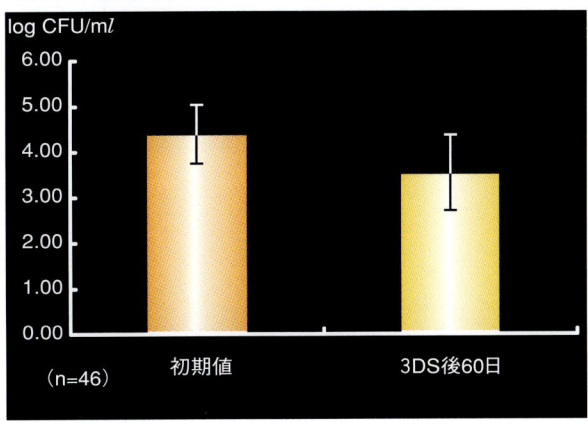

図46b 初期値と3DS実施60日後におけるMS菌数の推移を示す（n=46名）．

実施するとよい[6]．ここで値が芳しくないとき，3DSをもう1クール実施する．

3DSの臨床成績

　3DSを応用した除菌外来の成績を示す．初期治療終了後の歯科臨床検査により，う蝕の細菌学的リスクがあると診断された患者を対象とした．細菌学的リスク因子を制御する目的で，前述の3DSプロトコールを用いてMS菌の除菌を行った結果を示す．
　対象者は，メンテナンス下に置かれているため，3DS非実施時のコントロール値は，口腔細菌検査初期値をもって代用した．歯科臨床検査は，う蝕菌検査をオーダーした．対象者は，3DSの実施並びにデータ公表に同意の得られた患者（n=46名）である．口腔総レンサ球菌数の著明な変化は対象者全員

初期う蝕のマネージメント／う蝕を進行させないために

[MS菌比率の推移]

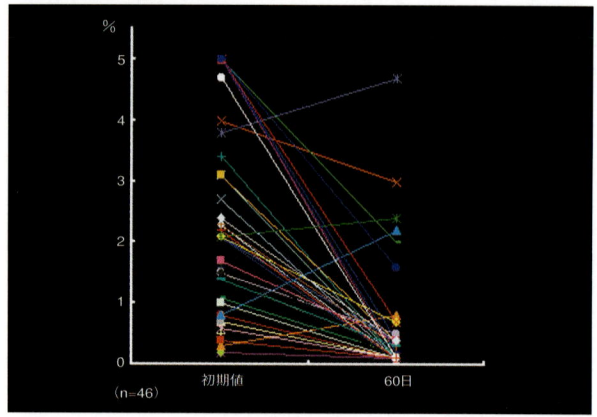

図47a　初期値と3DS除菌60日後のMS菌比率の個人別推移.

図47b　初期値と3DS除菌60日後のMS菌比率の平均推移.

[3DSによりスムースに除菌される群(グループ1)]

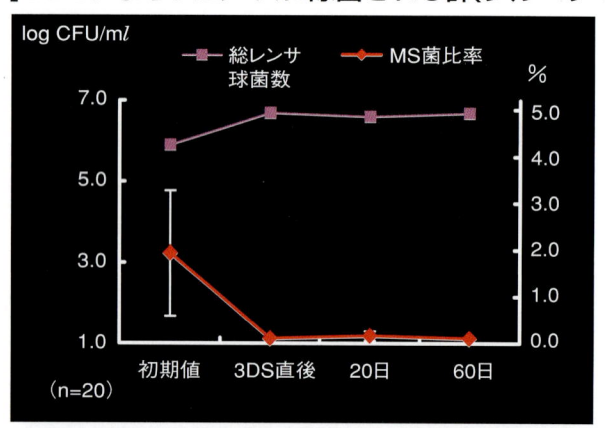

図48　MS菌保有者を3DSで処置したときにみられる典型的なグラフである.

図49　著効群：グループ1 (n=20名)のMS菌数の推移.

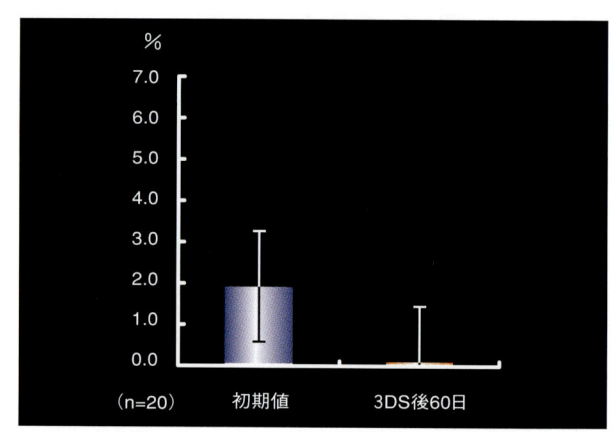

図50　著効群：グループ1 (n=20名)のMS菌比率の推移.

において認められなかった[7]（図46）．MS菌比率（％）は図46, 47に示すように減少している．

　極めてスムーズに除菌される群（グループ1）では，3DSのMS菌に対する除菌効果として共通して，3DS直後にMS菌比率（MS菌数／口腔総レンサ球菌数×100）が減少し，以後そのレベルを維持するパターンを示している（図48）．一方，口腔総レンサ球菌数はほぼ一定レベルを維持していた．MS菌保有者を3DSで処置したときにみられる典型的なグラフである[6]．同群におけるMS菌数（図49），MS菌比率（図50）ともに，リスク値以下まで抑制することができた．3DS実施後はMS菌の占める割合が少なくなり，バイオフィルムから"プラーク"へと移行したと思われる（図12）．

[3DSによる除菌困難群(グループ2)]

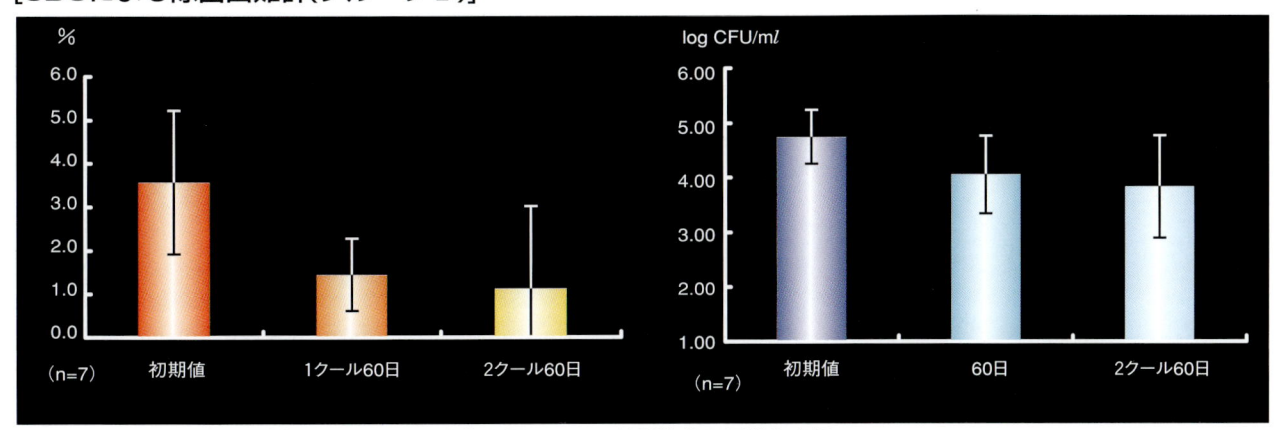

図51　グループ2（n=7名）：3DSによる除菌を行ったが，長期除菌が困難な症例．

[メンテナンスと3DSの関係]

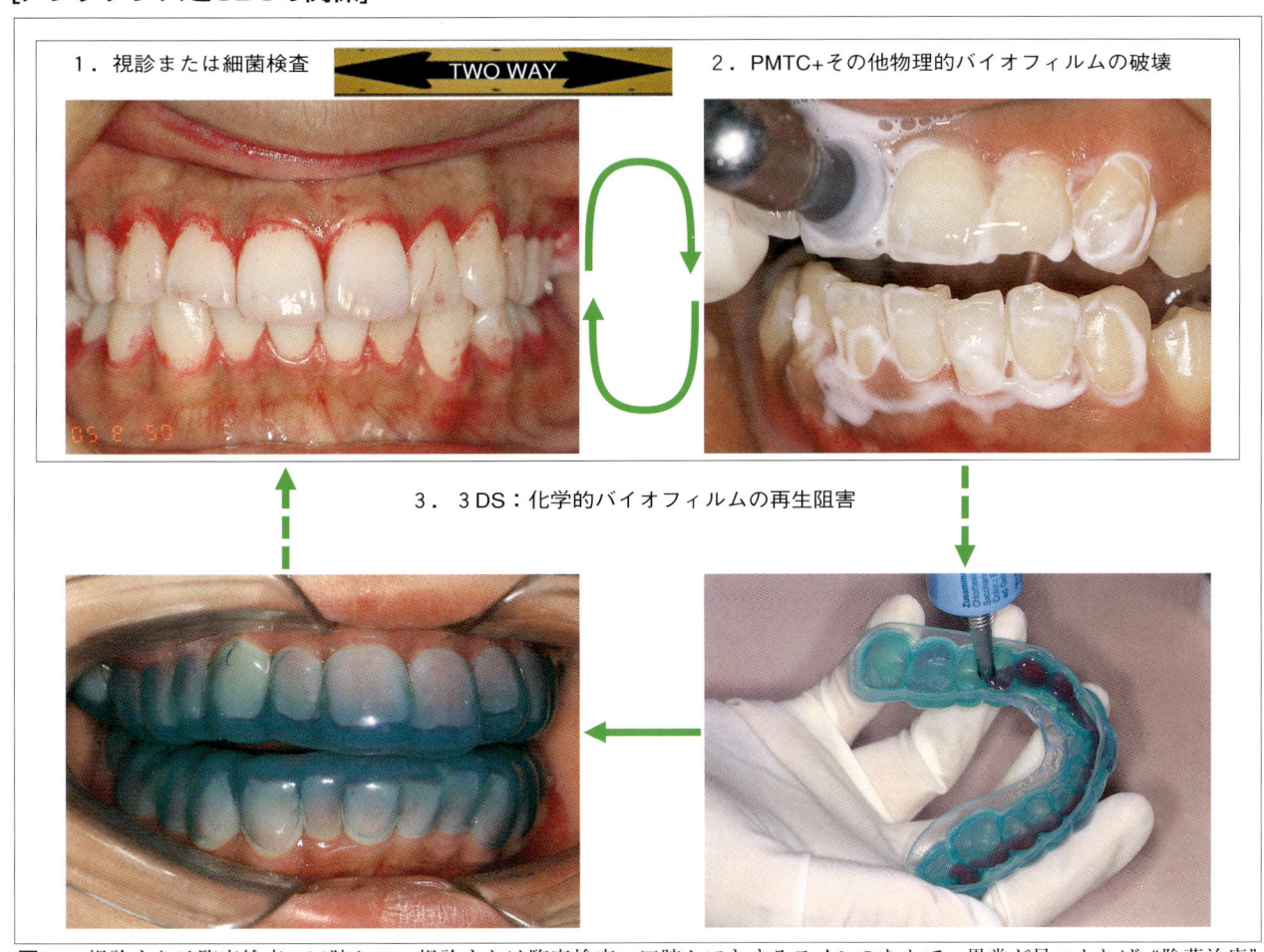

図52　視診または臨床検査→口腔ケア→視診または臨床検査→口腔ケアとするラインのなかで，異常が見つかれば"除菌治療"を実施し，細菌検査によって正常な値が確認されれば再び元のラインに戻り，メンテナンスを継続する．ただし，なぜ再び異常な状態になってしまったかを考察し，メンテナンス指導に反映されねばならない．

またMS菌が再定着をくり返す除菌困難群（グループ2：n=7名）が認められた．稀に3DSを数回実施しても一向にMS菌比率が下がらないケースに遭遇することがある（図51）．下がらない理由は単純で，薬剤が到達できずMS菌が除菌されていないためである．不適合修復物，不良補綴物内部または隣接部のみつけにくい隣接面う蝕などが原因と考えられる．

しかしながら，これらのグラフが示すように歯面に限局した除菌操作によって，少なくとも口腔正常

細菌叢が失われた形跡は認められない．3DSによる口腔不快症状などは，少なくとも本症例全例で認められなかった．

メンテナンスにおける除菌療法の位置

3DSで，細菌のリスク因子抑制を行った結果，良好な検査値が得られた時点で終了する．宿主の微生物に対する免疫学的素因（唾液中抗菌因子の量，濃度，誘導されているs-IgAなど）を考慮しなければ，除菌後は，セルフケアおよび生活習慣が適切であれば，その状態を持続できると考えられる．通常のメンテナンスをくり返し，そのなかで必要最小限の細菌検査を実施する．

細菌検査と3DSの運用は，異常の見られたときに限るか，定期的にルーチンに実施するかは臨床医の考え方による．総ての症例に定期的に細菌検査と3DSを実施する必要はないと考えられる（図52）．

口腔微生物叢のコントロール技術の進歩

"う蝕の予防"は，各リスク因子に対し包括的，多軸的に対応するべきである．

歯科臨床検査が定着した今，"細菌"に限っていうならば，ミュータンスレンサ球菌や歯周病関連菌を自在に制御する技術は必要不可欠となるであろう．

ここで述べたDental Drug Delivery System（3DS）は，数あるう蝕リスク因子のうち，唯一対策が遅れていた細菌のリスク因子を制御するためのリスク低減処置である．口腔ケアの問題でも，単なるブラシによるケアに加え"専門家の視点で"口腔バイオフィルムの評価法，制御法を模索していく必要があると感じる．

こうした口腔保健技術の開発と向上は歯科医療に対する信頼と評価を上昇させると考える．今後，歯科医療のなかで，口腔保健領域の業務拡大が予想される．その原因療法の一手段として口腔微生物叢のコントロール技術がさらに検討，発展していくことを期待している．

参考文献

1. Takeuchi H , Fukushima K et al.：Clinical study of mutans streptococci using and monoclonal antibodies, Japanese Journal of Infectious Diseases. 2001;54：34-36.
2. 武内博朗，早川浩生：いま注目の歯科器材・薬剤2002，3DS関連器材．薬剤．歯界展望別冊．東京：医歯薬出版，2001,175-180.
3. 武内博朗：歯科臨床次の一手 予防歯科の明日を読む，臨床的口腔細菌のコントロール技術．デンタルダイヤモンド．2001; 26(7):84-90.
4. 花田信弘，武内博朗，井田博久，由川英二，熊谷崇：ミュータンスレンサ球菌の臨床的除菌法の検討,PMTC法とドラッグリテーナーの併用効果.日本口腔衛生学会雑誌.2000;50:582-583.
5. 武内博朗・早川浩：花田信弘監修：チェアーサイドの3DSってなに？ガイドブック.東京：デンタルダイヤモンド社，2002.
6. 花田信弘監修：ミュータンスレンサ球菌の臨床生物学.東京：クインテッセンス出版，2003：166-174.
7. Takeuchi H, Senpuku H et al.：New dental drug delivery system for removing mutans streptococci from the oral cavity,effect on oral microbial flora,Japanese Journal of Infectious Diseases. 2000;53：211-212.
8. Hanada N：Current Understanding of the Cause of Dental Caries.Japanese Journal of Infectious Diseases, 2000;53：1-5.
9. Kolenbrnder P E, London J: Adhere today,Here tomorrow：Oral bacterial adherence.Journal of Bacteriology. 1993;175: 3242-3252.
10. Alaluusua S ,Matto J et al.:Oral colonization by more then one clonal type of mutans streptococcus in children with nursing-bottle dental caries.Archives of Oral Biology. 1996; 41:167-173.
11. 武内博朗，金子昇，野村義明，花田信弘：唾液検査によってリスクはどこまでわかるか.Quintessence Yearbook 2003 現代の治療指針・全治療分野とカリオロジー.東京：クインテッセンス出版，2003：106-107.
12. Emilson c g: potential efficacy of chlorhexidine against mutans streptococci and human dental caries. Journal of Dental Research.1994;73:682-691.
13. Axelsson P, and Lindhe J:The effect of a preventive programme on dental plaque, gingivitis and caries in schoolc hildren. Results after one and two years. Journal of Clinical Periodontology. 1974;1:126-138.
14. 内山茂，波多野映子:PMTC 2，歯界展望MOOK .東京：医歯薬出版，2003.
15. 早川浩生，武内博朗，泉福英信，日高睦代，川辺良一，花田信弘：新しい 3DSのためのドラッグ・リテーナーの簡便な作製法（抄）．日本歯科技工学会雑誌. 2002;23(2):315.
16. 早川浩生：3DSシステムに用いるドラッグ・リテーナーの作製法．日本歯科評論．2000;692:127-133, .

初期う蝕のマネージメント／う蝕を進行させないために

4 プラークや汚れの付着を抑制する表面改質法

神奈川歯科大学歯科保存学講座

寺中敏夫

歯と修復物の表面改質

　歯科の2大疾患であるう蝕と歯周病は，歯を喪失する主要な原因でもある．これら疾患の主因は歯面に付着，停滞するバイオフィルムの細菌性プラーク（以下プラーク）であることは明らかである．

　プラークが付着しない，あるいは付着しても容易に除去できるような表面性状や物理化学的性質を，歯面や修復物ならびに補綴装置に与えられれば2大疾患の問題はほぼ解決することができる．その手段と材料開発の一環として，表面の滑沢化や疎水性高分子（レジン）の導入，抗菌性材料の合成などがなされてきている．

　しかしガラスのように滑沢な面にもプラークは強固に付着する．また抗菌剤の使用は予期できない二次的な疾患を誘発する可能性も否定できない．他方では，プラーク形成を抑制する細菌学的研究として，バイオフィルム形成のキーファクターとして知られている菌体外高分子の形成遺伝子の阻害剤や，シグナル伝達分子阻害薬などの研究も行われている．

　しかし，各個人の口腔に存在する細菌叢のエコロジーを変化させることなく，単に物理化学的な手段で細菌の付着，停滞，増殖を抑制してプラーク形成を防止できるなら，生体にとってより安全な方法と考えられる．

　通常，固体表面へのバイオフィルムの形成機序は，まず清浄な固体表面に親和性のある有機質が水／個体界面に瞬時に吸着して，過剰な表面荷電と表面自由エネルギーを中和するコンディショニング層を形成し，細菌が付着するに好ましい条件が整えられる．この層にパイオニア細菌が付着して菌体外高分子を産生して定着すると，その上に新たな菌種が次々と付着，増殖してバイオフィルムを形成するとされている．

　このとき，固体の表面自由エネルギーが十分低いと，最初の有機質のコンディショニング層の形成や細菌の付着も生じにくくなり，バイオフィルム（口腔内ではプラーク）が歯面に付着，停滞できなくなると考えられている．したがって，何らかの方法で歯，修復物および補綴装置の表面自由エネルギーを低下させることができれば，これらの表面をプラーク・フリーの状態に維持することが理論的に可能になる．

フッ化炭素鎖の分子を表面に配列する

　$-(CF_2-CF_2)_n-$で表されるポリテトラフルオロエチレン（PTFE：テフロン）は，1938年Du Pont社のPlunkettにより偶然に発見された．この物質は自然界に存在しない極めて特異な化合物で，多くの特徴を有している．

初期う蝕のマネージメント／う蝕を進行させないために

[シランカップリング剤の化学構造]

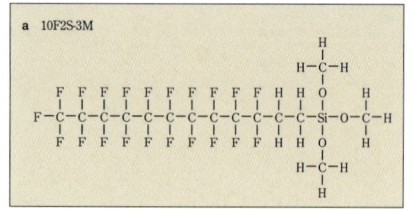

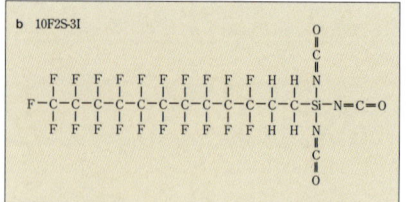

図1aの10F2S-3Mと図1bの10F2S-3Iはともにフッ素系シランカップリング剤である．　　図1c　10H2S-3Mは炭化水素系シランカップリング剤．

　一般にフッ化炭素鎖を有する樹脂は，テフロンで代表されるように，
①毒性が極めて低い
②化学的に極めて安定であり，アルカリ，酸，有機溶媒に対して侵されたり膨潤したりすることがない
③摩擦係数が非常に低く，高荷重で低速においては，グラファイトや二硫化モリブデンなどの他のいかなる固体潤滑剤より低い摩擦係数（0.04）を示す
④高い撥水性および撥油性を有する
⑤表面自由エネルギーが低いため，非粘着性であるとともに粘着物質が付着しにくく，付着しても容易に脱離しやすい
⑥防汚濁性に優れているため，汚れが付着しにくい
⑦不燃性である
などの性質を有する．
　このような特異な性質を有しているフッ化炭素鎖を，歯面や修復物表面に結合させて固定する方法としてカップリング処理がある．

フッ化炭素鎖を有する
シランカップリング剤

　歯科ではコンポジットレジンを代表として，無機フィラーを有機マトリックス中に安定分散させるために，無機物表面の相溶性，接着性を高めるための表面改質剤として，3-メタクリロキシプロピルトリメトキシシラン（γ-MPS）が使用されている．また，工業界でもガラス繊維強化プラスチック（GFRP）で代表される無機物含有の有機高分子複合材料の製造にシランカップリング剤が重要な位置を占めている．
　シランカップリング剤は一般にR_nSiX_{4-n}（$n=1,2,3$）で表されるケイ素化合物で，Xはハロゲンまたはアルコキシル基などの固体表面の水酸基，あるいは吸着水と縮合することで結合できる基であり，Rはアルキル基などの比較的不活性な基の場合には，処理表面に撥水，潤滑，付着および摩耗の防止，色艶の保持などの性質を与えることができる．
　われわれの研究チームで合成した（1H,1H,2H,2H－ヘニコサフルオロドデシル）トリメトキシシラン（10F2S-3M）の構造は図1aに示すように，RにCF$_3$（CF$_2$）$_9$-のフッ化炭素鎖を導入したものである．また，（1H,1H,2H,2H－ヘニコサフルオロドデシル）トリイソシアナートシラン（10F2S-3I）は10F2S-3Mの加水分解性基であるメトキシ基（OCH$_3$）の代わりにイソシアナート基（OCN）を導入したフッ素系シランカップリング剤である（図1b）．
　これはメトキシタイプに比較して反応が極めて迅速で，必要な改質効果を得るための濃度も1／10と少なくて済む．しかも改質時に離脱する最終副生成分は炭酸ガスとアンモニウムであることから，より臨床の場で用いるには好都合なフッ素系シランカップリング剤である．なお，図1cは後の実験で使用した炭化水素系シランカップリング剤である．
　これらフッ素系シランカップリング剤の無機物表面への結合，たとえばガラスを本剤で改質した場合は，図2のように表面のシラノール基（-OH）とメトキシ基あるいはイソシアナート基が縮合してシロキサン結合を形成し，次いで水の存在下で改質剤分子間もアルコキシル基の縮合により緊密なシロキサンネットワークを構築する．
　しかもその最表層は-CF$_3$が密に詰まった状態であるため，テフロンに比較して表面自由エネルギーをさらに低下させることができるため，高い撥水，撥油性が期待できる．図3および図4は実際にガラ

3-4 プラークや汚れの付着を抑制する表面改質法

[ガラス面をフッ素系シランカップリング剤で処理した場合の固体表面との結合模式図]

図2　ガラス表面の水酸基とカップリング剤のメトキシ基あるいはイソシアナート基が縮合してシロキサン結合を形成し，次いで改質剤分子間も縮合により緊密なシロキサンネットワークを構築する．最表層は$-CF_3$が密に詰まった状態になり，テフロンに比較しても表面自由エネルギーをさらに低下させることができる．

蒸留水のガラスに対する接触角

未処理（12.3°）　　10F2S-3I処理（115.1°）

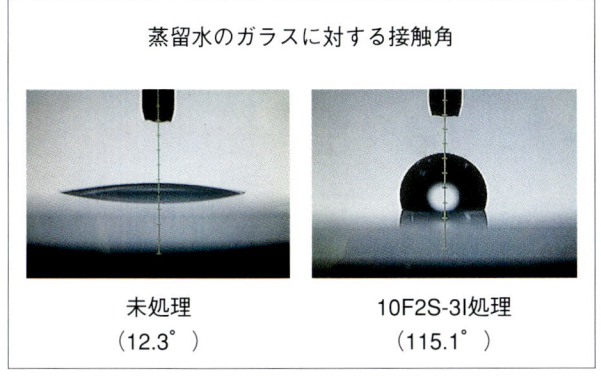

図3　10F2S-3Iで改質したガラスに対する水の接触角．
　未改質面は12.3°，改質面は115.1°であり，著明な撥水効果を示した．

ジョードエタン（油）のガラスに対する接触角

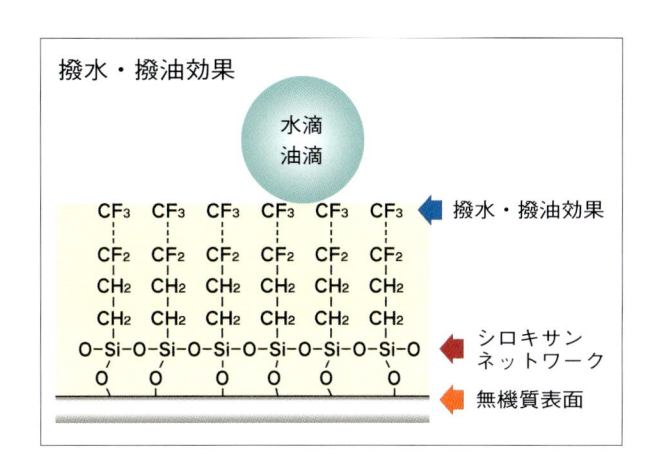

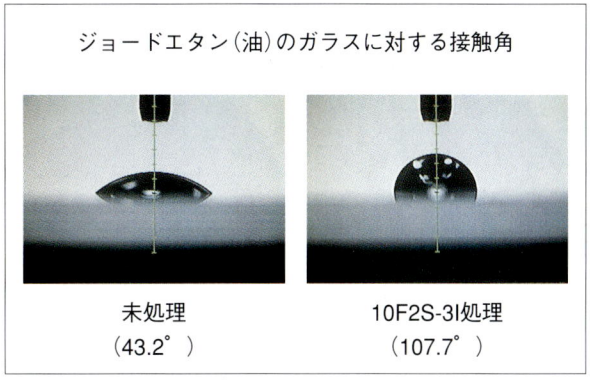

未処理（43.2°）　　10F2S-3I処理（107.7°）

図4　10F2S-3Iで改質したガラスに対するジョードエタンの接触角．
　油系のジョードエタンの接触角は未改質で43.2°，改質後は107.7°と著明な撥油性をガラスに与えられた．

スを10F2S-3Iで改質後，液滴法で水と油系のジョードエタンの接触角を測定した結果であるが，水の場合未改質が12.3°であったものが改質後は115.1°，ジョードエタンはそれぞれ43.2°が107.7°と著明に上昇し，強い撥水，撥油性をガラスに与えることができる．

フッ化炭素鎖を有するシランカップリング剤の基礎的改質効果

耐酸化性

10F2S-3Mで処理した改質層の酸化に対する耐久性を検討するため，改質したガラスを濃硝酸に100℃で2時間浸漬し，水とオレイン酸に対する接触角を測定したところ，図5のようにほとんど低下しない．ここで，n=9が10F2S-3Mである．熱硝酸に浸漬するという最も苛酷な酸化状態であっても接触角が際立った変化を示さないことから，本フッ素系シランカップリング剤による改質層は極めて高い耐酸化性を有することがわかる．

炭素と電気陰性度が2.1の水素が結合した炭化水素と，炭素と電気陰性度が4.0のフッ素が結合したフッ化炭素を比較してみると，炭化水素は炭素鎖が比較的還元された状態にあるのに対して，フッ化炭素では炭素鎖が最も酸化された状態にある．したがって，フッ化炭素は極めて耐酸化性に優れ，化学的に非常に安定な化合物を形成することになる．

また，フッ素原子は水素原子と同様に小さく，しかも電気陰性度が高いため炭素とフッ素の結合エネルギーは極めて大きく，結合距離も短いため，炭素とフッ素が解離することは通常生じない．

表面自由エネルギー

表1にガラスとコンポジットレジンを10F2S-3Mで改質したときの表面自由エネルギーを示した．未

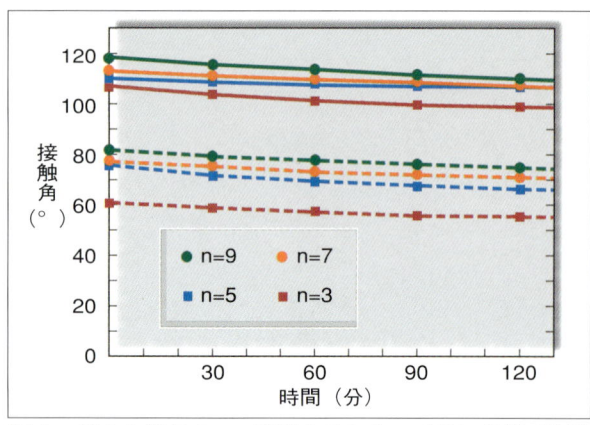

初期う蝕のマネージメント／う蝕を進行させないために

図5 種々な鎖長のフッ素系シランカップリング剤で改質したガラスの耐酸化性．実線は水の接触角，破線はオレイン酸の接触角．100℃の濃硝酸に2時間浸漬しても撥水・撥油性は著明な低下を示さなかった．
$CF_3(CF_2)_nCH_2CH_2Si(OCH_3)_3$ n=3,5,7,9 n=9のとき10F2S-3Mである．

表1 10F2S-3Mで改質したガラスとコンポジットレジンの表面自由エネルギー．

材料	分散力成分	極性力成分	水素結合成分	表面自由エネルギー
テフロン	21.1	0.1	0.4	21.6
未改質GL	27.5	17.9	36.2	81.6
改質GL	13.8	0.1	0.5	14.4
未改質CR	27.6	7.4	8.1	43.1
改質CR	11.7	0.4	0.1	12.2

GL：ガラス　CR：コンポジットレジン
テフロンの表面自由エネルギーが21.6mN/mであることを考慮すると，改質効果は著明である．

[改質層の厚さ]

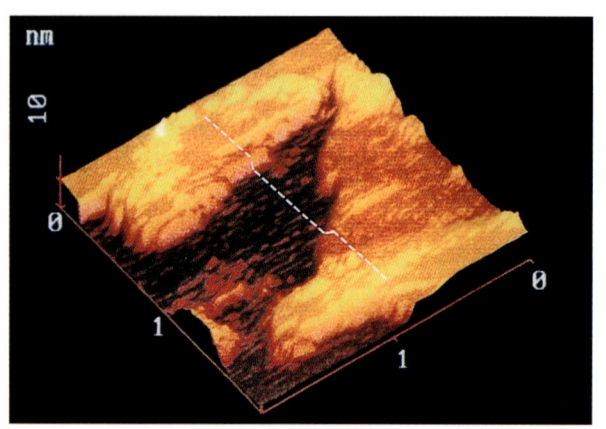

図6 ガラスと10F2S-3M改質境界部の原子間力顕微鏡像 縦軸はnm，横軸はnm．

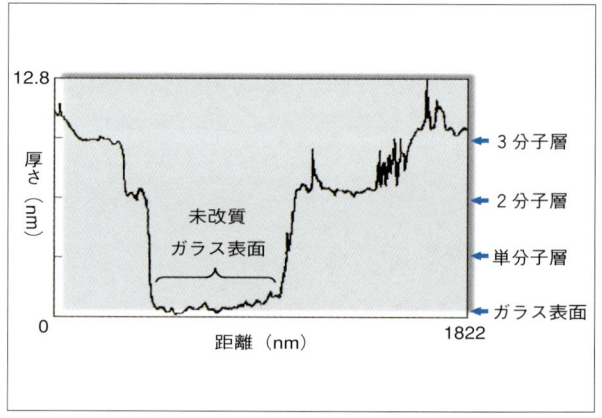

図7 図6の破線部の縦軸方向のプロファイル改質層の厚さは2分子層で5.9nm，3分子層で8.9nmであり，極めて薄い層であることがわかる．

改質のガラスおよびコンポジットレジンの表面自由エネルギーがそれぞれ81.6および43.1mN/mであるのに対し，改質後はそれぞれ14.4および12.2mN/mと著明に低下した．

テフロンの値が21.6mN/mであることを考慮すると，本フッ素系シランカップリング剤による改質効果は極めて高いことがわかる．

改質層の厚さ

図6はガラス板の半分を10F2S-3Mで還流法で改質し，ガラス表面と改質面の境界部を原子間力顕微鏡で観察したイメージ像である．図7は図6の破線部の高さ方向のプロファイルである．図から明らかなように，改質層の厚さは2分子層で5.9nm，3分子層で8.9nmであり，極めて薄い層である．

コンポジットレジンへの細菌の付着量と付着細菌の脱離率

S. mutansを嫌気条件下で培養し，コンポジットレジンに人工的なプラークを形成させた．付着した細菌に最初は10ワット（W）10秒の弱い超音波で，次いで中等度の50W20秒および30秒，最後に強力な200W60秒間超音波洗浄させた．コンポジットレジンから脱離した細菌をそれぞれ回収し，全回収細菌に占める各洗浄ごとの細菌を測定した．

図8に示すように未改質では最初の弱い超音波洗

3-4 プラークや汚れの付着を抑制する表面改質法

[ガラスとコンポジットレジンに付着したS. mutansの人工プラークの脱離率]

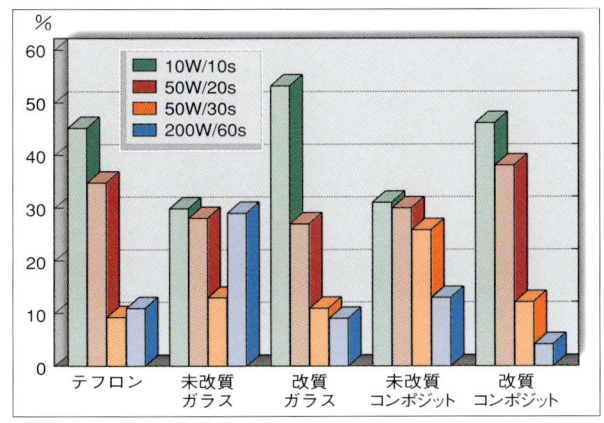

図8 一連の超音波洗浄で脱離した菌の総計に対する各洗浄条件で脱離した割合．改質したコンポジットレジンの強力な超音波洗浄では4％，改質ガラスでは10％と，PTFE（テフロン）より容易に脱離した．

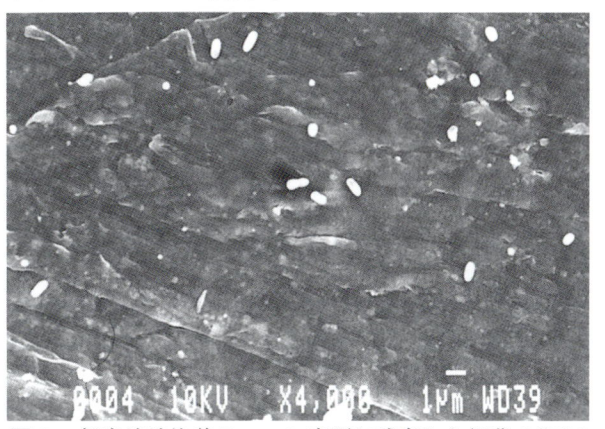

図9 超音波洗浄後テフロン表面に残存した細菌のSEM像．表面にはわずかな細菌が残存しているのみである．

[超音波洗浄後，未改質と改質ガラス上に残存した細菌のSEM像]

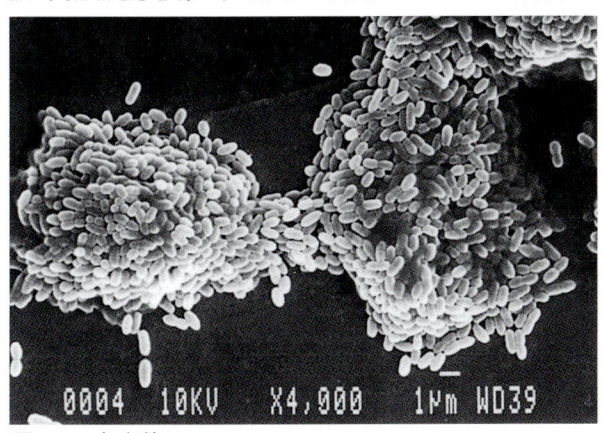

図10a 未改質ガラス．

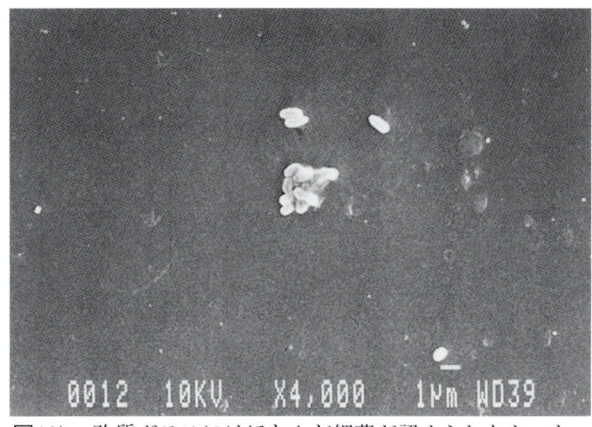

図10b 改質ガラスにはほとんど細菌が認められなかった．

浄で32％，中等度2回の超音波洗浄で合わせて55％，強力な超音波洗浄で13％が脱離した．これに対し改質したコンポジットレジンではそれぞれ48％，48％，4％であり，陰性対照として用いたテフロンの46％，43％，11％と近い値を示した．

一方，陽性対照の未改質ガラスでは31％，32％，27％と最後に約30％が残存していたが，改質ガラスでは53％，37％，10％とコンポジットレジン同様テフロンのそれと近似となり，改質した面に付着したプラークは脱離しやすいことがわかる．

一連の超音波洗浄後，各試料表面をSEMにて観察したところ，テフロン表面にはわずかな細菌が散在して残存しているのが認められるのみであった（図9）．これに対し未改質ガラスと未改質コンポジットレジンでは図10a，図11aのように凝集した細菌が表面に残存しており，プラーク除去の困難さ

を窺い知ることができた．一方，改質した表面には図10b，図11bのように細菌はわずかに認められるのみであった．

そこでこれら超音波洗浄後も試料表面に残存して除去できなかった細菌量を比較検討するため，画像解析により細菌の試料表面に占める面積率を算出したところ，図12に示すように未改質ガラスおよびコンポジットレジンではそれぞれ35％，41％，改質したものでは両者とも0.5％と，テフロンの0.8％以下の値を示した．

以上の結果から，本フッ素系シランカップリング剤によるコンポジットレジン表面の改質は，プラークの付着は完全には防止できないが，容易に除去できるように改質し，本改質剤がプラークコントロールに極めて有効であることが示された．

初期う蝕のマネージメント／う蝕を進行させないために

[超音波洗浄後，未改質と改質コンポジットレジン上に残存した細菌のSEM像]

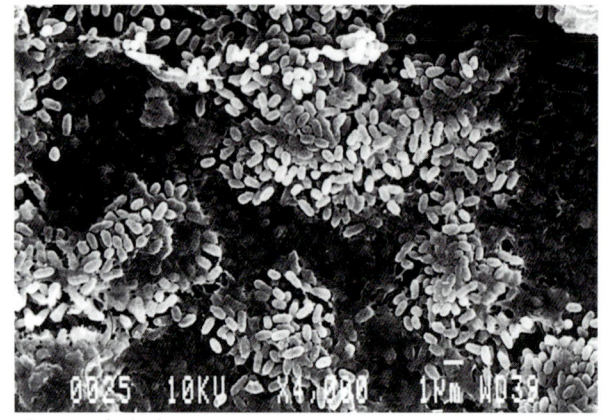

図11a　未改質コンポジットレジン．

図11b　改質コンポジットレジンにはほとんど細菌が認められなかった．

[超音波洗浄後，各試料上に残存した菌の面積比]

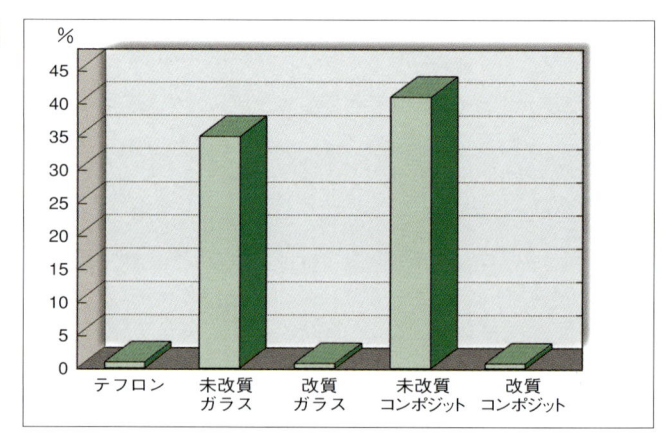

図12　テフロンは0.8％，改質したガラスとコンポジットレジンは0.5％と，著明に細菌の残存が少なかった．

エナメル質の改質効果

ハイドロキシアパタイトおよびエナメル質に対するタンパク質吸着抑制

　粒度を一定にそろえた合成ハイドロキシアパタイト粒子，およびウシエナメル質粉末を10F2S-3Mおよび10F2S-3Iで1～3回改質した後，カルシウムに強く結合するタマゴ由来のタンパクである既知量のホスビチン溶液に1時間懸濁し，その上清中に残存したホスビチン量を定量することにより，合成アパタイトおよびエナメル質粉末に吸着する量を算出した．また，フッ化炭素鎖の効果を検討するため，フッ化炭素鎖がすべて炭化水素である10H2S-3M（図1c）で同様に粉末を処理したものも用意した．

　その結果，合成アパタイトの未改質粉末は895μgのホスビチンを吸着したのに対し，炭化水素系の10H2S-3Mで1回改質した場合はその38％，10F2S-3Mおよび10F2S-3I改質アパタイトでは約22％が吸着した（図13）．また，2回および3回処理した場合にはさらに吸着量が減少し，10F2S-3Mと10F2S-3Iでは12％まで減少した．

　エナメル質粉末においても図14のように合成アパタイトとほぼ同様な結果が得られ，フッ素系シランカップリング剤は効果的にカルシウム結合タンパクであるホスビチンのエナメル質への結合を抑制したことが示された．また，改質処理回数は2回以上行った方が有効である．

　以上の結果から，口腔内においては唾液タンパク由来のペリクル形成も，これらフッ化炭素系カップリング剤で改質したエナメル質の場合は非常に少なくなることが示唆された．

改質歯面の耐酸性

　鏡面研磨を施したウシエナメル質表面に一定面積

[ハイドロキシアパタイトに吸着するホスビチン量]

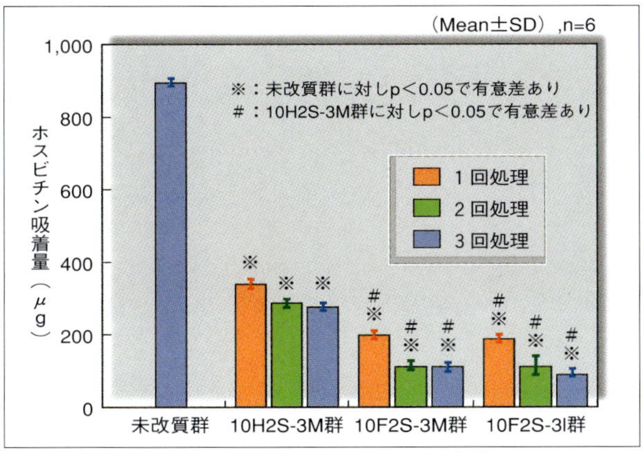

図13　10F2S-3Mおよび10F2S-3Iで改質したアパタイトには有意に吸着しない．
1回に比較して複数回処理した方が改質効果が高い．

[ウシエナメル質粉末に吸着するホスビチン量]

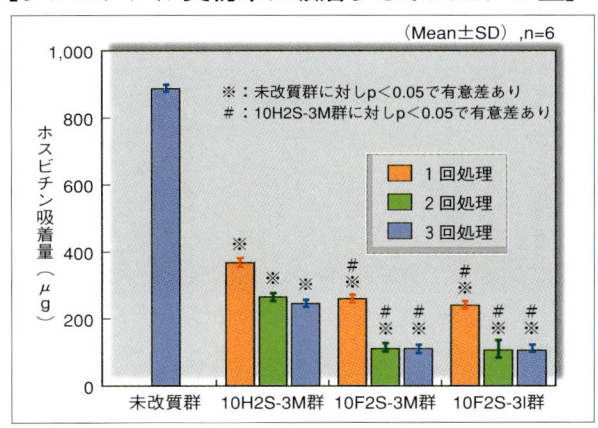

図14　10F2S-3Mおよび10F2S-3Iで改質したエナメル質には有意に吸着しない．
1回に比較して複数回処理した方が改質効果が高い．

[酢酸緩衝液(pH4.0)浸漬後のカルシウム溶出量]

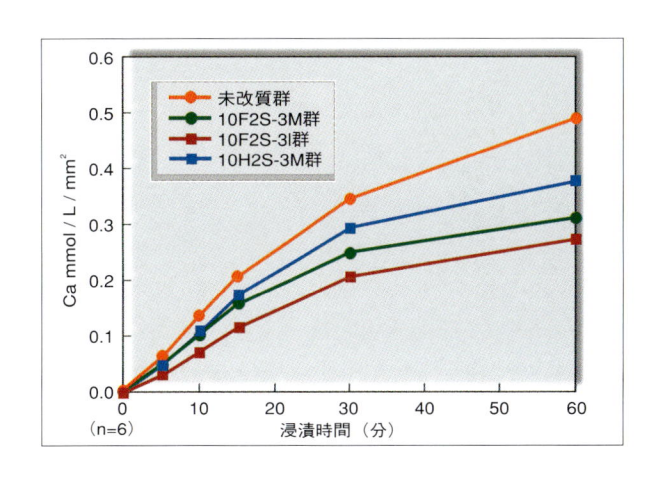

図15　60分浸漬後10F2S-3Iと10F2S-3M改質は，未改質および炭化水素系の10H2S-3Mに比較して有意に溶解量が少ない．

の穴を開けたテープを貼付し，10F2S-3Mおよび10F2S-3Iを小筆で3回塗布した後，pH4.0の酢酸緩衝液中に60分間浸漬し，溶解したカルシウム量を測定した．改質対照には先と同様10H2S-3Mを用いた．未改質と10H2S-3M処理は，ほぼ同様な溶解量を示したが，10F2S-3Mおよび10F2S-3Iはそれぞれ未改質の78％および73％に減少し，明らかにフッ素系シランカップリング剤によるエナメル質改質がエナメル質の脱灰を抑制したことがわかる（図15）

口腔内装置を用いたプラーク付着抑制試験

*in vitro*でのプラーク付着抑制能が確認できたため，口腔内での実験を行った．実験には図16のような口腔内装置を床用レジンで作製した．プラークが付着しやすいように，粗めの研磨（600番）を施したウシのエナメル質試料を作製し，本フッ素系シランカップリング剤を小筆で3回塗布した．試料をスティッキーワックスで装置内面のくりぬき部分に固定し，直接試料表面に接しないようにダクロンガーゼをその上から貼付し（図17），可及的にプラーク付着が阻害されないように工夫した．

われわれ自身を被験者として用い，食事のとき以外は本装置を連続10日間装着して（図18）プラークの付着を検討した．

図19は10日目に装置を取り出し，ダクロンガーゼを除去した状態である．染色するまでもなく，両端の未改質試料にはプラークが分厚く堆積していることが認められる．念のためツートーンを試料上に滴下したところ，図20のように中央の改質試料は染色液を撥水してしまった．水洗後の試料が図21である．

写真からも明らかなように，本フッ素系シランカップリング剤で改質したエナメル質表面には口腔

初期う蝕のマネージメント／う蝕を進行させないために

[口腔内装置を用いたプラーク付着抑制試験]

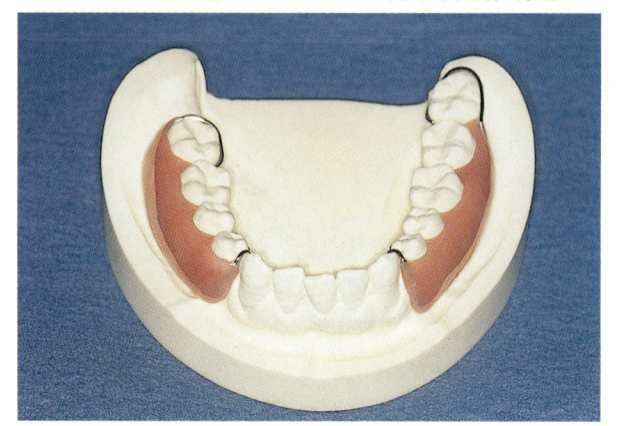

図16　プラーク付着実験に用いた口腔内装置．

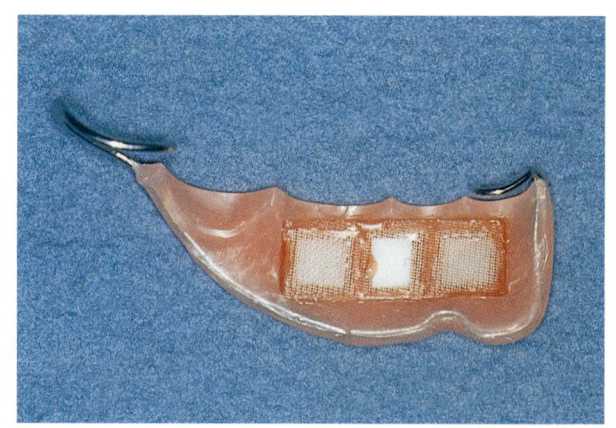

図17　装置内面のくりぬき部に装着したエナメル質試料．ウシエナメル質をスティッキーワックスで固定し，ダクロンガーゼで被覆した．中央が改質試料．

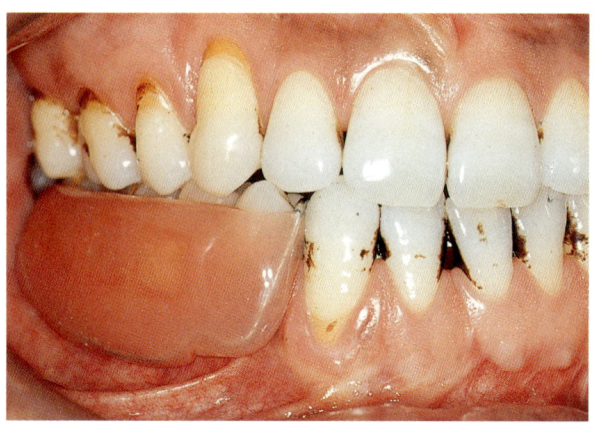

図18　口腔内装置を装用したところ．

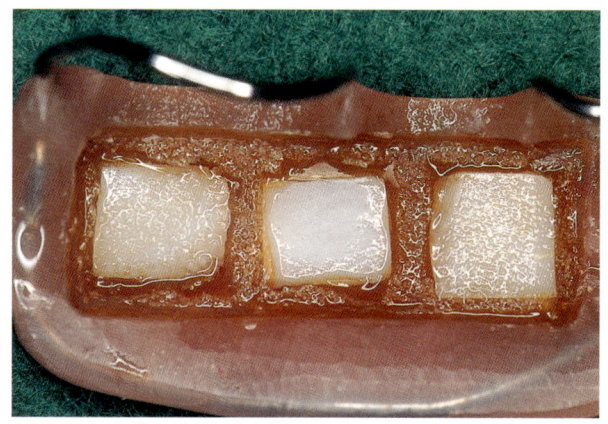

図19　10日後口腔から回収し，ダクロンガーゼを除去した試料．中央の改質試料にはプラーク付着が認められない．

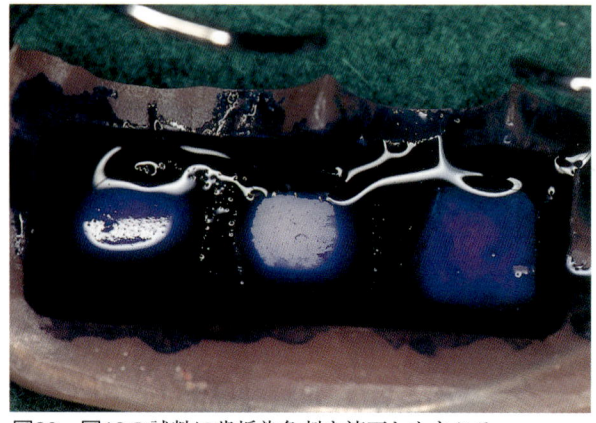

図20　図19の試料に歯垢染色剤を滴下したところ．中央の改質試料は撥水作用により染色剤が弾かれている．

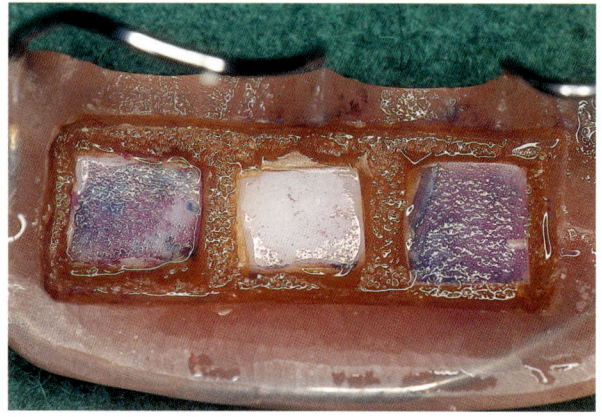

図21　染色・水洗後の試料．両端の未改質試料は濃紺に染色されたが，中央部の改質試料にはほとんどプラークの形成が認められなかった．

内においてもほとんどプラークが付着しなかった．

その他の汚染防止

バイオフィルム形成過程の初期を考察すると，プラークを形成する細菌も一種の微細な粒子と捉えることができる．固体表面への吸着は表面荷電に起因する電気的相互作用と，分子間に働くvan der Waals力による．したがって，本フッ素系シランカップリング剤は細菌の他，当然，着色の原因である種々の色素の吸着も抑制できると考えられる．

[コンポジットレジンの着色防止]

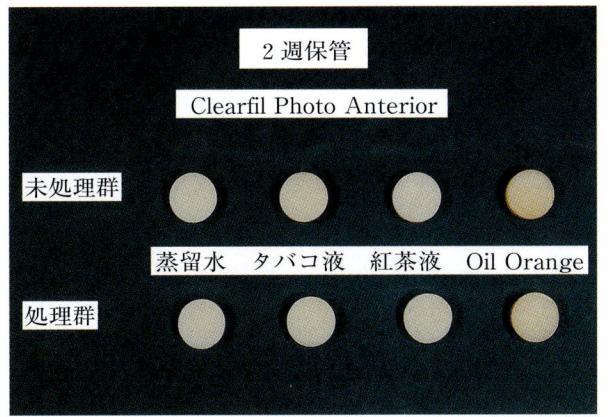

図22　各種着色液に2週間浸漬したクリアフィル・フォトアンテリアの着色．
　上段が未改質，下段が改質試料．

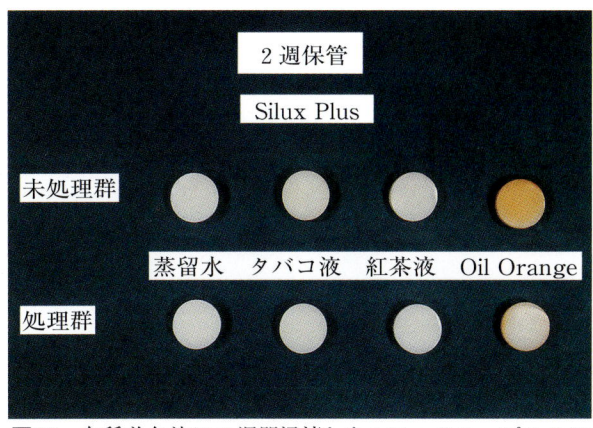

図23　各種着色液に2週間浸漬したシラックス・プラスの着色．
　上段が未改質，下段が改質試料．

コンポジットレジンの着色防止

　コンポジットレジンの欠点の一つとして着色がある．そこで，細研磨を施したクリアフィル・フォトアンテリア，およびシラックス・プラスをフッ素系シランカップリング剤で改質し，油性色素のオイルオレンジ，水性色素のタバコおよび紅茶抽出液に4週（28日）まで浸漬してその着色の違いを色彩色差計でL^*，a^*，b^*を測定し，着色液浸漬前後の色差（ΔE^*ab）を検討した．

　また，臨床的に有効な改質方法を検討するために，カップリング剤中に浸漬する還流，小筆で1分間隔で3回塗布，およびろ紙に含ませて3分間処理の3種類の方法を試みた．ここで，色差について日本色彩研究所は，隣り合わせた2種類の色の違いを100人中95人が肉眼でかろうじて判定できるΔE^*abを1.2としているので，これを上回る値をもって色差に差があると判定することにした．

　2週までの着色傾向は図22および図23に示すように，改質処理したコンポジットレジンは明らかに着色が少なかった．紅茶液による着色を色彩色差計で計測したΔE^*abは，図24のように，両コンポジットレジンの未改質では7日間で約1.2になり，その後シラックス・プラスは時間の経過とともに4週まで直線的に着色し5.89を，クリアフィルは3.02を示した．

　これに対し着色が比較的少ない改質法である小筆により改質した試料は，4週でそれぞれ1.98，および1.13と著明に着色を抑制した．また，着色後の色素の脱離性を検討したところ，未改質では超音波洗浄15分でも両者とも1.2以下にはならなかったが，改質したシラックスは3分後に1.01，クリアフィルは1分後に0.98となり，着色しても極めて容易に着色物質を除去できる（図25）．

コンポジットタイプ人工歯の着色防止

　コンポジットタイプの人工歯は時として経時的に着色する問題がある．とくに当該者はヘビースモーカーで，ティッシュコンディショニング中人工歯の着色に悩まされていた．そこで下顎右側第一小臼歯から第二大臼歯まで本フッ素系シランカップリング剤を小筆で3回塗布し，エタノール綿花で拭掃後4か月間装着させた．図26のaが改質時，bが装着4週後，cが4か月後である．

　写真から明らかなように改質した右側第一小臼歯～第二大臼歯の着色は効果的に抑制されているのに対し，未改質の他の人工歯には全て著しい着色が認められ，本フッ素系シランカップリング剤が着色防止の処理法として有効であることがわかる．

水溶性界面活性剤の開発

　私たち臨床家は，日々プラークが原因で生じた疾

初期う蝕のマネージメント／う蝕を進行させないために

[紅茶液に浸漬したコンポジットレジンの色差]
改質法としては小筆で塗布する方法が比較的有効であった

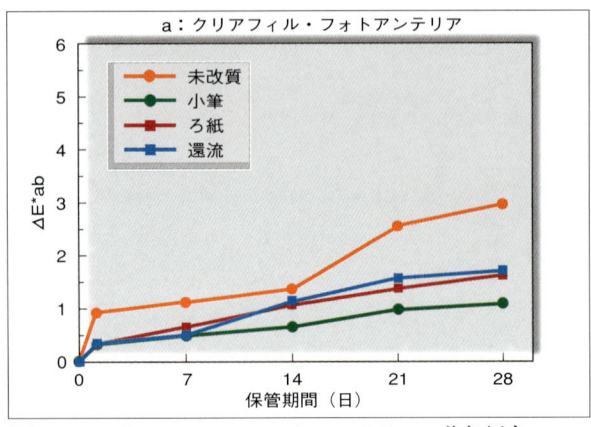

図24a　クリアフィル・フォトアンテリアの着色傾向．
　未改質に比較して有意に着色が少なく，4週後でもわずかに1.13であった．

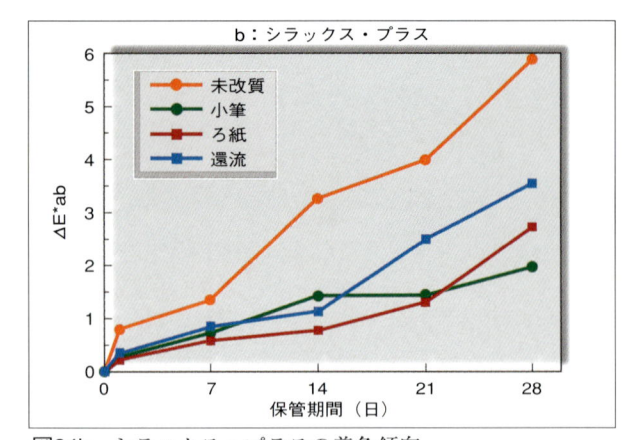

図24b　シラックス・プラスの着色傾向．
　未改質に比較して有意に着色が少なく，4週後でも1.98であった．

[着色した試料の超音波洗浄による回復試験]

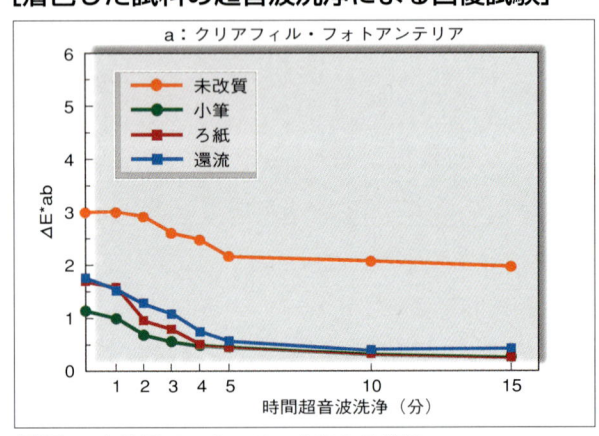

図25a　クリアフィル・フォトアンテリア．
　改質試料はわずか1分後に0.98になったのに対し，未改質試料は15分後でも1.2以上であった．

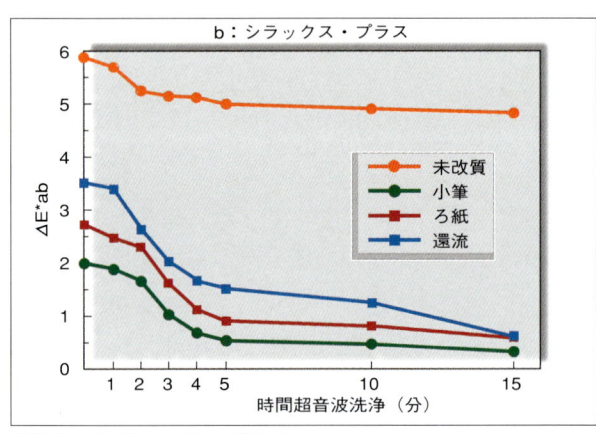

図25b　シラックス・プラス．
　改質試料は3分後に1.01になったのに対し，未改質試料は15分後でも4.5以上であった．

患に罹患した患者の治療にあたっていると同時に，個々の患者にプラークコントロールの重要性を理解していただけるよう患者のモチベーションを高め，そのスキルアップの指導に多大な時間を費やしている．う蝕と歯周病はともに生活習慣病であるとされて久しいが，人間の生活習慣を変えることは難しい．高齢者にとって長年身についた口腔清掃の習慣を変え，プラークコントロールの技術的な向上を目指すことはさらに難しい．この意味からも幼児や小児からの教育，啓蒙は重要である．

　一方，高齢社会が急速に進展するわが国の高齢者の現況をみると，要介護者の褥瘡対策などには対応策が建てられているが，口腔の衛生状態は極めて劣悪な状態のまま顧みられていない．プラークの吸引による肺炎や，歯周病原菌と心筋梗塞との関係など，歯を保存することが逆に仇とされることもある．

　しかし，高齢者や要介護者であるが故に会話を通してのコミュニケーションや食事の楽しみは，人としてのQOLを保つ上で極めて重要である．そのためには，プラークコントロールをより容易で十分に行えるような方法を工夫し提供することが口腔の健康を維持，増進する職業に就く者の責務と考える．

　本稿で紹介したフッ素系シランカップリング剤による表面改質法は，それ自身プラークコントロールを容易にするかなり有望な一方法ではある．しかしシランカップリング剤であるため，溶媒には水ではなくフッ化炭素系あるいはアルコール系溶媒を用いなければならない．そのため専門家がコントロール

[ヘビースモーカーの口腔内に装用されたコンポジットタイプの人工歯の着色]

改質した右側第一小臼歯〜第二大臼歯の人工歯の着色は効果的に抑制されているのに対し，未改質の右側犬歯から左側第二大臼歯には明らかな着色が認められた

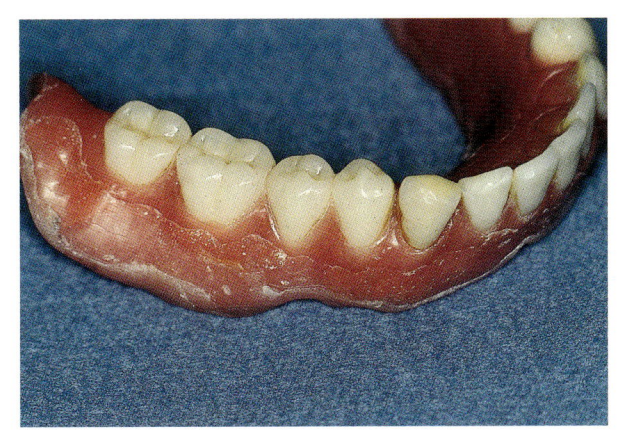

図26a-1　改質時．

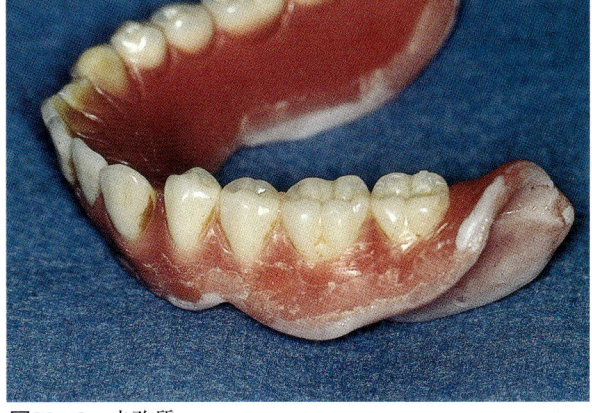

図26a-2　未改質．

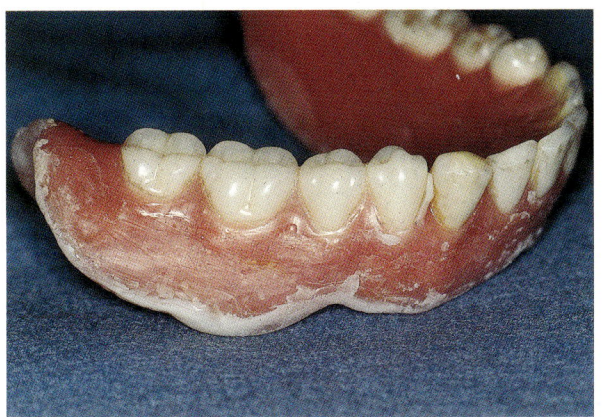

図26b-1　改質4週後．

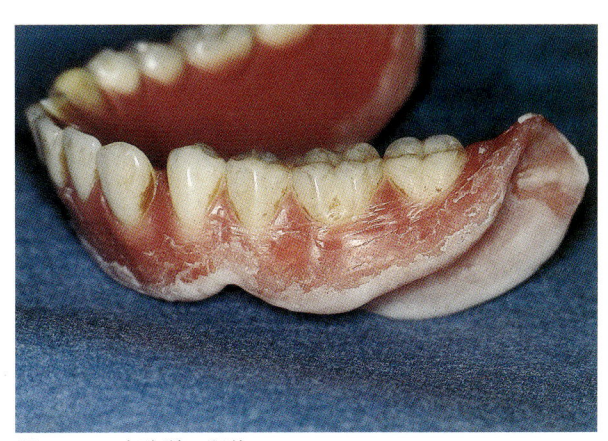

図26b-2　未改質4週後．

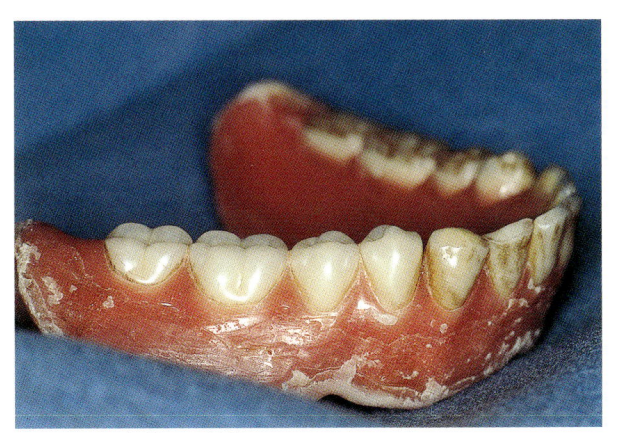

図26c-1　改質4か月後．

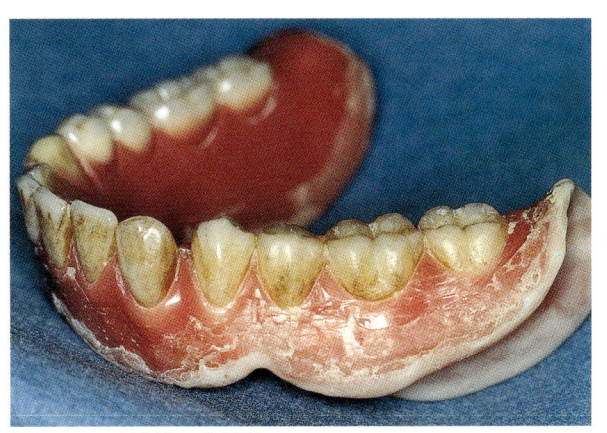

図26c-2　未改質4か月後．

した口腔に適応する必要があり，ホームケアーには適していない．

現在，私たちの研究室では歯面に吸着する基を有し，表面の自由エネルギーを低減してプラーク付着を抑制することのできる種々の水溶性の界面活性剤を開発している．これを日々の口腔清掃に用いる歯磨剤や洗口剤に添加することでプラークコントロールがより簡易になれば健常者はもとより，口腔清掃がままならない高齢者や障害者の口腔を健康な状態に維持するための一助とすることが期待できると思われる．

索引

[あ]

アイオノマー系シーラント　52, 114
アイオノマー系シーラント塗布　97
アイオノマー系シーラントの特性　112
アイオノマー系シーラントの利点　98
アイオノマー系シーラントの臨床成績　113
アクリノール　127
アナフィラキシーショック　128
アンケート調査　90, 102

[い]

石川県のフッ化物利用状況　91
イソジンゲル　127
いつ治療に踏み切るか　47
インフォームドコンセント　18, 36, 50

[う]

う窩形成前う蝕に行う内科的治療法　38
う窩の感染壊死象牙質　21
う窩の検出手段　22
う蝕・歯周病関連菌の検出　17
う蝕が進むスピード　23
う蝕活動性試験　100
う蝕関連菌の検出　17
う蝕菌検査結果報告書　126
う蝕原因菌の把握と削減　63
う蝕原因菌レベルの管理　20
う蝕原性，非う蝕原性プラークの臨床的比較　121
う蝕検知液　72
う蝕細菌検査の評価基準　124
う蝕診断器　68
う蝕診断用レーザー機器　35
う蝕第2層　72
う蝕治療コンセプト　63
う蝕に対する考え方　41
う蝕の主な原因菌　117
う蝕の感受性　14
う蝕の進行　28
う蝕の進行停止　67

う蝕の診断基準　33
う蝕の定義　29
う蝕の判定基準　34
う蝕の判定報告書　17
う蝕の微生物学的リスク低減治療　117
う蝕の病原菌　120
う蝕のプロセスの管理と予後　29
う蝕のメカニズム　29
う蝕の予防方法　75
う蝕のリスク因子　17, 67
う蝕は治癒する可逆的疾患　23
う蝕部位の最小削除　63
う蝕抑制効果　113
う蝕予防における3DS開始時の条件　122
う蝕予防におけるブラッシングの重要性　110
う蝕予防に効果のある食品　20
う蝕罹患状況　108
う蝕リスク除去　63
う蝕リスクに関連した根拠レベルの比較　21
う蝕リスクの評価　17
う蝕リスク判定キット　17
歌登町での試み　97

[え]

エアーアブレージョン　132
エアースプレー　111
永久歯う蝕有病者率　97
永久歯う蝕予防対策　97
永久歯の萌出開始直後からのう蝕予防　108
エナメル質の改質効果　144
エナメル質の再石灰化　15
エナメル質の実質欠損　42
エナメル質の脱灰抑制　145
エナメル質の軟化した実質欠損　67
エナメル平滑面　73

[お]

おやつ指導　78, 91
おやつの適正摂取　96

[か]

改質歯面の耐酸性　144
改質層の厚さ　142
外注検査の有利点　122
下顎頬側面溝部のシーラント塗布　100
下顎小臼歯う蝕　54

化学療法剤　125, 126, 127
化学療法剤と消毒剤　127
化学療法による浮遊細菌の除菌　117
褐色窩溝　67
褐色斑　67
家庭で取り組む目標　80
窩洞形成を伴う修復　67
かみかみ給食　86
紙芝居・ビデオ　86
ガム　15, 69
ガム咀嚼による唾液分泌量とpHの変化　15
カリエスフリー児　122
カリエスリスク　35, 38, 39, 49
カリエスリスクの変化　39
カリエスリスク判定　35
カリエスリスク変化の注意時期　38
カリオグラム　18
カリオグラムのスコア基準　19
簡易防湿　106
患者への歯科臨床検査の説明事項　123
間接覆髄　48
管理法（オブザベーション）　74

[き]

機械的クリーニング　131
機械的バイオフィルムの破壊　117, 129
キシリトール　31, 69, 73, 127
キシリトールの効果　31
臼歯部隣接面う蝕　48
急性中毒管理　21
頬側や口蓋側への塗布　106
菌体外高分子の形成遺伝子の阻害剤　139

[く]

グラスアイオノマー系シーラント　71
グラスアイオノマーセメント　72, 113
繰り返し治療　60
黒い着色　33
クロルヘキシジン　41, 69, 75, 127

[け]

経過観察の間隔　40
経過管理　75
外科処置　75
ゲルの嚥下防止　21
検査値の読み方　125

検査例　125
顕微X線写真　12
研磨粒子　133

[こ]

抗菌剤　69
抗菌療法　75
口腔衛生指導　105, 122
口腔衛生に対する自己管理力　110
口腔細菌叢の良質化　117
口腔清掃指導　99
口腔清掃度　99
口腔清掃の改善　45
口腔総レンサ球菌中のMS菌の占める割合　125
口腔内の細菌数の管理　75
口腔内の総レンサ球菌数　135
口腔内日和見感染菌の検出　17
口腔内を再石灰化しやすい環境に整える　69
口腔バイオフィルム感染症予防　117
効率的なう蝕管理　97
口輪筋の筋力低下　14
個人のリスク評価　75
子どもの歯を守る　80
子どものむし歯予防対策　91
コンタクトが緩いと隣接面う蝕予防が容易　48
コンプレッサー　111
コンポジットレジン　72, 142
根面う蝕の再石灰化　21

[さ]

細菌検査　35, 123
細菌の糖代謝　13
細菌の付着量　142
細菌のリスク因子　117
最小の侵襲による治療　62
再石灰化　13, 14, 15, 63, 67, 73, 114
再石灰化効果　20
再石灰化促進療法　33, 34, 37, 38
再石灰化治療　72
再石灰化の促進　19
再発性う蝕　61
再発性う蝕の予防　63
再発防止のための維持管理　63
削除のダウンサイジング　72
殺菌剤の応用　20
砂糖摂取の管理　19
サホライド塗布　111
3歳児むし歯なしの年次推移　79

[し]

次亜塩素酸ナトリウム　21
シーラント　34, 35, 71, 97, 103, 106, 108, 111, 114
シーラント処置　73
シーラント塗布　106, 111
シーラント塗布に対する回答　103
シーラント塗布2年後　111
シーラント塗布の開始時期　108
シーラント塗布を組み込んだ理由　98
シーラントの長期保持　114
シーラントの適応条件　34
シーラントの保持率　99, 105
シーラントを塗布した第一大臼歯のう蝕罹患率　109
歯科医師による歯科保健指導　98
歯科健診　81, 84, 86, 94
歯科健診結果　87, 94
歯科保健指導の改善　103
歯科保健指導のポイント　105
歯科臨床検査の値を正確に得るための注意事項　123
歯科臨床検査の運用法　122
歯冠部う蝕　72
歯頸部のCO　64
歯頸部の初期う蝕　64
歯頸部の白濁　52, 54
刺激唾液中のMS菌数　30
歯垢染色液　129
歯垢中のMS菌構成比率　122
歯根面う蝕　73
歯質接着性　100
歯質脱灰　67
歯髄腔内液による　22
歯髄症状　61
自然修復　13
自然治癒能力　38
児童の感想　88
児童ブラッシング教室　110
歯肉炎予防教室　88
自発的な治癒　13
自分の歯は自分で守る　80
歯面乾燥　106
歯面清掃　106
歯面清掃用電気エンジン　111
修復物の寿命　61
小学3年生におけるう蝕有病者率　109
小学3年生における第一大臼歯う蝕罹患率　109
小学3年生における1人平均DMFT　109
上顎前歯う蝕　52
上顎前歯萌出直後の隣接面う蝕　53
小学校歯科検診状況　79
小学校でのフッ化物洗口　86
小学校における実施事業　86
小学校のむし歯発生状況の推移　95
小学校1人平均むし歯本数　95
小学校むし歯総本数　95
小学校むし歯罹患率　95
小窩裂溝　29, 64, 67, 71, 73, 98, 132
小窩裂溝う蝕　73, 98
小窩裂溝周囲の白濁　29
小窩裂溝の形態　98
小窩裂溝の初期う蝕　64
消毒剤　126
小児う蝕型う蝕と成人う蝕型う蝕の対比　30
小児〜若年者におけるカリエスリスク　66
初期う蝕　16, 26, 33, 54, 64, 67,
初期う蝕からの介入　63
初期う蝕からの管理　65
初期う蝕治癒　16
初期う蝕の処置決定　33
初期う蝕の診断　26
初期う蝕の診断方法　68
初期う蝕の代表例　64
初期う蝕のたどる経過　67
初期う蝕の徴候が認められるう窩形成前う蝕　34
初期う蝕の治療　69
初期う蝕の定義　67
初期う蝕の定義と可逆性疾患　67
初期う蝕の部位別対応　72
初期う蝕部位の再石灰化の促進　63
初期脱灰　71
初期のう蝕は可逆性の病気　67
除菌外来の成績　135
除菌プロトコール　117
除菌ペースト　125
食生活改善推進員活動　89
食生活の改善　73
食生活の指導　69
処置決定のための診断基準　33
処置決定のためのデシジョンツリー　33
シランカップリング剤　140
シランカップリング剤の基礎的改質効果　141
シリケートセメント　113

診査，処置内容の説明　105
侵襲性処置　23
診断補助器具　35
審美性の欠落　61

[す]

髄腔内圧に由来する象牙質内液移動　22
水素イオン　13
水溶性グルカン　119, 129
ステップワイズ・エキスカベーション　21

[せ]

生活歯髄の保護と再石灰化　22
生活習慣指導　122
生活習慣の変化　102
生活習慣の補正　122
生活習慣病の改善　69
成人教育理論　18
清掃指導　110
清掃度良の割合　101
生徒の感想　88
積極的な歯の表面の保護　71
切削修復処置の適応　34
切削による修復処置　62
切削による生物学的対応　72
接着界面　72
接着強度　72
接着材料による修復　72
接着性レジン修復　61
接着性レジンの平均使用年数　61
説明責任　18
セルフケア　122
潜在性う蝕の発見　36
潜在脱灰能を持つエネルギー源　30
全校歯みがき　87
前歯の交換期　56
全修復物の1/3は二次う蝕　61

[そ]

早期う蝕管理　45
象牙質内液基準のミネラル溶液　22
叢生　44
総レンサ球菌数　125
咀嚼回数の低下　14
咀嚼訓練　14
咀嚼刺激唾液量　14

[た]

第一大臼歯　56, 97, 101, 108
第一大臼歯のう蝕発生率　99, 101
第一大臼歯のう蝕予防　97
第一大臼歯のう蝕予防を目標に設定した理由　97
第一大臼歯の萌出開始時期　56
第一大臼歯の萌出時期からのう蝕予防　97
第一大臼歯の萌出率　108
耐酸性　113, 141, 144
第二大臼歯萌出開始時期　56
唾液　13
唾液環境の評価　14
だ液検査　104
唾液酸緩衝能測定器　15
唾液中のCa/P比　32
唾液中フッ化物イオン　16
唾液のCa/P比　15
唾液の質　15
唾液のミネラル成分構成　15
唾液分泌の維持・増進　19
唾液分泌の評価　14
脱灰・再石灰化の循環模式図　14
脱灰・再石灰化のメカニズム　12, 14
脱灰したう蝕　43
脱灰深度　12
脱灰性白斑　12, 73
脱灰層（窩洞底部）の再石灰化促進　22
脱灰抑制　19, 22
脱灰量　114
田鶴浜町でのフッ化物洗口導入のカギ　92
田鶴浜町の歯科保健　78
田鶴浜町母子保健計画　78

[ち]

地域歯科保健　78, 87, 100
地域歯科保健活動　97, 100
チーズのう蝕予防効果　20
地区組織などにおける取り組み　89
智歯で困ったとき　56
着色の変化　33
着色防止　147
中学校歯科検診状況　79
中学校でのフッ化物洗口　88
中学校における実施事業　88
中学校のむし歯発生状況の推移　96
中学校1人平均むし歯本数　96
中学校むし歯総本数　96
中学校むし歯罹患率　96
中性域pH　13
鋳造修復　61

[て]

定期健診　23
定期診査　55
定型的口腔バイオフィルムが形成される過程　120
低侵襲性処置　21, 23, 62, 74, 76,

[と]

当該歯状況の説明　36
導入当時の石川県のフッ化物利用状況　91
特定保健用食品　31, 39
塗布費用　111
ドラッグ・リテーナー　125, 133
ドラッグ・リテーナーの装着　133, 134

[に]

二次う蝕　22, 57, 61, 76
二次う蝕の予防　22, 76
日本歯科医師会フッ化物による見解　96
乳歯う蝕発生　101
乳歯脱落直後　42
乳歯のう蝕罹患率　97
乳ビンう蝕児　122

[は]

バーニッシュ　21, 106
バーニッシュ塗布　106
バーニッシュの乾燥　106
バイオフィルム　30, 120, 129, 139
バイオフィルム除去　125
バイオフィルム染色を確実に行う手順　129
バイオフィルムの形成機序　139
バイオフィルムの検出　129
バイオフィルムの質　118
バイオフィルムの積極的な除去　70
バイオフィルムの破壊　131
バイオフィルム抑制　129
ハイカリエスリスクへの対処法　40
バイトウイング　42, 50
ハイドロキシアパタイト　15, 145
ハイリスク該当基準　81
白濁　42, 52, 67
破折　61
歯と修復物の表面改質　139
歯に良いおやつの試食会　86
歯の健康づくり　80
母親の協力性　100, 101

歯ブラシからのMS菌の再感染を防止　125
歯みがき　78, 91
歯みがき指導　91, 98
歯みがきタイム　86
歯みがきへの大人の介助状況　101
ハンドクリーニング　130, 131
ハンドクリーニングの運用上のポイント　131

[ひ]

非活動性う蝕へのシフト　21
非水溶性グルカン　119, 129
非切削的対応　69
非切削的治療　74
ひとり1人が取り組む目標　80
1人平均dmf歯数　99
1人平均DMF歯数　97
表層下脱灰　12, 13
表面改質法　139
表面自由エネルギー　139, 141
表面自由エネルギーの低下　139

[ふ]

防げなかった隣接面う蝕　50
付着細菌の脱離率　142
フッ化炭素鎖の分子を表面に配列する　139
フッ化物　14, 20, 78, 86, 91, 96, 105
フッ化物応用　78, 96
フッ化物ゲル　21
フッ化物歯面塗布　39
フッ化徐放性材料による二次う蝕の予防効果　22
フッ化物洗口　78, 86, 88, 91, 93, 96
フッ化物洗口学習会　94
フッ化物洗口希望者率　94
フッ化物洗口希望者率の推移　94
フッ化物洗口剤　20
フッ化物洗口実施状況調査　94
フッ化物洗口説明会　81
フッ化物洗口の質問や問題　91
フッ化物洗口の手順　93
フッ化物洗口までの経過　92
フッ化物洗口マニュアル　96
フッ化物導入が難しい現状　91
フッ化物塗布　98, 105, 111
フッ化物に関する見解　91
フッ化物の応用　74
フッ化物の急性中毒症状　39
フッ化物の使用限界量　39
フッ化物の致死量　39

フッ化物バーニッシュの塗布　73
フッ化物配合歯磨剤　16, 20, 98, 103, 108
フッ素含有修復物　113
フッ素含有修復物周囲におけるフッ素の移行　112
フッ素指導　57
フッ素塗布　50, 81, 91
フッ素塗布説明会　81
フッ素塗布を希望しない理由　81
フッ素による効果　112
フッ素の使用　57
フッ素の溶出とリチャージ　114
浮遊細菌除菌　125
不溶性プラーク　30
プラーク形成の防止　139
プラークコントロール　19, 117, 143
プラーク付着,白濁や着色の変化　29
プラークの質　118
ブラッシング　69, 73
ブラッシング指導　82, 86, 96
フルオロアパタイト　14
フロス　45, 54, 56
フロス指導　45, 52
フロス導入　56
プロフェッショナルケア　20
プロフェッショナルケア専用ゲル　128

[へ]

ペーストやバーニッシュの塗布　71
ペリクル　119
辺縁性う蝕　61
辺縁不適合　61

[ほ]

保育所,小・中学校のむし歯罹患者率　78
保育所でのフッ素洗口　85
保育所における実施事業　84
防湿　129
萌出時期に合ったう蝕予防対策　97
萌出直後の歯　54
萌出途上歯　114
ホームケア専用ゲル　125, 127, 128
保健教育　18
保健指導　105
保健師による生活指導　98
保健センター・保育所・学校で取り組む目標　80
保健センターでのフッ素塗布　81

保健センターにおける実施事業　81
保健センターにおける取り組み　81
母子垂直感染　30
母子保健推進員活動　89
ほ乳ビンう蝕児　122
ポビドンヨード　41, 127
ポリオレフィン系軟シート製のドラッグ・リテーナー　133
ポリテトラフルオロエチレン　139
ボンディング剤　73
ボンディング剤を流し込む治療　73

[ま]

マイクロコロニー　128, 135
マイクロラジオグラフ　12
町ぐるみで推進する体制づくり　79

[み]

未就学児におけるカリエスリスク　65
ミニマルインターベンション　62
ミネラル　13
ミュータンス菌の2つの特徴　29
ミュータンスレンサ球菌の病原性　120

[む]

無益回路　31
むし歯ゼロ実行委員会メンバー　80
むし歯ゼロ推進委員会メンバー　80
むし歯ゼロ推進大会　91
むし歯ゼロの町づくり事業　78
むし歯発生状況　94
むし歯予防意識の向上　78
むし歯予防対策　78

[め]

メインテナンス　74, 138
メンテナンスと3DSの関係　137
メインテナンスにおける除菌療法の位置　138

[も]

モチベーション　18
問診　128

[や]

薬剤感受性が低いバイオフィルム　129
薬剤感受性の高い浮遊細菌　129

[よ]

要観察歯（CO）　67
溶出フッ素による再石灰化　114
溶出フッ素量　112
ヨウ素剤　127
4歳時における1人平均dmf歯数　109

[ら]

来院間隔　75

[り]

罹患歯質の除去　72
リコール　55
リコール受診率　37
リスク検査　75
リスクと初期兆候の見逃しへの対処　23
リスク評価法　75
リスク要因別の基本対応　20
リペアー対応の促進　63
臨界pH　13
リン酸化オリゴ糖カルシウム配合ガム　16
リンスやジェルの応用　69
隣接面　73
隣接面う蝕　42, 48, 53, 55, 73
隣接面う蝕の診断　42
隣接面う蝕の治療　56
隣接面う蝕の予防　55
隣接面う蝕の予防指導　56
隣接面う蝕はX線にどう写るか　42
隣接面研磨用のストリップス　72
隣接面の初期う蝕　73

[れ]

レジン系シーラント　114
レジン系シーラントとの比較　114
レジン系シーラント直下のう蝕　115
レジン充填後二次う蝕　56
レジン修復　61
裂溝侵入性　100
裂溝の形態　33
裂溝の走向の確認　106

[わ]

わ・ハ・歯手帳　84

[C]

chewing cycle　38
chewing cycleの修正方法　39

CO　34
COとは　26
CORSODYL®　127
COの経時的推移　33
CPP-ACP　69, 71

[D]

Dental Drug Delivery System　117
Dental X　18
DIAGNOdent　35, 39, 68, 73
Drug Delivery System　70

[E]

Eldertonの研究　64
E脱落時　44, 56, 58
E脱落時の第一大臼歯近心　44, 58

[F]

FujiⅢ　71, 99, 100, 108
FujiⅢからのフッ素の取り込み　112
FujiⅦ　71

[M]

MI　33, 62
MIに基づく治療指針　62
MIの概念　74
MIのコンセプト　62
MIのフィロソフィー　76
MIペースト　71
MID　33
MS菌　30, 119
MS菌CFU/ml　125
MS菌スコア　125
MS菌とう蝕の進行　30
MS菌の母子感染防止　122
MS菌比率　125, 135, 136

[P]

Plak Out　127
PMTC　20, 41, 70, 73, 75, 79, 123, 131
Pos-CA　69
POsCAM　31, 32

[Q]

QLF　68

[R]

RDテスト　101
RDテストとう蝕罹患状況　100
RDテストの判定値　100
Recaldent　31

Repeated Restoration Cycle　60, 64

[S]

*St.Mutans*の比率低下　114

[T]

Tooth Mousse　71
TypeⅢ周囲プラークのフッ素濃度　114

[W]

WHOテクニカルレポート　20

[X]

XYLITOL+2　31
X線写真に写りにくいう蝕　44
X線写真に写りやすいう蝕　43

[3]

3DS　41, 70, 75, 117, 121, 126, 135
3DS実施のプロトコールの1例　126
3DSで用いられている薬剤と作用目的　127
3DSに先立つ機械的バイオフィルムの破壊　128
3DSによりスムースに除菌される群（グループ1）　136
3DSによるMS菌除菌の原理　119
3DSによる一般的除菌外来のフローチャート　119
3DSによる口腔バイオフィルムの質的な変換　121
3DSによる歯面細菌叢の推移　121
3DSによる除菌困難群（グループ2）　137
3DSの細菌学的特性　122
3DSの作用機序　119
3DSの実施プロトコール　125
3DSの使用薬剤　126
3DSの適応症例　122
3DSの適応診査　122
3DSのプラークコントロール　119
3DSの臨床細菌学　117, 134
3DSの臨床成績　135

[8]

8020運動　78

小松　久憲（こまつ　ひさのり）
北海道出身
歯学博士
1973年　北海道大学歯学部卒業
現在　　北海道大学大学院歯学研究科
　　　　口腔健康科学講座歯科保存学教室助教授

〈主な著書〉
『現代の治療指針　全治療分野とカリオロジー』クインテッセンス出版　2003年（共著）／『バイオマテリアルと生体―副作用と安全性』中山書店　1998年（共著）／ The GIC　新世代材料・・・グラスアイオノマーの臨床』デンタルダイヤモンド社　1997年（共著）

稲葉　大輔（いなば　だいすけ）
北海道出身
歯学博士
1981年　岩手医科大学歯学部卒業
1992年　長崎大学講師（歯学部附属病院予防歯科）
1993年　オランダ国立フローニンゲン大学留学（～1995）
1996年　長崎大学歯学部予防歯科学講座助教授
現在　　岩手医科大学歯学部予防歯科学講座助教授

〈主な著書〉
『う蝕病巣の形成と診断，う蝕の診断とリスク予測　実践編（Per Axelsson著）』クインテッセンス出版　2003年（共訳）／『現代の治療指針　全治療分野とカリオロジー』クインテッセンス出版　2003年（共著）／『口腔分子生物学小辞典』口腔保健協会　2003年（共著）

柘植　紳平（つげ　しんぺい）
岐阜県出身
歯学博士
1981年　九州歯科大学卒業
現在　　岐阜県恵那市開業

〈主な著書〉
『歯医者さんと患者さんの思いをつなぐ本』ヒョーロン・パブリッシャーズ　2004年（共著）／『現代の治療指針　全治療分野とカリオロジー』クインテッセンス出版　2003年（共著）／『新・MI臨床＆接着修復』デンタルダイヤモンド社　2002年（共著）

松井　みどり（まつい　みどり）
北海道出身
1977年　鶴見大学歯学部卒業
現在　　北海道札幌市開業

〈主な著書〉
『乳歯列期不正咬合への対応』デンタルダイヤモンド社　1993年（共著）

日野浦　光（ひのうら　こう）
岩手県出身
歯学博士
1979年　日本大学歯学部卒業
1983年　日本大学大学院歯学研究科修了
現在　　東京都中野区開業

〈主な著書〉
『使いこなそうコンポジットレジン』医歯薬出版　2004年（共著）／『接着歯学　Minimal Interventionを求めて』医歯薬出版　2002年（共著）／『21世紀の歯科治療のためのMIプログラム』デンタルダイヤモンド社　2001年（共著）

守友　靖子（もりとも　やすこ）
石川県出身
保健師
1987年　福岡県聖マリア看護専門学校保健学科卒業
現在　　石川県田鶴浜町役場保健師

武内　博朗（たけうち　ひろあき）
神奈川県出身
医学博士
1987年　日本大学歯学部卒業
1991年　横浜市立大学医学研究科大学院終了
1993年　マックス-プランク研究所免疫遺伝部勤務
1995年　ドイツ国立ハイデルベルク大学医学部泌尿器科学講座
1996年　国立予防衛生研究所口腔科学部研究員
現在　　神奈川県綾瀬市開業

〈主な著書〉
『ミュータンスレンサ球菌の臨床生物学』クインテッセンス出版　2003年（共著）／『口腔分子生物学小辞典』口腔保健協会　2003年（共著）／『チェアーサイドの3DSってなに？　ガイドブック』デンタルダイヤモンド社　2002年（共著）

寺中　敏夫（てらなか　としお）
栃木県出身
歯学博士
1972年　神奈川歯科大学卒業
現在　　神奈川歯科大学歯科保存学講座教授

〈主な著書〉
『保存クリニカルガイド』医歯薬出版　2003年（共著）／『接着歯学　Minimal Intervention を求めて』医歯薬出版　2002年（共著）／『保存修復学21』永末書店　2002年（共著）

初期う蝕のマネージメント——う蝕を進行させないために

2004年8月10日　第1版第1刷発行

監 修 者	小松　久憲
著　　者	稲葉　大輔／柘植　紳平／松井　みどり／日野浦　光
	守友　靖子／武内　博朗／阿部井　寿人／泉福　英信
	花田　信弘／寺中　敏夫

発 行 人　佐々木　一高

発 行 所　クインテッセンス出版株式会社
　　　　　東京都文京区本郷3丁目2番6号　〒113-0033
　　　　　クイントハウスビル　電話 (03)5842-2270(代表)
　　　　　　　　　　　　　　　　　 (03)5842-2272(営業部)
　　　　　　　　　　　　　　　　　 (03)5842-2279(書籍編集部)
　　　　　web page address　http://www.quint-j.co.jp/

印刷・製本　サン美術印刷株式会社

Ⓒ2004　クインテッセンス出版株式会社　　　禁無断転載・複写
Printed in Japan　　　　　　　　　　　落丁本・乱丁本はお取り替えします
　　　　　　　　　　　　　　　　　　　　ISBN4-87417-814-6　C3047
定価は表紙に表示してあります